Farmacotécnica alopática e homeopática: do conhecimento à realização

Dados Internacionais de Catalogação na Publicação (CIP)
(Jeane Passos de Souza - CRB 8ª/6189)

Caresatto, Claudia Tereza
Farmacotécnica alopática e homeopática: do conhecimento à realização / Claudia Tereza Caresatto; Fernando A. A. Oliveira. – São Paulo : Editora Senac São Paulo, 2019.

Bibliografia
ISBN 978-85-396-2837-7 (impresso/2019)
eISBN 978-85-396-2838-4 (ePub/2019)
eISBN 978-85-396-2839-1 (PDF/2019)

1. Farmacologia 2. Farmacotécnica alopática 3. Farmacotécnica homeopática 4. Farmácia – Manipulação 5. Boas práticas de manipulação 6. Formas farmacêuticas I. Oliveira, Fernando A. A. II. Título.

19-961t

CDD – 615.7
615.53
BISAC MED071000

Índice para catálogo sistemático:

1. Farmacotécnica 615.7
2. Alopatia : Homeopatia 615.53

Farmacotécnica alopática e homeopática: do conhecimento à realização

CLAUDIA TEREZA CARESATTO
FERNANDO A. A. OLIVEIRA

Editora Senac São Paulo – São Paulo – 2019

Gerente/Publisher: Jeane Passos de Souza (jpassos@sp.senac.br)
Coordenação Editorial/Prospecção: Luís Américo Tousi Botelho (luis.tbotelho@sp.senac.br)
Márcia Cavalheiro Rodrigues de Almeida (mcavalhe@sp.senac.br)
Administrativo: João Almeida Santos (joao.santos@sp.senac.br)
Comercial: Marcos Telmo da Costa (mtcosta@sp.senac.br)

Edição e Preparação de Texto: Adalberto Luís de Oliveira
Coordenação de Revisão de Texto: Luiza Elena Luchini
Revisão de Texto: Sandra Regina Fernandes
Projeto Gráfico: RW3 Design
Editoração Eletrônica: Thiago Planchart
Capa: Antonio Carlos de Angelis
Imagem da Capa: www.gettyimages.com.br
Impressão e Acabamento: Rettec Artes Gráficas

Editora Senac São Paulo
Rua 24 de Maio, 208 – 3º andar – Centro – CEP 01041-000
Caixa Postal 1120 – CEP 01032-970 – São Paulo – SP
Tel. (11) 2187-4450 – Fax (11) 2187-4486
E-mail: editora@sp.senac.br
Home page: http://www.editorasenacsp.com.br

Sumário

Nota do editor

A farmácia com manipulação – ao contrário dos estabelecimentos que comercializam produtos industrializados e prontos – é responsável pelo preparo de formulações para medicamentos alopáticos, homeopáticos, fitoterápicos, florais, cosméticos e medicamentos de uso veterinário a partir de prescrições elaboradas por profissionais da área da saúde.

Poder manipular medicamentos e cosméticos traz benefícios importantes para o cliente, uma vez que ele pode adquirir a quantidade e a dosagem adequadas para o período exato do seu tratamento, evitando sobras e consequente desperdício de produto.

Como as formas farmacêuticas podem ser personalizadas – um mesmo medicamento pode ser manipulado em cápsulas ou como xarope, ou como creme ou pó, podendo ainda ter um sabor mais palatável e associar vários princípios ativos em uma mesma fórmula – há aumento significativo da aderência ao tratamento.

Caso um medicamento industrializado não se encontre mais disponível, a farmácia com manipulação, tendo ela a matéria-prima necessária e a prescrição médica, poderá manipular a fórmula para a continuidade do tratamento.

Lançamento do Senac São Paulo, *Farmacotécnica alopática e homeopática: do conhecimento à realização* constitui, por todas essas particularidades, nada insignificantes, obra de capital importância para estudantes, professores e profissionais da manipulação magistral.

Agradecimentos

Agradecemos aos nossos docentes e amigos farmacêuticos, expoentes na área magistral, que muito contribuem com nossa atuação em manipulação, especialmente Ana Silvia Mendes Carboni Souza, Anderson Freire Carniel, Camila Kfuri, Márcia de Cássia Silva Borges, Paula Renata A. N. Rivera Carazzato.

A Giselle Guiguer Palmisano, Andrea Lisieux B. da Cunha e Cristiane Grandolfo Vizon, do Senac São Paulo, que nos proporcionam momentos para compartilhamento de nossas experiências profissionais com outros docentes e alunos e nos fazem alçar voos cada vez mais altos.

Aos nossos familiares, que foram compreensivos com nossas ausências e sempre nos apoiaram em nossos objetivos, permitindo que pudéssemos plantar mais uma semente em prol do conhecimento e atualização profissional. A vocês Ana Clara, Mary e Expedito, Sofia, Meire e Rosa.

E, finalmente, aos nossos alunos, que nos permitem o exercício das boas práticas pedagógicas para preparo de profissionais capacitados e diferenciados, que contribuem com a farmacotécnica brasileira.

1 Introdução à farmacotécnica

Um dos elos da cadeia do segmento farmacêutico é a farmácia com manipulação, que prepara medicamentos e cosméticos de forma manual, em pequenas quantidades e de modo individualizado. Imagine que uma pessoa precisa utilizar um medicamento que é composto por uma associação de três substâncias ativas e que nenhuma indústria farmacêutica o produz, ou, então, que precisa de um medicamento cuja concentração não está disponível de forma industrializada. Desse modo, a existência das farmácias com manipulação é muito importante, mas requer embasamento técnico-científico em farmacotécnica, capacitação dos profissionais e cumprimento das boas práticas e das normas sanitárias, para que sejam preparados produtos que apresentem qualidade, segurança e eficácia.

Para que você possa entender as exigências existentes em relação à infraestrutura, aos recursos, aos documentos e até mesmo em relação à manipulação dos produtos, vamos ver como tudo começou, o que é e como está a farmácia com manipulação na atualidade no Brasil.

Histórico da manipulação

Podemos dizer que a manipulação de substâncias já existe desde a pré-história. Afinal é possível imaginar que os habitantes daquele período provavelmente colhiam plantas e as misturavam com determinados líquidos para fazer algum tipo de "remédio". Já na Antiguidade os homens utilizavam os recursos vegetais, minerais ou animais e, de alguma forma, "manipulavam" essas substâncias para uso pessoal, tanto como alimento quanto para auxiliar no tratamento ou cura de algum problema.

Os egípcios, por exemplo, por volta de 3.500 a.C., utilizavam em seus tratamentos plantas, sais de chumbo, cobre e unguentos feitos com gordura de hipopótamo, crocodilo e cobra. Na China, documentos de 2.600 a.C. mostram o preparo de remédios também com plantas, sendo o *Papiro de Ebers*, escrito em 1550 a.C., considerado um marco, pois contém referências sobre o uso de 7 mil substâncias e 800 fórmulas. Em 612 a.C., na Mesopotâmia e no Egito, foram encontradas tábuas de argila gravadas contendo 15 receitas medicinais.

Em 430 a.C. o médico Hipócrates mudou a história da medicina ao compreender que os sintomas representavam manifestações exteriores de alguma anomalia que estava acontecendo com o organismo. Para chegar a essa conclusão, trabalhou para descobrir como funcionava o corpo humano, considerando a influência do ambiente e da alimentação, o que o levou a sistematizar alguns grupos de medicamentos como narcóticos, febrífugos e purgantes.

Outro médico que muito se destacou, já em nossa era, foi o romano Cláudio Galeno, considerado o "Pai da Farmácia", uma vez que classificou de forma racional e sistemática vários medicamentos. Em seus relatos escreveu que utilizava substâncias que produzissem efeitos contrários aos sintomas das doenças (sistema conhecido, hoje, como alopatia). Elaborou, assim, uma classificação em três grandes grupos, conforme suas características e ações. Seguia o preceito segundo o qual a avaliação clínica do paciente depende de vários fatores, como personalidade, idade, raça e clima, e a escolha do medicamento dependia das propriedades das substâncias e de suas respectivas intensidades de ação. Para auxiliar em suas avaliações, criou uma lista de medicamentos vegetais conhecidos como "galênicos", sendo a maioria deles preparados com vinho. Em homenagem a Galeno, em vários países a farmácia que manipula é denominada "farmácia galênica".

No século II, os árabes fundaram a primeira escola de farmácia, elaborando até mesmo uma legislação para o exercício profissional. A partir do século X, foram criadas na Espanha e na França as primeiras *boticas*, também chamadas de *apotecas*, que foram as precursoras das farmácias atuais. O boticário era o profissional que atendia as pessoas, fazia o diagnóstico, receitava e manipulava os remédios, seguindo uma série de requisitos que envolviam o local adequado e o uso de equipamentos para preparo e guarda dos produtos, originando, assim, a farmácia com manipulação.

Outra importante influência vem do médico alemão Samuel Hahnemann (1755 a 1843), considerado o "Pai da Homeopatia", que, além de outras descobertas, desenvolveu o tratamento e a forma de preparar os medicamentos homeopáticos.

No Brasil, o primeiro boticário foi Diogo de Castro, trazido de Portugal para tratar as doenças na corte. Com a vinda dos jesuítas, os colégios começaram a ter uma pessoa que diagnosticava os doentes e preparava os medicamentos, destacando-se José de Anchieta, que pode ser considerado o primeiro boticário de São Paulo.

A partir de 1640 as boticas brasileiras foram autorizadas a se transformar em comércio, dirigidas por boticários aprovados em Coimbra. Estes exerciam a profissão de forma empírica, pois não tinham formação específica, apenas os conhecimentos tradicionais. A primeira Escola de Farmácia foi inaugurada em 1839, na cidade de Ouro Preto, em Minas Gerais.

A passagem do nome de "botica" para "farmácia" se deu com a publicação do Decreto nº 2.055, de dezembro de 1857, que estabelecia condições para que os farmacêuticos e os não habilitados tivessem licença para manter suas boticas no país. Daí em diante as farmácias passaram por uma série de mudanças até 1945, quando surgiram as primeiras indústrias farmacêuticas, que passaram a fabricar os medicamentos. Esse fato fez diminuir, em uma primeira instância, a necessidade da manipulação. No entanto, como a indústria praticamente não faz associação de ativos, a farmácia com manipulação novamente ganhou espaço e se fortaleceu. A publicação da Lei Federal nº 5.991, em 1973, exigiu que as farmácias tivessem um responsável técnico, como é até hoje, manipulando medicamentos e cosméticos específicos e personalizados para os clientes mediante uma prescrição, promovendo, assim, o cuidado individualizado.

Outros fatos que geraram informações técnicas para o segmento magistral foram as publicações *Pharmacists Pharmacopeia,* em 2005, nos Estados Unidos, e *Formulário nacional da farmacopeia brasileira,* pela Anvisa no mesmo ano. Atualmente, o *Formulário* em vigência é a 2ª revisão da 2ª edição de 2012, mas também estão disponíveis o *Formulário de fitoterápicos* (2011), a *Farmacopeia brasileira* (5ª ed., 2010) e a *Farmacopeia homeopática brasileira* (3ª ed., 2011).

Atualmente, o Brasil é referência mundial na manipulação com mais de 7 mil estabelecimentos presentes em todos os estados, o que gera mais de 90 mil empregos diretos, manipulando produtos para 80 milhões de usuários e representando cerca de 10 % dos medicamentos comercializados no país.[1]

Conhecendo a farmácia com manipulação

Andando pelas ruas você já deve ter visto uma farmácia de manipulação, que normalmente tem poucos produtos expostos para venda, pouco mobiliário, tamanho menor que a maioria das drogarias e um balcão de atendimento. Mas todas são iguais? Não. As farmácias podem ter tamanhos completamente distintos, com área total que varia de 60m^2 até vários andares. O contato dos clientes é apenas na recepção, pois os laboratórios estão localizados mais internamente e nem sempre podem ser visualizados.

Você também já deve ter visto os seguintes termos: farmácia de manipulação, farmácia com manipulação, farmácia magistral e farmácia homeopática. Mas será que existe diferença entre elas? É importante que você entenda o que cada uma representa.

A Lei Federal nº 5.991/1973 dividia os estabelecimentos em farmácias e drogarias. As farmácias manipulavam fórmulas e vendiam produtos. Mas como já havia vários estabelecimentos funcionando antes da publicação dessa lei que tinham o nome de farmácia e comercializavam apenas produtos industrializados, para diferenciar as farmácias que não manipulavam das que manipulavam as empresas foram registradas com o nome de farmácia de manipulação, e assim permaneceram por muitos anos. Já as farmácias que manipulavam apenas medicamentos homeopáticos foram registradas como farmácias homeopáticas.

Em 2014, foi publicada outra Lei Federal, a de nº 13.021, que estabeleceu o termo farmácia e a classificou em duas categorias: "sem

1 Conselho Regional de Farmácia do Estado do Paraná. Atualidades, evolução e inovação na Farmácia Magistral. **Notícias**. 17/12/2012. Disponível em: http://crf-pr.org.br/noticia/visualizar/id/3784. Acesso em: jan. 2018.

manipulação ou drogaria" e "com manipulação". Farmácia *de* manipulação mudou para farmácia *com* manipulação. Usar o "com" e não "de" amplia o *mix* de produtos que podem ser comercializados nas empresas, pois as farmácias tanto podem manipular produtos como também dispensar medicamentos industrializados se assim quiserem e ainda ter seus laboratórios de manipulação de formas líquidas e semissólidas, sólidas, de medicamentos homeopáticos e florais e até de produtos veterinários. Devido aos registros de muitas *farmácias de manipulação* nos órgãos regulatórios, elas não precisaram alterar o "de" para "com", mas novas empresas podem ser registradas dessa forma.

Já o termo farmácia magistral é utilizado como prática de mercado em especial pela Associação Nacional de Farmacêuticos Magistrais (Anfarmag).

Mas o que significa farmácia com manipulação? De acordo com a Lei nº 13.021/2014, trata-se de um "*estabelecimento de prestação de serviços destinado a promover a assistência farmacêutica, a assistência à saúde e a orientação sanitária individual e coletiva, onde é realizada a manipulação de fórmulas magistrais e oficinais e a comercialização de drogas, medicamentos, insumos farmacêuticos e correlatos*". Na prática, representa um estabelecimento de saúde que, além de dispensar medicamentos e produtos industrializados, manipula medicamentos alopáticos, homeopáticos e veterinários (caso queiram), cosméticos e florais.

Entre os medicamentos, a farmácia pode manipular os denominados alopáticos, fitoterápicos, homeopáticos, substâncias de baixo índice terapêutico, hormônios, antibióticos, citostáticos, substâncias sujeitas a controle especial, além de cosméticos e produtos estéreis, devendo seguir condições específicas estabelecidas pela Agência Nacional de Vigilância Sanitária (Anvisa) para cada grupo de atividade a ser desenvolvida, além de florais e medicamentos veterinários.

Segundo dados de uma pesquisa realizada em 2015/2016 em 300 farmácias magistrais brasileiras divulgados pela Anfarmag, de acordo com o porte da empresa, as farmácias são na maioria microempresas (ME) ou empresas de pequeno porte (EPP): 79% delas têm apenas uma unidade e somente 21% dos estabelecimentos têm filiais, sendo a maioria com apenas duas lojas. Estima-se que 84% dos proprietários são farmacêuticos, em média 2 farmacêuticos de um total de 12 funcionários, sendo que 6 trabalham na manipulação. Outras informações relevantes indicam que entre as maiores dificuldades dos empregadores estão a falta de qualificação técnica dos candidatos (50%) e a necessidade de aplicação de treinamentos internos (18%).

Há ainda outra análise de mercado que classifica a farmácia pela quantidade de fórmulas que manipula ao dia. Uma farmácia de pequeno porte manipula até 50 fórmulas, aproximadamente; a de médio porte entre 50 e 300 fórmulas e a de grande porte, acima de 300. No Brasil, há farmácias que têm estrutura e colaboradores para manipular cerca de 2.000 fórmulas ao dia.

Para abrir uma farmácia e para que ela possa funcionar, é necessário solicitar vários tipos de autorizações e licenças dos órgãos regulatórios em instâncias federal, estadual e municipal. As principais entidades que devem ser consultadas são a Anvisa, a Vigilância Sanitária do município, o Conselho de Farmácia do Estado, a Polícia Civil e Federal (se necessário) e o Corpo de Bombeiros, além da Receita Federal e do sindicato patronal.

Em relação ao funcionamento operacional da farmácia, e para prevenir o risco sanitário envolvido nos processos de manipulação, os estabelecimentos devem seguir o que está preconizado nas leis federais e estaduais, mas especialmente o que está definido pela "grande mãe" da farmácia com manipulação que é a RDC nº 67/2007 da Anvisa, que regulamenta as Boas Práticas de Manipulação de Preparações Magistrais e Oficinais para Uso Humano em Farmácias. Complementando essa resolução há a RDC nº 87/2008 e a RDC nº 21/2009, que também devem ser seguidas na íntegra, ou outras que vierem a substituí-las.

Em relação ao tamanho, não existe um padrão estabelecido pelos órgãos regulatórios. Apenas Minas Gerais tem uma norma estadual que estabelece metragem específica para os laboratórios. De acordo com a Anvisa, as farmácias devem ser localizadas, projetadas, construídas ou adaptadas, com uma infraestrutura adequada às atividades que serão desenvolvidas, e possuir no mínimo:

- área ou sala para as atividades administrativas;
- área ou sala de armazenamento;
- área ou sala de controle de qualidade;
- sala ou local de pesagem de matérias-primas;

- sala(s) de manipulação: laboratório de sólidos, laboratório de líquidos e semissólidos, laboratório homeopático, laboratório veterinário (Mapa);[2]
- área de dispensação;
- vestiário;
- sala de paramentação;
- sanitários;
- área ou local para lavagem de utensílios e materiais de embalagem;
- depósito de material de limpeza (DML).

Observe que aparecem três termos diferentes: área, local e sala. Mas o que cada um representa? *Área* é um ambiente aberto, sem paredes em uma ou mais de uma face, ou seja, o controle de qualidade pode ser realizado, por exemplo, em uma área dentro do laboratório de líquidos e semissólidos; *local* é um espaço fisicamente definido dentro de uma área ou sala para o desenvolvimento de determinada atividade, como uma pia localizada dentro do laboratório de líquidos e semissólidos para lavagem de materiais; e *sala* é o ambiente fechado por paredes em todos os lados, com uma porta, como exemplo temos o laboratório de sólidos.

Entre as especialidades médicas que mais prescrevem produtos manipulados, um estudo da Anfarmag mostrou que a dermatologia representa 70% do total em produtos, seguida da ortopedia, da endocrinologia, da cardiologia e da reumatologia. Mas isso pode mudar de acordo com a região onde a farmácia está localizada. A homeopatia tem 14% da fatia nacional.

Em relação aos tipos de produtos manipulados, as formas farmacêuticas sólidas (cápsulas e pós) representam cerca de 60% do total, também sofrendo variação de acordo com o local onde está instalada e com o porte da farmácia, seguida das formas líquidas e semissólidas, dos medicamentos homeopáticos e florais e produtos estéreis.

Outra informação importante para quem trabalha com manipulação é conhecer as vantagens dos medicamentos manipulados em relação aos industrializados, entre as quais se destacam:

---

2 Quando a farmácia for veterinária, ou manipular produtos veterinários, ela precisa ter autorização do Ministério da Agricultura, Pecuária e Abastecimento (Mapa).

- **Fórmula individualizada e personalizada:** prescrita e manipulada para atender as necessidades individuais de um dado paciente/cliente em relação às suas particularidades, como alergias, intolerâncias, forma farmacêutica, concentração, quantidade e liberação no organismo.
- **Associação de fármacos:** permite manipular em uma mesma forma farmacêutica ou cosmética vários ativos juntos.
- **Escolha da forma farmacêutica e excipientes/veículos:** manipulação de xarope ou gotas no lugar de comprimidos, substituição de lactose usada em cápsulas como excipiente por outro, para pessoas que são intolerantes, entre outros.
- **Resgate de medicamentos descontinuados:** é possível manipular um medicamento que a indústria não fabrica mais, desde que haja o fármaco disponível para aquisição.
- **Medicamentos órfãos** (tratamento de doenças raras): é possível manipular um medicamento que a indústria não fabrica mais, geralmente por falta de viabilidade econômica, desde que haja o fármaco disponível para aquisição.
- **Manipulação de produtos em caráter extemporâneo:** permite que sejam manipulados produtos com curta validade, como suspensão de omeprazol, que tem validade de 14 dias.
- **Administração do fármaco no local de ação:** permite manipular a forma farmacêutica ou cosmética mais indicada para o local de ação.
- **Economia:** normalmente o produto manipulado tem custo mais baixo que o industrializado.
- **Inibição da automedicação:** como são manipuladas quantidades exatas para o tratamento, dificilmente há sobras, o que impede a automedicação.
- **Interação multidisciplinar:** trabalho conjunto entre prescritores, farmacêuticos e clientes.

O processo magistral realizado na farmácia é composto por várias etapas, com várias conferências, desde a entrada do cliente com a prescrição ou solicitação até a entrega do produto manipulado seguida de orientação, o que é chamado de dispensação. Um cliente ao entrar em uma farmácia com manipulação será atendido pelo recepcionista/atendente que verifica a prescrição ou ouve a solicitação do cliente e confere, inicialmente, se a empresa manipula aquele produto e se os dados da receita/notificação estão de acordo com as exigências previstas na legislação vigente. Após confirmar, fará o orçamento do produto e informará o preço ao cliente. Se o cliente estiver de acordo, é agendado um prazo para retirada ou entrega do mesmo, que normalmente é marcada para o dia seguinte.

A prescrição/notificação ou solicitação é encaminhada, então, para o farmacêutico, que fará sua avaliação em relação à forma farmacêutica ou cosmética, aos componentes, à concentração, às quantidades e compatibilidades, para depois elaborar a fórmula que será encaminhada para o laboratório em um formato de documento chamado "ordem de manipulação", mais o rótulo. No laboratório, o manipulador lê e interpreta esse documento para identificar quais são os componentes da fórmula, a forma farmacêutica e quais serão os procedimentos, materiais e equipamentos necessários para iniciar o preparo. Ocasionalmente, ele terá de consultar outro documento que apresenta, em detalhes, a técnica de preparo, chamado de Procedimento Operacional Padrão (POP). Outra etapa importante é o controle em processo, realizado enquanto o produto está sendo preparado, a fim de avaliar sua qualidade. Se estiver aprovado, será envasado, rotulado e passará para a etapa de conferência final, para somente depois ser encaminhado para a recepção que o entregará ao cliente.

Vale lembrar que as matérias-primas e os materiais de embalagem utilizados no preparo foram adquiridos previamente de fornecedores qualificados ou em processo de qualificação, chegaram e foram conferidos, armazenados em *status* de quarentena, amostrados e testados para avaliar sua qualidade físico-química e microbiológica para depois, se aprovados, poderem ser disponibilizados e utilizados na manipulação.

O setor magistral brasileiro vem conquistando reconhecimento e valorização perante os prescritores e a sociedade por exercer um papel de extrema importância na saúde da população, possibilitando, além da adequação e individualização dos produtos manipulados, a adesão ao tratamento e garantindo a orientação, pois o farmacêutico está sempre presente nas farmácias com manipulação, sendo a equipe preparada para manipular com excelência e prestar toda a orientação necessária.

Terminologias, abreviaturas e siglas empregadas em manipulação

A área magistral utiliza abreviaturas, siglas e termos específicos que estão presentes nas receitas e operações farmacotécnicas, por isso é importante conhecer o que representam para que os processos e procedimentos sejam executados de forma correta. *Farmacotécnica* é um ramo da ciência farmacêutica que trata da manipulação ou da fabricação de medicamentos a partir da transformação de fármacos (ativos), analisando a fórmula, o preparo, a purificação, as incompatibilidades físicas e químicas, a estabilidade, a escolha da forma farmacêutica mais adequada à finalidade pretendida, as particularidades do cliente e a eficácia terapêutica das formas farmacêuticas.

De acordo com a Anvisa (Resolução RDC nº 67/2007), manipulação representa um "*conjunto de operações farmacotécnicas, com a finalidade de elaborar preparações magistrais e oficinais e fracionar especialidades farmacêuticas para uso humano*", ou seja, representa o ato de preparar bases, medicamentos e cosméticos de acordo com as boas práticas, as exigências legais, as particularidades da fórmula e do cliente e a apresentação de uma prescrição.

Nessa definição aparecem mais algumas terminologias usuais da área, que são:

- **Forma farmacêutica:** representa o estado final de apresentação dos produtos, ou seja, a transformação dos princípios ativos farmacêuticos por meio de uma ou mais operações farmacêuticas executadas com ou sem a adição de excipientes/veículo, a fim de permitir a sua utilização e obter o efeito terapêutico desejado.
- **Operações farmacotécnicas:** também conhecidas como operações farmacêuticas representam todas as técnicas executadas com o objetivo de transformar um fármaco (ativo) em uma forma farmacêutica ou cosmética.
- **Preparação:** procedimento farmacotécnico aplicado para a obtenção do produto manipulado, compreendendo as etapas de avaliação farmacêutica da prescrição, manipulação, fracionamento de substâncias ou produtos industrializados, envase, rotulagem e conservação do que foi manipulado.

- **Preparação magistral:** medicamento ou cosmético preparado/manipulado a partir de uma prescrição de profissional habilitado (médico, médico veterinário, cirurgião dentista, nutricionista, farmacêutico, entre outros), destinada a um dado cliente, de modo individualizado e que especifique a composição, forma farmacêutica, posologia e modo de usar.
- **Preparação oficinal:** produto preparado/manipulado, cuja fórmula esteja inscrita no Formulário Nacional ou em Formulários Internacionais reconhecidos pela Anvisa, ou seja, o produto deve seguir a fórmula como descrita nos compêndios reconhecidos como oficiais. Também podem ser encontradas as expressões *medicamento farmacopeico* ou *preparação farmacopeica*, utilizadas para substituir os termos *oficinal* ou *oficial*, pois representa o medicamento cujo modo de preparo ou elaboração está indicado nas farmacopeias oficialmente reconhecidas pela Anvisa.

A manipulação também envolve o preparo de medicamentos fitoterápicos, que são conceituados como os obtidos com emprego exclusivo de matérias-primas ativas vegetais, e que têm sua eficácia e segurança comprovadas em dados e evidências clínicas e que sejam caracterizados pela constância na qualidade.

Os medicamentos e os cosméticos basicamente são compostos de princípios ativos, excipientes ou veículos e adjuvantes farmacotécnicos, de acordo com a forma farmacêutica ou cosmética a ser manipulada e particularidades dos ativos. Nesse sentido, chamamos de *matéria-prima* as substâncias ativas ou inertes utilizadas na preparação dos produtos e de *insumos* as matérias-primas mais os materiais de embalagem que são utilizados na manipulação dos produtos.

O segmento também utiliza várias abreviaturas e siglas nas receitas ou no processo magistral. As principais abreviaturas são descritas no quadro 1.1.

QUADRO 1.1. Principais abreviaturas usadas em receitas e processos magistrais.

Abreviatura	Representação
Ãa ou ãã **Aná (grego)**	**Partes iguais, repetição** Utilizada nas fórmulas para indicar que os componentes devem ser adicionados em quantidades/doses iguais.
Ad ***Ad libitum*** **(latim)**	**Até** Utilizada nas receitas para especificar que a pessoa deve administrar até quando precisar ou desejar.
BPMF	**Boas Práticas de Manipulação em Farmácia**
BPL	**Boas Práticas de Laboratório**
DCB	**Denominação Comum Brasileira** Nomenclatura oficial no Brasil para especificar fármacos oficialmente reconhecidos e aprovados pela Anvisa. Representa o nome do ativo e seu número de identificação. Exemplo: sibutramina – Nº da DCB: 09375. DCB: cloridrato de sibutramina monoidratado. Obs.: Na ausência da DCB é aceita a DCI, que é a Denominação Comum Internacional.
Ext	**Uso externo** Utilizada para especificar que o produto manipulado será utilizado para uso externo. Também pode ser de uso tópico. Exemplo: xampu anticaspa – uso ext.
Ind	**Uso indicado**
Int	**Uso interno** Utilizada para especificar que o produto manipulado será utilizado para uso interno. Exemplo: cápsulas de carbonato de cálcio – uso int.
FB V ou Farm. Bras. V	**Farmacopeia brasileira, 5ª edição**
f.s.a. ***Fiat secundum artem*** **(latim)**	**Faça segundo a arte** Utilizada em uma prescrição para referenciar que o farmacêutico deve manipular de acordo com seus conhecimentos técnicos.

(cont.)

Abreviatura	Representação
q.s ou qs ***Quantum sufficit* ou *satis*** **(latim)**	**Quantidade suficiente** Utilizada em uma fórmula para especificar que não há quantidade certa a ser utilizada, pois vai depender da fórmula e de certas características e parâmetros. Exemplo: corante qs (utilizar uma dada quantidade para obter a cor desejada) ou ácido cítrico qs até pH 4,5-5,0 (utilizar uma dada quantidade para obter o pH na faixa especificada).
q.s.p ou qsp ***Quantum satis* para (latim)**	**Quantidade suficiente para** Utilizada em uma fórmula para especificar a quantidade final ou total da fórmula, que deve ser completada com veículo ou excipiente.
Rx	**Receba** Utilizada no início de uma receita para indicar ao farmacêutico para que receba a fórmula a ser manipulada. Foi muito utilizada no passado, mas na atualidade é pouco empregada.

As principais siglas utilizadas na farmacotécnica estão descritas no quadro 1.2.

QUADRO 1.2. Principais siglas usadas em receitas e processos magistrais.

Sigla	Significado
A/O	**Água em óleo** Empregada em emulsões (loções e cremes) em que a fase interna é a água e a fase externa o óleo, que está em maior quantidade na fórmula. Esse tipo de emulsão é pouco utilizada, pois é muito graxa/oleosa e não se adapta à pele dos brasileiros.
A/O/A	**Água – óleo – água** Empregada para emulsões múltiplas.

(cont.)

Sigla	Significado
CQ	**Controle de qualidade** Representa o laboratório onde serão testadas as matérias-primas, materiais de embalagem e produtos em processo. Também pode representar um conjunto de operações (programação, coordenação e execução) com o objetivo de verificar a conformidade das matérias-primas, materiais de embalagem e do produto acabado, com as especificações.
°C	**Grau Celsius** Unidade de medida aplicada para temperatura.
FCr ou FC	**Fator de Correção** Fator utilizado para corrigir a diluição de uma substância, o teor de princípio ativo, o teor elementar de um mineral ou a umidade. Essas correções são realizadas baseando-se nos certificados de análise dos lotes de ativos utilizados e/ou nas diluições feitas na própria farmácia.
FEq	**Fator de Equivalência** Fator utilizado para fazer o cálculo da conversão da massa do sal ou éster para a massa do fármaco ativo, ou da substância hidratada para a substância anidra.
°GL ou °G.L	**Grau Gay Lussac** Unidade de medida aplicada para expressar o teor alcoólico.
mEq	**Miliequivalente** Unidade de medida que corresponde à milésima parte de um equivalente grama, ou simplesmente equivalente. O equivalente de uma substância é a menor porção da substância capaz de reagir quimicamente e corresponde ao peso atômico ou ao peso molecular, dividido pela valência.
O/A	**Óleo em água** Empregada em emulsões (loções e cremes) em que a fase interna é o óleo e a fase externa é a água, que está em maior quantidade na fórmula. Esse tipo de emulsão é muito utilizada, pois é indicada para o tipo de pele dos brasileiros.

(cont.)

Sigla	Significado
S/N	**Se necessário** Utilizada nas fórmulas para especificar que um dado componente será utilizado se for necessário. Exemplo: ácido cítrico qs – S/N para pH 3-4, que representa a adição do ácido cítrico se o pH não estiver na faixa especificada.
UFC	**Unidade Formadora de Colônia** Unidade de medida que representa cada conjunto de células de microrganismos viáveis capaz de gerar uma nova colônia em meio de cultura e condições apropriadas. Cada substância traz especificadas quantas UFCs há em 1 grama, como indicado no Certificado de Análise do Fornecedor. Exemplo: Probióticos - *Lactobacillus acidophilus*: 10 bilhões de UFC/g
UI	**Unidade Internacional** Unidade de medida utilizada para expressar a quantidade de vitaminas, como A e E, bem como para alguns fármacos, como nistatina (antifúngico) e somatropina (hormônio do crescimento). Cada substância tem especificadas quantas UIs há em 1 grama, como indicado no certificado de análise do fornecedor. Exemplo: Vitamina A oleosa (palmitato): 1.000.000 UI/g
UTR	**Unidade de Retenção de Turbidez** Unidade de medida utilizada para expressar a quantidade de substâncias, como thiomucase e hialuronidase. Cada substância traz especificadas quantas UTRs há em gramas ou miligramas, como indicado no Certificado de análise do fornecedor. Exemplo: Hialuronidase: 2.000 UTR/20 mg
%	**Porcentagem** Expressa uma taxa ou proporção calculada em relação ao número 100 (por cem), muito utilizada na prescrição de formas farmacêuticas e cosméticas líquidas e semissólidas. Normalmente o qsp da fórmula é expresso em "qsp 100%".

Entre as siglas de unidades de medida de massa, convencionalmente utilizadas em farmacotécnica, estão:

QUADRO 1.3. Principais siglas de unidades de medida de massa usadas em farmacotécnica.

Sigla	Significado
k	**Quilo** Unidade de medida empregada para expressar a quantidade de matérias-primas e formas semissólidas e sólidas, representa a quantidade pesada em balanças granatárias. Exemplo: amido grau farmacêutico – 1 kg.
g	**Grama** (milésimo do quilo) Unidade de medida empregada para expressar a quantidade de matérias-primas e formas semissólidas e sólidas. Representa a quantidade pesada em balanças analíticas e semianalíticas. Exemplo: paracetamol 2 gramas ou 2 g.
mg	**Miligrama** (milésimo do grama) Unidade de medida empregada para expressar a concentração do ativo prescrito ou quantidade utilizada em testes analíticos. Exemplo: fluoxetina 20 mg.
mcg ou μg	**Micrograma** (milésimo do miligrama) Unidade de medida empregada para expressar a quantidade de ativos que devem ser utilizados em baixas concentrações, como é o caso de hormônios. Exemplo: levotiroxina ou T4 – 25 mcg.

Siglas de unidades de medida de volume convencionalmente utilizadas em farmacotécnica:

L	**Litro** Unidade de medida empregada para expressar a quantidade de matérias-primas e formas líquidas, mas que é pouco utilizada na farmácia com manipulação, pois o mililitro é a unidade de medida empregada. Exemplo: etanol 1 L.

(cont.)

mL ou ml	**Mililitro** (milésimo do litro) Unidade de medida empregada para expressar a quantidade de matérias-primas e formas líquidas. Exemplo: preparar 100 mL de xarope de guaco
cc ou cm³	**Centímetro cúbico** Unidade de medida empregada para expressar a quantidade de matérias-primas e formas líquidas. É a mesma coisa que mililitro (mL).
mcL ou μL	**Microlitro** (milionésima parte do litro) Unidade de medida empregada para expressar a quantidade de ativos administrados em baixas concentrações.

Há abreviaturas que são utilizadas para especificar as formas farmacêuticas e as vias de administração. As utilizadas nas formas farmacêuticas serão abordadas no capítulo 4. As principais empregadas nas vias de administração de produtos manipulados são:

Abreviatura	Via de administração
IM	Intramuscular
ID	Intradérmica
SC	Subcutânea
VO ou v.o	Via oral, também pode ser empregada a abreviatura Po (*per os*).
VR	Via retal
VV	Via vaginal

Há ainda abreviaturas que são utilizadas em algumas matérias-primas, como é o caso de BHT (butil hidroxitolueno), DMSO (dimetilsulfóxido), EDTA (edetato dissódico), LESS (lauril éter sulfato de sódio), PEG (polietilenoglicol), entre outros.

Além do que foi apresentado, os componentes das fórmulas normalmente são expressos na forma de concentração em porcentagem. Vamos entender o que cada expressão representa.

Expressão	Significado
% p/v	**Porcentagem peso por volume** Representa a quantidade de um componente em gramas (soluto) presente em 100 mL de uma preparação líquida (solução). Exemplo: solução de ácido cítrico 10% p/v. Para a manipulação deverão ser pesados 10 gramas de ácido cítrico que está na forma física pó para 100 mL de solução (pode ser água purificada), medidos em proveta.
% p/p	**Porcentagem peso por peso** Representa a quantidade de um componente em gramas (soluto) presente em 100 g de uma preparação, normalmente semissóilda ou sólida. Exemplo: hidroquinona 5% p/p. Para a manipulação deverão ser pesados 5 g de hidroquinona que está na forma física pó para 100 g de base creme.
% v/v	**Porcentagem volume por volume** Representa a quantidade de um componente em volume (mililitros - mL) presente em 100 mL de uma preparação líquida (solução). Exemplo: solução hidroalcoólica 77% v/v. Para a manipulação deverão ser medidos 77 mL de álcool etílico que está na forma física líquida para 100 mL de solução (pode ser água purificada), medidos em proveta.
mg %	**Miligrama por cento** Representa a quantidade de miligramas de um componente em 100 g ou 100 mL de uma preparação. Exemplo: Dexametasona............5,0 mg Creme qsp ....100,0 g Para a manipulação deverão ser pesados 0,005 g (conversão de unidade de mg para grama, ou seja, dividir por 1.000) de dexametasona que está na forma física pó para qsp 100 g de creme-base (99,995 g).

Profissionais envolvidos e limites de atuação

Nas farmácias magistrais atuam vários profissionais: farmacêuticos, técnicos em farmácia, manipuladores, auxiliares de farmácia, atendentes ou balconistas, operadores de caixa, motoboys, auxiliares de limpeza, entre outros. Os cargos exercidos podem ter nomes diferentes de acordo com o organograma de cada empresa. Como o foco desse livro é a farmacotécnica, vamos falar sobre os profissionais que atuam diretamente com esse processo.

O farmacêutico é o profissional mais importante da farmácia, pois, além de ser o Responsável Técnico, avalia todas as prescrições ou fórmulas solicitadas sob a ótica farmacológica e farmacotécnica e estabelece quais componentes são necessários, como devem ser preparados, os parâmetros que devem ser levados em conta no momento do preparo, em que embalagens devem ser envasados e os prazos de validade – dados que devem constar no rótulo dos produtos. Além disso, presta orientação aos colaboradores durante o preparo e para os clientes no momento da dispensação. Em alguns estados brasileiros já existe a obrigatoriedade de os medicamentos manipulados serem acompanhados de bula, como no Paraná, por exemplo, sendo responsabilidade do farmacêutico o desenvolvimento desse documento.

Nas farmácias magistrais, além do Farmacêutico Responsável Técnico (RT), para que as empresas possam funcionar deve haver, obrigatoriamente, um farmacêutico presente durante todo o horário de funcionamento, havendo necessidade de ter outros farmacêuticos denominados substitutos, que vão complementar as horas de assistência, dividir as atribuições que não são exclusivas do RT e auxiliar nos processos de manipulação.

De acordo com a Resolução nº 467/2007 do Conselho Federal de Farmácia, entre as *atribuições do farmacêutico* que atua na manipulação de produtos estão a avaliação e definição da infraestrutura necessária para a farmácia; a especificação e supervisão das etapas de seleção, aquisição, inspeção e armazenagem das matérias-primas e materiais de embalagem; o estabelecimento de critérios e a supervisão dos processos de qualificação de fornecedores; a orientação e aplicação de treinamento para os colaboradores; a avaliação farmacêutica da prescrição, a elaboração de documentos que garantam a rastreabilidade e a determinação do prazo de validade para os produtos manipulados.

Em relação aos manipuladores, na Classificação Brasileira de Ocupações (CBO) do Ministério do Trabalho e Emprego (MTE) há uma família descrita como Técnico em farmácia e em manipulação farmacêutica que estabelece que entre as atribuições desses profissionais estão a execução de todas as atividades de manipulação, sempre de acordo com as Boas Práticas de Manipulação e sob a supervisão do farmacêutico. Basicamente as atribuições contemplam:

- realizar as operações farmacotécnicas envolvidas no preparo de bases, medicamentos e cosméticos;
- conferir as fórmulas antes e após a manipulação;
- realizar os testes de controle de qualidade e de ambientes;
- auxiliar no controle de estoque;
- registrar todas as atividades e procedimentos da manipulação;
- fazer a manutenção de rotina dos equipamentos, materiais e utensílios.

A CBO estabelece como cargos pertencentes a essa família: técnico em farmácia, manipulador em laboratório de farmácia e auxiliar técnico de manipulação. Na prática de mercado, o cargo normalmente contratado é manipulador, e no organograma interno das farmácias pode haver uma hierarquia numérica (manipulador 1, 2 e 3), ou júnior, pleno e sênior, de acordo com as atribuições e responsabilidades a serem executadas. Por exemplo, um manipulador que realiza apenas a pesagem pode ter um *status* diferenciado daquele que manipula, pois pesar é considerada uma operação crítica do processo magistral.

Para que uma pessoa possa atuar na manipulação, além de conhecimentos específicos, ela precisa ter certas habilidades e apresentar determinadas atitudes que envolvem especificamente o cumprimento das boas práticas, a organização e higiene dos processos e o espírito crítico, além de manter a apresentação pessoal e postura profissional adequadas, agindo sempre com responsabilidade em relação à manipulação e ao descarte de resíduos.

É importante salientar que os manipuladores devem sempre respeitar os limites de atuação profissional, comunicando imediatamente ao farmacêutico qualquer não conformidade, qualquer alteração ocorrida na matéria-prima, no material de embalagem, nos produtos manipulados, nos equipamentos, vidrarias, utensílios, nos parâmetros avaliados, nos documentos e registros realizados, na segregação dos resíduos para que auxilie na qualidade, segurança e eficácia dos produtos manipulados, no restabelecimento dos clientes, na segurança da empresa, dos demais colegas de trabalho e do meio ambiente.

Entendendo as prescrições e suas particularidades

Somente as farmácias com manipulação podem captar receitas com prescrições magistrais e/ou oficinais. E para que possa iniciar o processo de preparo dos medicamentos é preciso que seja apresentada pelo cliente uma *receita* ou *prescrição*, que representa um documento com valor legal, pelo qual se responsabilizam aqueles que prescrevem, dispensam e administram os medicamentos industrializados e preparações magistrais e/ou oficinais, e que tem por objetivo tornar claras as informações e instruções aos pacientes, clientes e profissionais de saúde ou fazer a solicitação de preparações oficinais ou cosméticas.

Os profissionais legalmente habilitados para prescrever medicamentos no Brasil são médicos (CRM) de diversas especialidades, médicos-veterinários (CRMV), cirurgiões-dentistas (CRO), farmacêuticos (CRF), enfermeiros (Coren), biomédicos (CRBM) e nutricionistas (CRN). Entretanto, algumas dessas profissões possuem limitações a respeito do que podem prescrever, por isso é importante conhecer o que a Anvisa permite, além das próprias determinações dos Conselhos de Classe de cada uma dessas profissões. Para exemplificar, de acordo com a Resolução nº 586 do Conselho Federal de Farmácia (CFF), o farmacêutico pode prescrever medicamentos e outros produtos com finalidade terapêutica, cuja dispensação não exija prescrição médica, incluindo medicamentos industrializados e preparações magistrais (alopáticos ou dinamizados), plantas medicinais, drogas vegetais e outras categorias ou relações de medicamentos que venham a ser aprovadas pelo órgão sanitário federal via prescrição farmacêutica.

Em virtude da modernização das atividades, alguns profissionais emitem prescrições eletrônicas com assinatura digital, sendo que do ponto de vista legal não há nenhum impedimento na aceitação de tal documento, desde que todas as informações necessárias estejam preenchidas de forma adequada às exigências regulatórias. A única exceção é aplicada às substâncias e aos medicamentos sujeitos a controle especial, presentes na Portaria SVS/MS nº 344/1998 e suas atualizações como explicado mais adiante.

Para a prescrição de fórmulas magistrais e/ou oficinais a receita precisa conter as informações indicadas na figura 1.1.

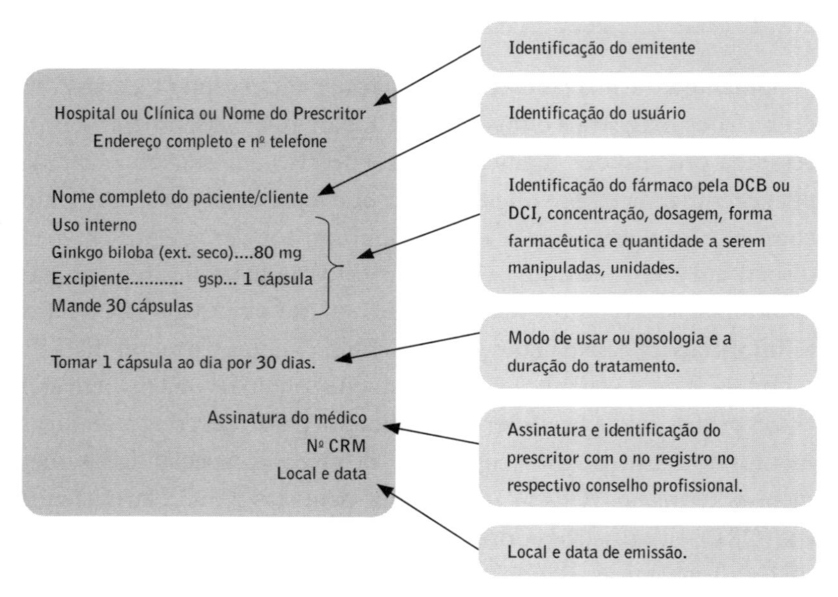

FIGURA 1.1. Prescrição médica e dados necessários que ela deve conter.

As substâncias e medicamentos sujeitos a controle especial são assim classificados pois podem alterar o funcionamento do sistema nervoso central, causar dependência e/ou tolerância, causar reações adversas graves, exigindo o acompanhamento do tratamento, apresentar contraindicações específicas e ser alvo de abuso ou uso excessivo. Portanto, para serem dispensados, além da receita que fica com o cliente, é necessária a apresentação de uma *notificação de receita*, que é definida pelo Ministério da Saúde como um documento padronizado destinado à notificação da prescrição de medicamentos específicos, incluindo entorpecentes (cor amarela), psicotrópicos (cor azul) e retinoides de uso sistêmico e imunossupressores (cor branca).

A padronização do que é sujeito a controle especial está presente no Anexo I da Portaria nº 344/1998 do Ministério da Saúde e em suas atualizações regulamentadas pela Anvisa (Resolução RDC), que organizou 6 listas (com subdivisões), de A a F, agrupando as que possuem características em comum, sendo que cada lista apresenta procedimentos diferentes para prescrição e dispensação. Essas listas também podem conter adendos, com detalhes e exceções. Temos, portanto, a padronização das informações necessárias, o formato, o tamanho e a cor das notificações de receita.

Uma classe de substâncias bastante manipulada é a pertencente à lista B2, que são as substâncias consideradas psicotrópicas anorexígenas. Para que possam ser manipuladas – como é o caso da sibutramina, por exemplo – precisam da apresentação da notificação de receita B2 de cor azul e do Termo de Responsabilidade do Prescritor, emitido em três vias, sendo uma do prescritor, uma da farmácia e a outra do cliente.

Vale ressaltar que somente podem ser aviadas as receitas e as notificações de receita que estiverem legíveis, contendo todas as informações necessárias, sem rasuras ou emendas, que estejam claras, sem informações que podem induzir a erros ou confusão. Quando a dosagem da substância prescrita ultrapassar os limites farmacológicos ou a prescrição apresentar incompatibilidades, o farmacêutico deve contatar o prescritor para esclarecer suas dúvidas antes de manipular o produto. Já a repetição de atendimento de uma mesma receita somente será permitida quando houver indicação expressa do prescritor quanto à duração do tratamento, como usar, fazer ou repetir por seis meses, excetuando as substâncias controladas já apresentadas.

Outra diferença básica encontrada entre drogaria e farmácia com manipulação é em relação à quantidade de produto a ser dispensada, pois nas prescrições/notificações de medicamentos industrializados essa informação vem com indicação de caixas ou frascos. Na manipulação a quantidade é expressa em peso, volume ou número de unidades. Para exemplificar: as formas líquidas são expressas em volume (mL), como em "mande 100 mL"; as formas semissólidas são expressas em peso (grama), como em “mande 60 g”; e as formas sólidas podem ser expressas em peso (grama) ou em número de unidades, como em “prepare 30 cápsulas”.

No momento da dispensação, todas as receitas manipuladas devem ser carimbadas pela farmácia no verso e preenchidas com informações sobre a quantidade aviada, o número de registro da manipulação, a identificação da empresa e a data da dispensação, de forma a comprovar que foi aviada.

Boas Práticas de Manipulação

2

O setor farmacêutico utiliza a expressão "boas práticas" em todas as suas operações. Desse modo, há as Boas Práticas de Fabricação, referenciada nas indústrias, as Boas Práticas de Laboratório, especialmente aplicada ao trabalho em laboratórios de controle de qualidade, e as Boas Práticas Farmacêuticas, utilizada em farmácias e drogarias. Assim como nas demais áreas, a expressão definida pela Anvisa para as farmácias com manipulação é Boas Práticas de Manipulação em Farmácias, conhecida também pela sigla BPMF, e cujas condições estabelecem os requisitos mínimos a serem utilizados durante todo o processo magistral. Seu cumprimento é muito importante para que sejam manipulados produtos com qualidade, seguros e eficazes, além de promover a melhoria contínua dos procedimentos realizados e atender às exigências regulatórias.

Conhecendo as Boas Práticas de Manipulação

De acordo com a Anvisa, as Boas Práticas de Manipulação em Farmácias representam um conjunto de medidas que visam assegurar que os produtos manipulados sejam consistentemente preparados e controlados, com padrões de qualidade apropriados para o uso pretendido e requerido na prescrição. Trata-se de um "conjunto de medidas" envolvendo uma série de ações, operações, técnicas e materiais para que a manipulação de produtos seja correta e não ofereça riscos aos clientes, aos manipuladores, ao meio ambiente e à própria empresa.

De modo geral, as Boas Práticas estabelecem roteiros a serem seguidos nas diferentes etapas do processo magistral, iniciando pelo atendimento ao cliente, aquisição, recebimento, conferência e armazenamento de matérias-primas e materiais de embalagem, avaliação farmacêutica da prescrição, manipulação e controle de qualidade dos produtos, conferência e dispensação, além de condições específicas para a conduta dos colaboradores, estrutura física, materiais, equipamentos e documentos.

Para que você entenda de forma abrangente o que significam as boas práticas em uma farmácia, acompanhe a situação a seguir.

Um cliente vai até a farmácia em que você trabalha e apresenta uma receita de tônico capilar de minoxidil 3%. O primeiro contato do cliente com a empresa é pela recepção do atendente, que vai avaliar se todos os dados da receita estão preenchidos de forma correta e legível e se a empresa tem todas as matérias-primas necessárias para essa preparação. Em caso positivo, o atendente faz o orçamento e informa o preço ao cliente, com o prazo para a entrega do produto. Após essa etapa inicial, um farmacêutico avalia a prescrição, elabora o documento denominado "ordem de manipulação", onde constam todas as informações necessárias para que a fórmula seja manipulada, e emite o rótulo. Então, a receita mais a ordem de manipulação e o rótulo são encaminhados para o laboratório de líquidos e semissólidos para que o tônico seja manipulado. Até aqui, você já pôde observar uma série de ações, operações e o preparo de materiais, que foram estabelecidos pela farmácia nas regras de Boas Práticas de Manipulação em consonância com o que a Anvisa exige. Dando continuidade ao preparo do tônico, inicia-se agora a etapa de manipulação, que envolve uma série de procedimentos e operações farmacotécnicas (paramentação, higienização das mãos, separação das matérias-primas e materiais, sanitização de bancadas, materiais e equipamentos, pesagem, medição de volume, preparo, controle do produto, envase, rotulagem e conferência final), sendo que cada uma dessas operações possui regras e critérios claramente descritos e conhecidos a serem seguidos, pois fazem parte das Boas Práticas de Manipulação.

Pensando somente nessa etapa, a da manipulação, há várias condições que devem ser seguidas, pois o manipulador não pode fazer o produto de qualquer forma, usando materiais sujos e não adequados à quantidade solicitada. Ele precisa, sim, usar as matérias-primas e quantidades corretas, seguir a técnica de preparo que foi estabelecida pelo farmacêutico e verificar se o produto final está de acordo com o padrão exigido pela empresa. Também deve envasar o produto na embalagem correta e rotular com as informações adequadas.

Para finalizar, inicia-se a etapa de dispensação, que envolve a entrega do produto para o cliente, seguida de orientação sobre como deve utilizá-lo e armazená-lo em sua casa.

Como você já deve ter percebido, as Boas Práticas de Manipulação são bastante abrangentes, e, para que todos os colaboradores as conheçam e as pratiquem em suas atividades diárias, um dos documentos essenciais que as farmácias com manipulação devem ter é o *Manual de Boas Práticas de Manipulação*, que descreve quais são as diretrizes da empresa para garantir a qualidade, segurança e eficácia dos produtos que manipula.

Para resumir o que vimos até agora, para que uma farmácia e seus colaboradores possam seguir as normas das BPMF, é preciso considerar que:

- toda a infraestrutura necessária ao processo de manipulação foi providenciada, englobando pessoal qualificado e treinado, instalações, equipamentos, vidrarias e utensílios, matérias-primas, materiais de embalagem, rótulos e etiquetas complementares;
- todos os procedimentos envolvidos na manipulação e no controle de qualidade estão claramente descritos, são conhecidos e praticados pelos manipuladores e são revisados periodicamente;
- todos os documentos necessários para o registro de pessoas, processos e produtos, considerando elaboração, revisão, emissão, distribuição, preenchimento, avaliação e arquivamento já foram elaborados e estão disponíveis para uso;
- que mecanismos e procedimentos para registro e investigação de não conformidades e reclamações foram elaborados e podem ser postos em ação.

Contaminação cruzada

Outra expressão largamente utilizada nas farmácias com manipulação e de extrema importância é "contaminação cruzada", que consiste na contaminação de determinada matéria-prima, produto intermediário ou produto acabado com outra matéria-prima ou produto durante o processo de manipulação, ou seja, a contaminação de uma dada fórmula que está sendo manipulada com resíduos da fórmula anterior, por uso de vidrarias, utensílios e equipamentos sujos, ou por conta da existência de partículas dispersas nas bancadas ou no ambiente. Pode também ser originária de fios de cabelo, saliva e escamas da pele, caso o manipulador não esteja utilizando de forma correta os EPIs, ou ainda se o manipulador tiver pego alguma matéria-prima incorreta ou trocada.

De qualquer forma, a contaminação cruzada coloca em risco a preparação magistral e a saúde do cliente. Imagine a seguinte situação: você acabou de manipular uma dada cápsula que tinha lactose como excipiente. Devido ao intenso fluxo de trabalho, você não trocou a placa encapsuladora e apenas passou um papel descartável ou pincel para limpá-la, pois a próxima cápsula (de um outro produto) é do mesmo tamanho da que acabou de manipular, embora tenha outros excipientes na fórmula. Durante a manipulação, ficaram alguns traços de lactose nos materiais utilizados e que foram "arrastados" para o segundo produto. Depois de alguns dias, o cliente da segunda fórmula entra em contato com a farmácia e reclama que todas as vezes que toma a cápsula tem cólicas intestinais e diarreia, relata que é intolerante ou sensível à lactose e pergunta se ela foi utilizada na fórmula. Durante a rastreabilidade dessa reclamação não foi identificado nenhum motivo aparente que desencadeasse o quadro apresentado pelo cliente, mas você sabe que não limpou adequadamente os materiais, o que causou um problema de saúde para esse cliente. Nesse caso, a presença de lactose não é observada visualmente e somente será identificada por meio de análises de controle de qualidade. Assim, se o cliente mandasse analisar suas cápsulas, os traços da lactose seriam identificados e a farmácia seria autuada com infração sanitária e ética. Nesse momento pergunto a você: e se fosse uma substância que causasse uma intoxicação bem mais grave no cliente?

Outra situação que exemplifica a contaminação cruzada é novamente a utilização de utensílio sujo durante a manipulação. Você acabou de manipular um gel de ácido retinoico para um cliente e, devido à pressa, usou a mesma espátula com que pesou o ácido para pegar o gel de carbopol de uma segunda fórmula, só que ao encostar a espátula no gel percebeu que este mudou de consistência, pois houve uma incompatibilidade farmacotécnica, uma vez que o ácido "quebra" o gel de carbopol. Nesse caso, você não chegou a manipular o produto para o cliente, mas "estragou" uma parte ou toda a base-gel de carbopol que estava pronta, o que, provavelmente, ocasionará um atraso na liberação da fórmula e mais trabalho para você. A contaminação cruzada também pode ser observada se houver mudança de cor.

Há ativos que apresentam uma estreita margem de segurança, ou seja, a dose terapêutica é próxima da dose tóxica. São os chamados fármacos de baixo índice terapêutico (SBIT), e devido a essas características são ainda mais prejudiciais se forem manipulados de forma inadequada. Um exemplo é a sulfassalazina, um quimioterápico que apresenta como características físicas ser um pó muito fino e com baixa densidade, o que possibilita mais facilmente a ocorrência de contaminação cruzada de outras formulações.

Um exemplo de contaminação cruzada, com repercussão nacional, ocorreu em julho de 2011, quando o nadador Cesar Cielo foi advertido pela Confederação Brasileira de Desportos Aquáticos (CBDA), devido à presença de furosemida em um exame *antidoping*, durante a competição "Troféu Maria Lenk". Em nota oficial, o atleta divulgou que essa substância foi encontrada na urina devido à contaminação cruzada na manipulação de um suplemento alimentar à base de cafeína.

Para evitar situações desfavoráveis como essas e tantas outras, a Anvisa estabeleceu que os equipamentos e materiais utilizados na farmácia com manipulação devem ser mantidos limpos para que não ocorra a contaminação cruzada ou o acúmulo de poeira e sujeira que podem ter um efeito negativo sobre a qualidade da manipulação, e que devem existir POP's escritos para prevenir a contaminação cruzada. Mas, além disso, os colaboradores devem estar cientes de suas responsabilidades e realmente praticar suas tarefas corretamente, com organização, tempo e cuidados necessários.

No caso da manipulação de hormônios, antibióticos, citostáticos e substâncias sujeitas a controle especial, as farmácias devem ter especial atenção, e as salas dedicadas para a manipulação dessas classes de medicamentos devem ter antecâmara com sistema de ar independente, com eficiência comprovada, e possuir pressão negativa em relação às áreas adjacentes, sendo projetadas de forma a impedir o lançamento de pós no laboratório ou no meio ambiente, evitando, assim, a contaminação cruzada, a contaminação da fórmula e problemas para o cliente, além de proteger o manipulador e o meio ambiente.

Visando auxiliar na prevenção da contaminação cruzada, alguns procedimentos podem ser aplicados às atividades rotineiras, como trocar o tabuleiro da placa encapsuladora a cada fórmula a ser manipulada e limpar a base com papel descartável e solução antisséptica (solução hidroalcoólica a 70% p/p ou 77% v/v), lavando tanto o tabuleiro como a base todas as vezes que for necessário. Não utilizar o tabuleiro molhado, usar a espátula uma única vez e não a repousar diretamente sobre a bancada. Sempre manter o sistema de exaustão ligado durante a manipulação de pós. Evitar a reutilização de embalagens, manusear com cuidado substâncias leves, não bater sacos e potes abertos sobre as bancadas e prestar atenção nas matérias-primas separadas e que estão sendo manuseadas.

Saúde, higiene, vestuário e conduta

Entre as medidas especificadas nas Boas Práticas de Manipulação – que representam consciência social, técnica, ambiental e regulatória – estão as condições de saúde, higiene, vestuário e conduta do manipulador, pois qualquer ato que for praticado de forma incorreta pode comprometer não só a qualidade do produto manipulado mas também a saúde do manipulador, de seus colegas e dos clientes e a integridade física e moral da empresa, além de dano ao meio ambiente. Para evitar tais problemas, é de fundamental importância a aplicação de treinamentos, inicial e continuado, relativos ao tema.

O processo magistral envolve basicamente a manipulação de substâncias químicas, o uso de vidrarias, utensílios, equipamentos e operações farmacotécnicas que devido às suas naturezas podem gerar *riscos físicos* (uso de calor durante o aquecimento), *riscos químicos* (contato com substâncias), *riscos ergonômicos* (altura e posicionamento nas bancadas) e *riscos de acidentes* (quebra de vidraria), e para assegurar a todos os colaboradores a promoção da saúde e a prevenção de acidentes, agravos e doenças ocupacionais, a farmácia com manipulação deve cumprir o que está determinado nas Normas Regulamentares sobre Segurança e Medicina do Trabalho (NR) do Ministério do Trabalho e Emprego, além do que é exigido pela Anvisa.

A promoção da saúde dos manipuladores envolve uma série de condições que vão desde a realização de exames (admissional, periódicos, de mudança de função e demissional) e uso de equipamentos de proteção individual (EPIs) e de proteção coletiva (EPCs) até a determinação de regras de conduta e higiene, entre outras. Caso o colaborador esteja com suspeita ou saiba que tem uma doença ou sofra uma lesão exposta que possam comprometer a qualidade da preparação, ele deve comunicar ao seu superior e, dependendo da situação, será afastado temporária ou definitivamente de suas atividades. Outro fato importante é que os colaboradores que manipulam hormônios, antibióticos, citostáticos e substâncias sujeitas a controle especial fazem exames médicos específicos periodicamente e trabalham sob regime de rodízio para que seu organismo não se acostume com essas classes de medicamentos e no dia que precisar utilizar algum não corra o risco de obter o mesmo efeito.

Em uma farmácia magistral as condições de higiene dizem respeito tanto à limpeza das salas, áreas de trabalho, materiais e equipamentos quanto à limpeza do colaborador e a exposição de seu corpo ao produto.

Desse modo, o asseio pessoal é muito importante, pois o ser humano é, naturalmente, portador de vários tipos de microrganismos que, embora possam colaborar com a manutenção da saúde de uma determinada pessoa (como é o caso das bactérias que se encontram em sua flora intestinal), se estiverem presentes em materiais e produtos que vão entrar em contato com outra pessoa, podem comprometer seriamente sua integridade e saúde. No couro cabeludo, por exemplo, temos cerca de 1.500.000 microrganismos por cm^2, e na saliva, cerca de 100 milhões, daí a importância de lavar muito bem o corpo e os cabelos em casa, lavar as mãos e os antebraços e usar equipamentos de proteção individual (EPIs) assim que entrar na sala de paramentação da farmácia. Homens que utilizam barba devem mantê-las aparadas (algumas farmácias fornecem protetor de barba). Já as mulheres devem manter as unhas curtas e sem esmalte.

Basicamente, os colaboradores dos laboratórios devem ser treinados para lavar corretamente as mãos e os antebraços, escovar as unhas e utilizar um antisséptico. Em caso de dúvidas, devem consultar o que foi estabelecido no POP de lavagem e higienização das mãos da empresa. Se o colaborador manipular produtos estéreis, os cuidados com a higiene devem ser redobrados.

Tamanha é a importância da higienização das mãos, que a Anvisa estabeleceu os procedimentos que devem ser aplicados passo a passo em serviços de saúde, com o tempo para cada etapa, e dividiu a técnica em dois momentos: a *higienização simples das mãos*, que visa remover a sujidade propícia à permanência e à proliferação de microrganismos, o suor, a oleosidade e as células mortas; e a *higienização antisséptica das mãos*, destinada a reduzir a carga microbiana das mãos, com auxílio de um antisséptico.[1]

Outra condição importante é que os colaboradores que atuarem na manipulação de medicamentos homeopáticos, além de estarem devidamente higienizados, não podem estar odorizados (perfumados). Isso quer dizer que precisam usar cosméticos como xampus, condicionadores e desodorantes praticamente sem cheiro.

Em relação ao vestuário, a farmácia deve dispor de vestiário para a guarda dos pertences dos colaboradores e colocação dos uniformes, que sempre devem estar limpos e em condições apropriadas. Os colaboradores envolvidos na manipulação devem estar adequadamente paramentados e utilizar equipamentos de proteção individual (EPIs), para assegurar a sua proteção e a do produto contra contaminação. Tanto na área de pesagem como nos laboratórios não é permitido o uso de cosméticos, joias ou quaisquer objetos de adorno de uso pessoal, pois além de contaminar os produtos servem como facilitadores para a fixação de substâncias presentes no ambiente da farmácia na pele do manipulador, aumentando sua exposição aos produtos químicos.

---

1 Para saber como fazer a higienização das mãos consulte "Como higienizar as mãos com água e sabonete", disponível em: https://www20.anvisa.gov.br/segurancadopaciente/index.php/publicacoes/category/higienizacao-das-maos e "Como fazer a fricção antisséptica das mãos com preparação alcoólica", disponível em: https://www20.anvisa.gov.br/segurancadopaciente/index.php/publicacoes/item/como-fazer-a-friccao-antisseptica-das-maos-com-preparacao-alcoolica. Acessos em: 12 mar. 2019.

É importante salientar que todas as pessoas que entrarem nos laboratórios devem seguir os procedimentos de higiene pessoal e paramentação, sejam colaboradores, administradores, visitantes ou autoridades, por exemplo o fiscal da vigilância sanitária.

Em relação à conduta, estabelece-se que não é permitido conversar, fumar, comer, beber ou mascar chiclete na sala de pesagem e nos laboratórios, pois essas condições permitem a contaminação de produtos, pessoas e áreas com saliva. É claro que fazer perguntas e solicitar apoio aos colegas fazem parte das atividades, mas manter conversas sobre assuntos que não estão relacionados aos processos e procedimentos, além de propiciar contaminação cruzada, leva à perda de foco e concentração no que está sendo manipulado. Também não é permitido manter plantas, alimentos, bebidas, produtos fumígenos, medicamentos e objetos pessoais nessas salas ou áreas. Todos os colaboradores devem comunicar aos seus superiores imediatos qualquer condição de risco que observarem em relação ao produto, ambiente, equipamento ou aos colegas. Para exemplificar, imagine que você utiliza rotineiramente a placa aquecedora e percebeu que ela está demorando mais tempo para aquecer ou está fazendo um barulho estranho. O ideal é que você comunique ao farmacêutico para que ele avalie a necessidade de manutenção (manutenção preventiva), antes que o equipamento quebre (manutenção corretiva), pois o não funcionamento do equipamento pode comprometer o fluxo e os prazos das fórmulas manipuladas e gerar prejuízos para a farmácia.

A organização nos processos de trabalho também é importante, ou seja, preparar o local de trabalho, os materiais, os equipamentos e documentos para executar uma tarefa de forma ordenada e harmoniosa, visando minimizar os erros, otimizar o tempo e os recursos necessários.

Outra condição a ser observada pelos colaboradores dos laboratórios é a prevenção de acidentes, por meio de medidas simples e que fazem grande diferença, como sinalizar com placa indicativa que a chapa ou placa aquecedora ou banho-maria estão quentes; não deixar a pisseta de álcool próxima desses equipamentos; secar imediatamente as bancadas, equipamentos e chão quando derrubar algum líquido; manter os materiais identificados; sempre verificar a voltagem de um equipamento antes de ligar; seguir os POP's e manuais em relação ao manuseio dos equipamentos; entre outros.

LEMBRE-SE:

As normas de segurança do trabalho especificam algumas situações que podem gerar acidentes de trabalho, que são:

Condição insegura: engloba falhas, defeitos, irregularidades técnicas e falta de dispositivos de segurança que põem em risco a integridade física e/ ou a saúde dos colaboradores e a segurança das instalações e equipamentos. Exemplo: defeito em um dado equipamento.

Ato inseguro: representa o modo como as pessoas se expõem, consciente ou inconscientemente, aos riscos e que gera cerca de 80% das causas dos acidentes de trabalho. Exemplos: improvisar ou fazer uso de material inadequado à tarefa exigida e manipulação incorreta de produtos químicos.

Como utilizar EPIs e EPCs

Já foi mencionada várias vezes ao longo do texto a importância da utilização de equipamentos de proteção individual (EPIs) e de proteção coletiva (EPCs) para assegurar a integridade do manipulador, do produto, dos colegas, da empresa e dos clientes.

Os equipamentos de proteção individual (EPIs) representam basicamente os equipamentos ou vestimentas utilizados pelo manipulador, destinados a proteger contra riscos capazes de ameaçar sua segurança e sua saúde: proteção da cabeça (touca e em alguns casos capacete), dos olhos e face (óculos de segurança ou viseiras), do nariz (máscaras e filtros), do corpo (avental com manga longa ou jaleco ou guarda-pó), das mãos e braços (luvas), dos pés (sapatos próprios para a atividade ou protetores propé) e de proteção respiratória (máscara).

Os tipos de EPIs utilizados podem variar, dependendo do tipo de atividade ou dos riscos que podem ameaçar a segurança e a saúde dos manipuladores, bem como da parte do corpo que se pretende proteger. Por exemplo, além dos EPIs citados, se a operação envolver barulho, para que haja proteção auditiva são utilizados protetores auriculares. Vale lembrar que nem todos os EPIs que existem são utilizados na farmácia com manipulação, sendo essenciais: avental, touca, máscara, óculos de segurança, luva e sapato ou propé, com a colocação sempre de cima para baixo do corpo.

Há vários modelos disponíveis no mercado e adaptados ao tipo de substância ou produto que será manipulado, mas geralmente as farmácias optam pelos descritos no quadro 2.1.

QUADRO 2.1. Principais EPIs utilizados em farmacotécnica.

EPI	Característica
Avental, jaleco ou guarda-pó	De tecido, cor preferencialmente branca para que sejam visualizadas mais facilmente as condições de limpeza. Possui manga longa e punho. Pode ser de TNT, que é descartável.
Luvas	Cirúrgicas de látex, vinil, pvc ou nitrila, descartáveis, com ou sem talco, de tamanho condizente com o tamanho da mão do funcionário (PP, P, M ou G). São mais conhecidas como luvas de procedimento.
Máscara (respirador) PFF1 PFF2	Verificar se o modelo utilizado está adequado ao tipo de insumo manipulado, sendo: Peça Facial Filtrante (PFF1) – para encapsulação, pesagem de insumos não sensibilizantes; PFF 2 – para controle de qualidade, manipulação de líquidos, semissólidos e produtos sensibilizantes. O manipulador deverá colocar de forma a proteger o nariz e a boca.
Óculos de segurança	Lente de policarbonato, transparente, com hastes reguláveis e orifícios para cordão. Caso o funcionário use óculos de grau, confeccionar as lentes para acoplar aos óculos de proteção, ou adquirir óculos de sobreposição.
Propé	Confeccionado em TNT de tamanho adequado para o funcionário, deve ser descartado após o uso. Algumas farmácias também disponibilizam sapatos fechados de cor clara para uso no interior do estabelecimento.
Touca descartável ou gorro	Confeccionada em TNT de tamanho adequado para o funcionário, devendo ser descartada após o uso.

As farmácias são responsáveis pelo fornecimento gratuito dos EPIs aos colaboradores, em quantidade suficiente e com reposição periódica, além de orientar quanto ao uso, manutenção, conservação e descarte dos mesmos por meio de treinamento e procedimento escrito (POP de paramentação), ou ainda outro recurso, como um fluxo de paramentação. A lavagem dos EPIs que não são descartáveis é de responsabilidade da farmácia. Por sua vez, os colaboradores envolvidos na manipulação devem estar adequadamente paramentados, utilizando corretamente os EPIs, para assegurar a sua proteção e a do produto contra contaminação, devendo a sua colocação e troca ser repetidas sempre que for necessário e seu descarte corretamente realizado, conforme o Plano de Gerenciamento de Resíduos de Serviço de Saúde (PGRSS) da empresa.

A ordem de colocação dos EPIs não está totalmente padronizada, pois depende do tipo que está sendo utilizado. Normalmente a sequência estabelecida respeita o ordenamento de cima para baixo do corpo, iniciando pela colocação da touca seguida do avental, para que não caia fios de cabelo sobre este. No entanto, se a máscara for de elástico, sendo a touca colocada primeiro, o manipulador precisará levantar a touca para encaixar o elástico atrás da orelha e encostará a mão no cabelo, podendo contaminar a touca. O importante é que cada estabelecimento determine a ordem da paramentação a ser praticada pelos colaboradores e registre em um POP, oriente nos treinamentos e supervisione se está sendo executada da forma correta nas rotinas e nas inspeções.

Os equipamentos de proteção coletiva (EPCs) representam os dispositivos utilizados no ambiente de trabalho com o objetivo de proteger os manipuladores dos riscos inerentes aos processos, tais como limpeza dos materiais (pia), controle do ar e de partículas (ar condicionado, sistema de exaustão e capela de exaustão de gases), proteção de acidentes (chuveiro de emergência, lava-olhos, extintor de incêndio, armário corta fogo), proteção de equipamentos (alarme), sinalização de segurança (placas indicativas de voltagem), entre outros. Devem estar colocados em pontos estratégicos na farmácia e, quando necessário, devem ser identificados, permitindo o fácil alcance e manuseio e estar no prazo de validade estabelecido pelo fabricante.

Além de serem dispositivos de proteção, a manipulação de determinados tipos de substâncias (voláteis, tóxicas, corrosivas, cáusticas e irritantes) ou a de certas classes de produtos (como antineoplásicos, por exemplo) precisa ser realizada, respectivamente, dentro de capela de exaustão de gases ou de cabine de segurança biológica. Outra exigência da Anvisa é que durante o processo magistral, quando forem utilizadas matérias-primas na forma de pó, elas devem ser manuseadas em sala com sistema de exaustão de ar, devidamente qualificado, de modo a evitar a dispersão de partículas no ambiente.

É importante que os colaboradores saibam quando devem utilizar cada tipo de EPC e como manuseá-lo, a fim de que realmente auxiliem na proteção. Um exemplo dessa condição é a utilização de extintor de incêndio, visto que há vários tipos disponíveis no mercado. Em caso de incêndio causado por líquidos inflamáveis, como o álcool etílico, não é recomendado o uso de extintor à base de água e sim de pó químico, gás carbônico ou espuma mecânica.

Também é necessário que a farmácia estabeleça rotinas para a verificação do funcionamento dos EPCs, como intervalo necessário para trocar a água do lava-olhos manual, intervalo para testar o chuveiro de emergência e o lava-olhos acoplado, destravamento da válvula e funcionamento do extintor, para que efetivamente estejam prontos para serem usados nas situações de emergência.

Separação e organização de ambientes, materiais, vidrarias, utensílios e equipamentos

Para manipular e controlar bases, medicamentos e cosméticos, entre as habilidades do colaborador estão a organização e a atenção, pois durante as rotinas muitas vezes ele terá à sua frente várias embalagens iguais com conteúdos completamente diferentes, podendo conter substâncias ativas ou inertes. Várias matérias-primas têm a forma de pó branco ou líquido incolor, muitas vezes inodoro. Algumas têm nomes parecidos, mas com finalidades completamente diferentes. Em um laboratório homeopático o gaveteiro de matrizes tem cerca de 10 mil frascos de vidro âmbar, todos iguais, apenas se diferenciando pelos dados presentes no rótulo. Portanto, o trabalho nos laboratórios requer do manipulador a organização de produtos nos armários e prateleiras, o adequado posicionamento de cadeiras e lixeiras, um ordenamento das matérias-primas, materiais, documentos e até mesmo a organização das informações registradas, além da atenção ao ler e manusear os produtos e materiais para otimizar o tempo despendido nos procedimentos e minimizar os erros.

Durante o processo de manipulação ou de controle, a primeira ação do colaborador deve ser identificar o que será manipulado ou controlado para reconhecer o local onde vai manipular, quais são as matérias-primas a serem separadas, quais as vidrarias e utensílios que devem ser utilizados, se requer o uso de equipamentos, quais os cuidados envolvidos no manuseio, em qual embalagem será envasado e se há alguma particularidade especial envolvida no preparo.

Vamos imaginar que você está iniciando um dia de trabalho. Você chega na farmácia, deixa os seus pertences no vestiário, se dirige à sala de paramentação, coloca os EPIs, higieniza as mãos e se desloca para o laboratório onde trabalha. Dentro do laboratório há vários equipamentos, sendo que alguns precisam ser preparados antes do uso, como é o caso das balanças e do peagômetro. Depois disso, você precisa verificar a temperatura e umidade do laboratório e registrar no documento específico. Estando na sua estação de trabalho, precisa sanitizar as bancadas e somente então iniciará a manipulação de uma fórmula, separando as matérias-primas, vidrarias, utensílios e embalagens, conforme o que, e quanto, será preparado, como consta na ordem de manipulação. É importante que você tenha ciência de tudo o que vai usar, para que separe os materiais de uma só vez antes de iniciar a manipulação; caso contrário, você terá que parar no meio do procedimento para pegar algo que esqueceu, podendo comprometer o produto manipulado, especialmente se for higroscópico, termolábil ou fotossensível.

Entre as condições exigidas está o adequado armazenamento de matérias-primas e de materiais de embalagem, onde e como estão dispostos nos laboratórios. O manipulador deve observar especialmente se as matérias-primas das formas líquidas, semissólidas e sólidas estão colocadas no mesmo armário ou se foram armazenadas em armários ou prateleiras separadas; qual o ordenamento que foi estabelecido;

se estão em ordem alfabética; se há alguma identificação visual diferenciada para uma dada classe de produtos; se há determinadas matérias-primas que ficam segregadas das demais, se há outras que ficam guardadas em armário trancado; se há algumas armazenadas em refrigerador, se há outras em frascos âmbar ou pote mais escuro. De forma geral, o manipulador precisa conhecer e entender o motivo de todas essas condições, assim como manter o que foi estabelecido, respeitando especialmente os locais e o ordenamento.

Além disso, a farmácia deve ter equipamentos, utensílios e vidrarias em quantidade e capacidade suficientes para atender sua demanda e garantir que todo material esteja limpo, desinfetado ou esterilizado, conforme o caso, antes de serem utilizados.

Limpeza e sanitização de bancadas, equipamentos, vidrarias e utensílios

A limpeza e a sanitização das áreas, materiais e equipamentos constituem aspectos particularmente importantes do processo magistral e por isso devem ser estabelecidas em POPs, ensinadas em treinamentos e executadas de forma correta pelos colaboradores da farmácia, não só pelo aspecto visual de limpo/sujo, mas também para evitar contaminação cruzada e microbiológica, contribuir com a saúde do manipulador, evitar a perda dos produtos manipulados e até mesmo abalo na imagem da empresa.

Para tal, entender os procedimentos de descontaminação e seus conceitos é fundamental para assegurar que os produtos sejam manipulados e controlados de acordo com padrões de qualidade apropriados para o uso. A descontaminação consiste em um conjunto de operações de limpeza, de desinfecção e/ou esterilização de superfícies contaminadas por agentes indesejáveis e potencialmente patogênicos, de maneira a tornar essas superfícies livres de qualquer tipo de contaminação cruzada. Os procedimentos utilizados estão listados a seguir.

- **Limpeza:** procedimento utilizado para remoção de materiais estranhos (resto de papel, pó), microrganismos (fungos), material inorgânico (substâncias químicas) e orgânico (de origem biológica). Geralmente utiliza água associada ou não a detergentes e auxiliares mecânicos (rodo, vassoura, esponja, papel toalha, etc.). É um pré-requisito indispensável a ser praticado na farmácia pois, além de remover resíduos indesejáveis, colabora com a sanitização e esterilização, garantindo o acesso do agente químico e/ou físico aos microrganismos.

- **Sanitização:** também denominada "desinfecção". Caracteriza-se por representar um conjunto de operações de natureza física ou/e química com o objetivo de reduzir o nível de contaminação por microrganismos em superfícies inanimadas (instalações, equipamentos e utensílios). É importante salientar que a sanitização não assegura a eliminação total de bactérias na forma de esporos ou de proteínas tóxicas. Permite o uso de substâncias como a solução hidroalcoólica a 70% (p/p) ou 77% (v/v) ou clorexidina, ditas sanitizantes.
- **Esterilização** (quando aplicável): conjunto de operações que objetiva destruir (ou remover) todas as formas possíveis de multiplicação e propagação de microrganismos (incluindo esporos bacterianos), príons e toxinas que causam infecção ou intoxicação se consumidos ou entrarem em contato com regiões irrigadas de uma pessoa.
- **Inativação:** representa um processo pelo qual se elimina, por meio de calor, a energia medicamentosa impregnada nos utensílios e embalagem primária para sua utilização, como a secagem de vidrarias em estufa a 105 °C.

Todas as dependências da farmácia devem ser limpas todos os dias, especialmente os laboratórios antes do início das manipulações e/ou no término das mesmas. O lixo e os resíduos gerados durante os processos devem ser depositados em recipientes tampados, devidamente identificados e esvaziados fora dos laboratórios, com descarte apropriado, de acordo com o PGRSS da empresa.

Normalmente é um auxiliar de serviços gerais quem faz a limpeza das áreas comuns da farmácia e dos laboratórios, mas a limpeza das bancadas, divisórias, equipamentos, vidrarias, utensílios e embalagens diversas é de responsabilidade do manipulador, e a farmácia deve ter POPs descrevendo as técnicas de limpeza e sanitização disponíveis e de fácil acesso para consulta dos colaboradores. O fluxo de limpeza geralmente obedece à sequência de dentro para fora e de cima para baixo.

Na limpeza e sanitização do piso, paredes, bancadas, vidrarias e materiais do laboratório de medicamentos homeopáticos devem ser usados produtos que não deixem resíduos ou possuam odores, sendo indicado o uso de sabão, água e solução hidroalcoólica a 70% (p/p) ou 77% (v/v). Os frascos e cânulas de vidro utilizados tanto no preparo quanto na dispensação dos medicamentos homeopáticos devem ser esterilizados em estufa a 180 °C por 1 hora ou 140 °C por 2 horas.

De forma geral, todos os equipamentos, vidrarias e utensílios utilizados na manipulação e controle, bem como as embalagens, devem ser mantidos limpos, desinfetados e guardados em local apropriado.

As bancadas, mobiliário importante presente nos laboratórios, devem ser limpas e sanitizadas com solução hidroalcoólica a 70% (p/p) ou 77% (v/v) antes e após cada operação, em movimentos retos, sempre do fundo para a frente, ou seja, para fora. Não é recomendado aplicar movimentos circulares pois espalham as partículas e promovem a contaminação cruzada.

Os equipamentos devem ser limpos e receber manutenções preventivas periódicas, procedimentos que devem ser realizados em intervalos previamente estabelecidos de acordo com os POPs da empresa, e os registros dessas operações devem ser feitos em documentos específicos. Devem ser limpos e assim mantidos antes e após a manipulação de cada fórmula, utilizando soluções sanitizantes compatíveis com os materiais em que foram confeccionados para não lhes causar nenhum dano. Cuidado especial deve ser mantido em relação à fricção de sanitizantes sobre as etiquetas fixadas nos equipamentos, bem como no manuseio para não danificar o "lacre" fixado na calibração da balança.

Os aparelhos de ar condicionado devem ser mantidos em condições adequadas de limpeza, conservação, manutenção, operação e controle. Normalmente o que está instalado no laboratório de sólidos, além das manutenções de rotina, precisa, às vezes, passar por uma limpeza química, realizada por empresa qualificada para remover as crostas de material sólido que se acumulam em seu interior. O sistema de exaustão deve receber limpeza e manutenção periódicas para garantir a eficiência no controle de partículas. O sistema de purificação de água deve ser lavado e ter os filtros trocados sempre que for necessário, e o reservatório para coleta e armazenamento diário da água purificada também deve ser sanitizado a cada troca de água. O refrigerador também requer atenção.

A lavagem das vidrarias, utensílios e embalagens deve ser realizada em área ou local destinado a essa operação, sendo permitida sua prática dentro do próprio laboratório, desde que siga o POP e seja realizada em horário distinto das atividades de manipulação. Para tal, deve ser estabelecido um cronograma de lavagem em que conste a informação dos horários nos quais será praticada e não conflita com os horários da manipulação.

A técnica de lavagem inclui o uso de água corrente, de esponja e detergente, seguida de enxágue com água potável. Recomenda-se, ainda, que, depois do enxágue, vidrarias, utensílios e embalagens passem por água purificada e sejam borrifados com solução hidroalcoólica a 70% (p/p) ou 77% (v/v). Deve-se, então, efetuar a secagem com uso de papel toalha descartável ou calor seco (estufa), mantendo a temperatura compatível com o material a ser seco. As vidrarias graduadas somente podem ser secas em estufa abaixo de 40 °C para não danificar a graduação.

Recomenda-se que os materiais de embalagem, após a limpeza e sanitização, sejam armazenados em sacos, ou caixas plásticas, devidamente fechados, e sejam identificados com etiquetas contendo informações sobre o material sanitizado: nome do material, data da lavagem e colaborador responsável.

A parte externa de sacos, frascos e potes contendo as matérias-primas deve ser limpa e sanitizada com auxílio de papel toalha umedecido em solução hidroalcoólica a 70% (p/p) ou 77% (v/v) antes e após o uso, assim como os utensílios necessários, como tesoura, espátula, entre outros.

Na manipulação de produtos estéreis, a sanitização das áreas classificadas constitui aspecto muito importante e, por isso, deve ser utilizado mais de um tipo de desinfetante, com alternância periódica. Também deve ser realizado monitoramento periódico, por meio de parâmetros estabelecidos do processo de sanitização para detectar o surgimento de microrganismos persistentes ou resistentes às soluções empregadas.

O estabelecimento deve ter um depósito de material de limpeza (DML) devidamente identificado para a guarda dos materiais usados na limpeza e de saneantes, podendo a lavagem dos panos e acessórios ser feita nesse local. É permitido à farmácia manipular os saneantes domissanitários para consumo próprio, em sala apropriada, levando em consideração o risco de cada matéria-prima utilizada.

Outra condição a ser considerada é que a farmácia deve ter um Controle Integrado de Pragas e Vetores, com dedetização e desratização realizadas por empresas devidamente credenciadas junto aos órgãos oficiais e licenciadas para essa finalidade. Esse controle deve ser realizado em intervalos periódicos, podendo ser a cada seis meses ou em intervalos mais curtos, dependendo da situação dos arredores da empresa. O certificado comprobatório emitido pela empresa terceirizada deve ser arquivado na farmácia.

Consulta e preenchimento de documentos

A farmácia com manipulação deve ter vários tipos de documentos disponíveis para consulta, desde os que comprovam a oficialização de abertura e funcionamento da empresa até os que se destinam a registrar todas as condições necessárias para a manipulação e controle dos produtos manipulados visando a rastreabilidade. Os fiscais da vigilância sanitária, do CRF, do Inmetro, em uma fiscalização, sempre pedem para ver determinados documentos em que se comprova o que está sendo praticado pela empresa. Para tal, ter os documentos, conhecer seus conteúdos, registrar de forma clara e correta os dados, atualizar, manter cópias em arquivos são condições muito importantes, não só para contribuir com a qualidade dos produtos, mas também para evitar autuações dos órgãos regulatórios.

A documentação gera a padronização, ou seja, ela estabelece por escrito tudo o que deve ser feito, como deve ser feito, por quem deve ser feito, quando fazer, o que se deve usar para fazer, os parâmetros que serão avaliados, os resultados obtidos, entre outras informações, promovendo uma melhor integração entre os setores, graças ao estabelecimento de um padrão que deve ser seguido por todos, o que facilita, ainda, o rastreamento de informações para investigação de qualquer suspeita de desvio de qualidade.

Os documentos que fazem parte do Sistema de Garantia da Qualidade devem ser elaborados, aprovados, assinados e datados pelo farmacêutico responsável técnico ou pessoa autorizada por ele, e utilizados por quem é de direito de acordo com a função executada na empresa. Esses documentos devem respeitar a formatação padrão estabelecida pela empresa, estar disponíveis nos locais onde são utilizados e ser conhecidos pelos colaboradores que ali atuam. O procedimento operacional padrão (POP) referente à manipulação de cápsulas, por exemplo, deve estar disponível no laboratório de sólidos. A assinatura é outra questão a ser considerada, pois, por mais que seja utilizada uma rubrica, é importante que a assinada seja sempre igual, pois a empresa terá um controle de assinaturas para poder identificar o colaborador.

Quando o manipulador for registrar algum dado ou informação em um documento a letra utilizada deve ser legível, com conteúdo claro e sem rasuras, ou seja, os números e as letras devem ser facilmente interpretados por todos a fim de se evitarem erros e a perda da rastreabilidade. Caso haja necessidade de substituir ou corrigir algum dado, a nova informação deve ser introduzida de uma forma que permita o conhecimento do conteúdo original e, conforme o caso, o motivo da alteração deve ser justificado. Para exemplificar, imagine que foi emitida uma ordem de manipulação constando os dados dos lotes de todas as matérias-primas a serem utilizadas em uma fórmula. Vamos supor que nesse documento está impresso para utilizar a cápsula nº 1, mas durante a encapsulação foi necessário usar a cápsula nº 0. Na ordem de manipulação deve ser registrada a informação correta. O manipulador, então, deverá passar um traço na horizontal ou na perpendicular sobre a informação impressa do tamanho da cápsula e registrar, de próprio punho, o tamanho real da cápsula utilizado (nº 0) e o nº do lote, colocar um visto e datar, mas sem ocultar a primeira informação. Os dados também devem ser registrados em caneta de cor azul ou preta.

Os documentos também devem ser arquivados de forma ordenada, usando um sistema que permita facilmente a sua localização. A Anvisa determina que os documentos referentes ao processo magistral devem ser arquivados na farmácia durante dois anos, excetuando-se os anabolizantes, que devem ser arquivados por cinco anos, e os certificados de análise dos fornecedores de matérias-primas, que devem ficar arquivados por seis meses após o vencimento do prazo de validade do último produto manipulado com aquela matéria-prima, e durante dois anos, quando o produto manipulado contiver substâncias sujeitas a controle especial. Todos os documentos podem ser guardados de forma física ou eletrônica, desde que essa seja confiável e impeça a alteração dos mesmos. Os demais registros para os quais não foram estipulados prazos de arquivamento devem ser mantidos por no mínimo um ano.

Existe uma hierarquia entre os documentos; no entanto, entre os mais consultados e preenchidos no processo magistral estão:

- ***Manual de Boas Práticas de Manipulação:*** documento que contém a descrição generalizada da estrutura e das atividades realizadas pela farmácia.
- **Procedimento operacional padrão (POP):** documento que apresenta a descrição detalhada das técnicas e operações a serem utilizadas na farmácia, visando proteger e garantir a preservação da qualidade das preparações manipuladas e a segurança dos manipuladores. Exemplos: de qualificação de fornecedores; de manipulação; de limpeza e sanitização; de paramentação, etc.
- **Fórmula padrão (mestra):** documento ou grupo de documentos que especificam as matérias-primas com respectivas quantidades e os materiais de embalagem, a descrição da técnica de preparo, instruções sobre o controle em processo e precauções necessárias para a manipulação de determinada quantidade (lote) de um produto. Exemplos: manipulação de xarope-base; manipulação de cápsulas de ranitidina, etc.
- **Ordem de manipulação (OM):** documento destinado a conter todas as informações sobre cada lote de produto manipulado, sendo considerado o documento mais importante do processo magistral. Dependendo do *software* usado pela farmácia, pode ser chamado de ficha de pesagem, ordem de produção ou outro. Segue modelo de ordem de manipulação (figura 2.1) com as informações obrigatórias definidas pela Anvisa.

Nº Lote/Requisição:	Data:
Nome do Cliente:	
Prescritor:	Nº Inscrição Conselho Profissional:
Quantidade:	Forma Farmacêutica:
Fórmula:	

Componente	%	Lote	Fornecedor	Validade	Qtd. Pesar/Medir

Embalagem:
Observação:

Controle de Qualidade			
Descrição	( ) Sólido	( ) Líquido	( ) Semissólido
Aspecto			
Cor	( ) Transparente	( ) Branco	( ) Colorido - Cor:
Odor	( ) Característico	( ) Inodoro	Peso ou volume final:
pH:	Nº da cápsula:	Cor da cápsula:	Peso Médio da cápsula:
Pesado por: Data: __/__/__	Manipulado por: Data: __/__/__	Controlado por: Data: __/__/__	Farmacêutico Resp. Data: __/__/__

FIGURA 2.1. Modelo de ordem de manipulação (OM).
Fonte: elaborada pelos autores com base em definições da Anvisa.

A empresa ainda deve ter ordem de manipulação para cada lote de base galênica preparada na farmácia e também para as preparações oficinais manipuladas conforme o *Formulário nacional da farmacopeia brasileira* (2012), que são consideradas como estoque mínimo. A farmácia pode manipular e manter estoque mínimo de preparações oficinais, devidamente identificadas, e de bases galênicas, de acordo com as necessidades técnicas e gerenciais do estabelecimento. Nesse caso, as ordens devem conter as seguintes informações:

- nome do produto e forma farmacêutica;
- componentes (descrição de todos os presentes na fórmula, número de lote utilizado e suas respectivas quantidades);
- lote (número de identificação do lote e tamanho do lote);
- datas (data da manipulação e prazo de validade);
- resultados do controle em processo e avaliação do produto manipulado.
- registro de observações especiais feitas durante a preparação do lote e das precauções adotadas.

▶ **Registros:** também chamados de planilhas, fichas, controle ou o nome que a empresa quiser adotar, servem para registrar informações importantes que são auxiliares do processo magistral. Exemplos: registro de temperatura e umidade do laboratório de líquidos e semissólidos; ficha de registro de treinamentos; planilha de calibração do peagômetro; registro de reclamações, etc.

▶ **Especificação:** documento que descreve em detalhes os parâmetros que as matérias-primas, os materiais de embalagem, produtos intermediários ou produtos acabados devem cumprir, considerando o que deve ser avaliado e os limites máximos e mínimos permitidos. A especificação é para cada produto e cada material de embalagem. Exemplos: especificação da sibutramina (ativo); especificação do amido (excipiente), etc.

▶ **Certificado de análise:** também chamado de laudo de análise, boletim analítico ou outro, serve para registrar os resultados obtidos dos testes (análises ou ensaios) realizados em matérias-primas, material de embalagem e produtos intermediários, visando comparar com a especificação e aprovar ou reprovar o produto/material. É utilizado para registrar cada lote de produto ou material analisado. Exemplos: certificado de análise microbiológica da água potável; certificado de análise do lote "xx" de fluoxetina.

▶ **Relatório de autoinspeção:** documento que registra os resultados da autoinspeção realizada pela empresa, no mínimo, uma vez ao ano.

Descarte de resíduos

De acordo com a Resolução RDC nº 222/2018 e a Resolução Conama nº 358/2005, todos os estabelecimentos de saúde devem possuir um documento próprio para os resíduos, chamado de Plano de Gerenciamento de Resíduos dos Serviços de Saúde (PGRSS), que descreve as ações de geração, segregação, identificação, acondicionamento, coleta, transporte e disposição final, ambientalmente correta, dos resíduos, bem como ações de proteção à saúde do colaborador, da comunidade e do meio ambiente. É importante que o manipulador saiba que a farmácia com manipulação gera os resíduos classificados por essa resolução como grupo B (resíduo químico – substâncias e medicamentos) e grupo D (comum – papel, saco plástico), sendo que a segregação, o armazenamento e o descarte devem ser efetuados de forma adequada, em lixeiras devidamente identificadas em sacos de lixo de cores específicas, de acordo com o tipo gerado. Segue a identificação padronizada de acordo com o tipo de resíduo:

QUADRO 2.2. Classificação dos RSS de acordo com a RDC nº 222/2018.

Grupo Resíduo	Característica	Cor do saco de lixo	Símbolo
B	Químico (medicamentos vencidos)	Branco leitoso/laranja	RISCO QUÍMICO
D	Comum: semelhante aos domiciliares e recicláveis (papel, plástico)	Os sacos não precisam estar identificados, mas devem seguir orientações do órgão de limpeza urbana, especialmente quanto à cor. Ex.: Reciclagem.	

Fonte: elaborado pelos autores com base na RDC nº 222/2018.

Para o acondicionamento dos resíduos gerados grupo B, devem ser observadas as incompatibilidades químicas dos insumos e, posteriormente, acondicionados em coletores devidamente identificados, conforme o anexo I da RDC nº 222/2018.

- **Grupo B (Químico):** resíduos contendo produtos químicos que apresentam periculosidade à saúde pública ou ao meio ambiente, dependendo de suas características de inflamabilidade, corrosividade, reatividade, toxicidade, carcinogenicidade, teratogenicidade, mutagenicidade:
  - *líquidos*: recipientes constituídos de material compatível com o líquido armazenado, resistentes, rígidos e estanques, com tampa que garanta a contenção do RSS e identificação, preenchidos até 2/3 (dois terços) da sua capacidade.
  - *sólidos e semissólidos*: devem ser acondicionados em saco constituído de material impermeável e resistente a rupturas e vazamentos. Devem ser respeitados os limites de peso de cada saco, assim como o limite de 2/3 (dois terços) de sua capacidade, garantindo-se sua integridade e fechamento.

A maioria dos medicamentos devem ser descartados como grupo B químico, atentando-se apenas quanto ao tipo de embalagem em que estavam acondicionados. Se a embalagem for de vidro, por exemplo, recomenda-se descartar o medicamento em caixa laranja.

As substâncias e medicamentos sujeitos a controle especial (Portaria nº 344/1998 e suas atualizações) não devem ser descartados. Quando o manipulador verificar o vencimento ou perceber algum dano nesses produtos, deverá informar imediatamente ao farmacêutico, que os armazenará em local separado dos demais, em armário trancado, em uma prateleira identificada como "produtos vencidos", anotará em formulário próprio (contendo nome do produto, lote, número de registro ou DCB e quantidade) e comunicará à vigilância sanitária local para os devidos procedimentos de descarte.

Independentemente do tipo do resíduo químico, o manipulador deve seguir os procedimentos estabelecidos pela farmácia, manusear os resíduos com cautela e utilizar corretamente os EPIs, atento às ações que está executando a fim de evitar acidentes para si, para os demais colegas, para o estabelecimento e para o meio ambiente, além de complicações com a vigilância sanitária.

OBSERVAÇÃO:

Como descartar vidraria quebrada contendo resíduo químico?

Segundo a RDC nº 222/2018, Seção VI. Resíduos de Serviços de Saúde do Grupo B, Art. 61: "As embalagens e os materiais contaminados por produtos químicos, exceto as embalagens primárias vazias de medicamentos cujas classes farmacêuticas constem no Art. 59 desta Resolução, devem ser submetidos ao mesmo manejo do produto químico que os contaminou". Sendo assim, o béquer contendo o resíduo de medicamento deve ser descartado como produto químico classe B.

- **Grupo D (Comum):** por serem resíduos que não apresentam riscos, são equiparados aos resíduos gerados em domicílios, e para poderem ser reciclados devem ser descartados de acordo com o sistema de coleta seletiva.

Para finalizar, a retirada dos resíduos poderá ser efetuada pelo sistema de coleta de lixo da prefeitura ou ser realizada por empresas terceirizadas especializadas em coleta de resíduos dos serviços de saúde, de acordo com o Estado ou município em que as farmácias estiverem instaladas.

3 Conhecendo equipamentos, vidrarias e utensílios

A farmácia com manipulação precisa de vários tipos de equipamentos, vidrarias e utensílios para realizar as operações farmacotécnicas e o controle de qualidade. Segundo a Anvisa, a empresa deve ter pelo menos:

- balança(s) de precisão e pesos-padrão rastreáveis;
- sistema de purificação de água;
- refrigerador para a conservação de produtos termolábeis;
- termômetros e higrômetros.

Vamos conhecer os principais equipamentos utilizados na farmacotécnica e controle.

Equipamentos utilizados na manipulação e suas particularidades

Há vários equipamentos nos laboratórios, de acordo com o que deve ser manipulado, e todos devem ser instalados e localizados de forma a facilitar sua utilização e manutenção. Devem ser ligados obedecendo à voltagem especificada e, visando o bom funcionamento, ser submetidos à manutenção preventiva, conforme os POPs da empresa e orientações dos manuais dos fabricantes. Para tal, a farmácia deve estabelecer um cronograma de manutenção, e, em caso de mau funcionamento ou quebra, devem ser adotadas medidas corretivas, normalmente praticadas por empresas contratadas.

Nas rotinas diárias, alguns equipamentos requerem, além da calibração, verificações periódicas realizadas por colaborador treinado da própria farmácia, antes do início das atividades, de acordo com POPs e padrões de referência, sendo os resultados registrados em documentos específicos. Para exemplificar, podemos citar a verificação da pesagem da balança com um peso-padrão rastreável, em que o valor da massa pesada, lido no visor da balança, deverá ser registrado na "Planilha de verificação da balança". Essa verificação permite avaliar se a balança está pesando corretamente ou se apresenta necessidade de calibração.

Normalmente estão presentes nos laboratórios os seguintes equipamentos, listados no quadro 3.1.

QUADRO 3.1. Relação de equipamentos presentes em cada laboratório em farmácia com manipulação.

Laboratório de sólidos	Balanças semianalítica e analítica, placa encapsuladora, dosador de pellets, sistema de exaustão, misturador, envasadora de sachês, seladora, desumidificador, termohigrômetro.
Laboratório de líquidos e semissólidos	Balança semianalítica, chapa ou placa aquecedora ou banho-maria, agitador mecânico, agitador magnético, pHmetro, purificador de água, refrigerador, mixer, termohigrômetro. Algumas têm viscosímetro rotativo.
Laboratório homeopático	Balança semianalítica, purificador de água, braço mecânico, estufa de secagem e esterilização, termohigrômetro.
Laboratório de controle de qualidade	Balanças semianalítica e analítica, pHmetro, ponto de fusão, viscosímetro, termohigrômetro. Algumas empresas podem ter espectrofotômetro, condutivímetro, entre outros.

Podemos observar que alguns equipamentos são comuns aos diversos laboratórios, mas há equipamentos que são específicos para uma dada atividade ou produto. O importante é que o colaborador conheça para que serve cada um deles e, de acordo com a atividade que está sob sua responsabilidade, saiba manusear corretamente os equipamentos.

- **Balança de precisão:** equipamento mais importante de uma farmácia com manipulação. Cada estabelecimento deve possuir pelo menos uma em cada laboratório, com capacidade ou sensibilidade compatíveis com as quantidades a serem pesadas, ou possuir uma central de pesagem onde as balanças ficam instaladas, devendo ser adotados procedimentos que impeçam a contaminação cruzada e microbiana.

Dependendo da quantidade de produto que a farmácia vai manipular e da precisão requerida, o estabelecimento pode ter três tipos diferentes de balanças, que são:

- **Balança granatária:** balança que tem capacidade para pesar grandes quantidades de produto e com precisão de apenas uma casa após a vírgula. Costuma ser pouco utilizada na farmácia com manipulação; contudo, se uma dada empresa prepara as bases em quantidades de 5 kg ou 10 kg, é nesse tipo de balança que serão pesados a maioria dos componentes da fórmula.
- **Balança semianalítica:** balança utilizada para medir a massa das matérias-primas com precisão de até 0,001 g, podendo apresentar duas ou três casas após a vírgula e ter ou não capela. É a balança mais utilizada na farmácia com manipulação. As balanças semianalíticas são de capacidades variáveis, por exemplo de 320 g a 3 kg, dependendo da capacidade total de pesagem, da marca e do modelo em uso.
- **Balança analítica:** balança que tem capacidade para pesar pequenas quantidades de produto (até cerca de 300 g) e com precisão de quatro casas após a vírgula. É mais utilizada no controle de qualidade e para pesagem de fármacos prescritos em pequenas concentrações, como, por exemplo, em uma prescrição de hormônios em microgramas (milésima parte do miligrama).

Independentemente da precisão, as balanças requerem alguns preparos especiais antes de serem utilizadas:

- *instalação*: a balança sofre oscilação se for instalada próxima a fontes de calor, vibração ou ventilação; portanto, não deve ser instalada próximo à porta, da saída do ar condicionado ou de outros equipamentos que vibram e/ou aquecem. Dependendo da oscilação é aconselhável colocar uma placa antivibratória embaixo da balança, em relação à variação de corrente elétrica na farmácia, faz-se necessário ligar um estabilizador. Também não devem ser movidas de local pois podem perder a calibração. Caso seja necessário transportar, o prato deve ser retirado para não forçar o sensor de pesagem.

- *calibração*: a balança deve ser calibrada por empresa certificada, com utilização de pesos padrões rastreáveis pela Rede Brasileira de Calibração, no mínimo, uma vez ao ano, ou todas as vezes que se fizer necessário pela frequência de uso. A balança calibrada recebe um lacre, que não deve ser rompido na farmácia, e o certificado de calibração emitido pela empresa contratada deve ser arquivado.
- *estabilização ou aquecimento*: a balança precisa de um tempo de aquecimento (*warm-up*) antes de ser utilizada, que varia de 15 a 30 minutos, dependendo do tipo, marca e modelo. É importante que o manipulador respeite esse tempo para que a balança possa pesar corretamente. Durante as operações, também é importante deixar a balança conectada à tomada e ligada para manter o equilíbrio térmico dos circuitos eletrônicos e no modo *stand by*, evitando a necessidade de respeitar um novo tempo de aquecimento.
- *nivelamento*: a balança precisa ser nivelada para que pese a massa corretamente, e esse nivelamento deve ser mantido durante todas as pesagens. Para nivelar, basta girar os pés ajustáveis até que a bolha fique no centro do nível.
- *tara*: para que você possa pesar qualquer matéria-prima, vidraria ou papel de pesagem é importante que acione a tecla tara da balança e verifique se no visor aparecem os zeros, ou seja, a balança está zerada, o que é sinônimo de tarada. Para que possa pesar 5 g de um dado componente da fórmula, você deve colocar o papel de pesagem sobre o prato da balança, sempre no meio, e acionar a tecla tara para "zerar" essa massa do papel. Se tirar o papel do prato, verá que no visor aparecerá um número negativo, que é exatamente a massa do papel de pesagem. Ao recolocar o papel sobre o prato da balança, o visor mostrará novamente os zeros e, desse modo, ao colocar a matéria-prima sobre o papel de pesagem, o valor registrado no visor representa apenas a massa da substância pesada, pois a tara permite "descontar" a massa do papel. Se o manipulador quiser pesar outra substância sobre uma que já pesou, basta tarar novamente a balança contendo o papel de

pesagem, vidro ou vidraria mais a primeira substância pesada. Essa massa total será descontada e o visor mostrará apenas a massa da nova substância que está sendo pesada. É importante que o manipulador tare a balança após finalizar a sua pesagem e tome cuidado ao acionar a tecla tara durante uma pesagem para não perder as informações relativas ao que está pesando.

- *verificação*: todos os dias no início das atividades ou duas vezes ao dia (inícios manhã e tarde), a balança deve ter seu funcionamento verificado por um colaborador treinado, utilizando um peso-padrão calibrado e anotando o resultado na respectiva ficha ou registro de verificação da balança. Qualquer não conformidade encontrada no valor registrado no *display* da balança deve ser comunicada ao farmacêutico para que a balança seja interditada e novo procedimento de calibração seja contratado.

▶ **Sistema de exaustão:** a Anvisa exige que nas etapas de manipulação de matérias-primas sob a forma de pó seja utilizado um sistema de exaustão de ar, devidamente qualificado, de modo a evitar a sua dispersão no ambiente, pois, durante o manuseio de matérias-primas sólidas, há a liberação de poeiras e partículas praticamente invisíveis que se acumulam sobre os materiais e bancadas, podendo propiciar a contaminação cruzada e problemas ao manipulador. Existem vários sistemas de exaustão disponíveis no mercado, desde os mais simples aos mais complexos e com potências de exaustão diferentes.

▶ **Termo-higrômetro:** equipamento de medição eletrônico utilizado para a determinação da temperatura e umidade relativa dos laboratórios. Permite a leitura do momento, além de registrar os valores máximos e mínimos obtidos durante um dado intervalo de tempo. O manipulador precisa anotar os valores obtidos em documento próprio, de acordo com os procedimentos adotados pela empresa, e deve ressetar (zerar) diariamente o aparelho após as leituras realizadas, a fim de que o instrumento possa registrar novos valores máximos e mínimos e armazenar os novos dados na memória. Por fazer medições, o termohigrômetro precisa ser calibrado por empresas especializadas com padrões rastreáveis pela Rede Brasileira de Calibração (RBC), no mínimo, uma vez ao ano.

Para a manipulação de bases, medicamentos e cosméticos nas formas líquidas e semissólidas, além da balança, são utilizados os seguintes equipamentos:

- **Purificador de água:** a farmácia com manipulação precisa utilizar água purificada como insumo nas fórmulas líquidas e semissólidas e na lavagem dos materiais de embalagens, sendo muito importante ter um equipamento que purifique a água potável. Há, basicamente, três sistemas que são utilizados na purificação de água em farmácias: o *destilador*, que consiste em um processo de fervura da água, que passa do estado líquido para o gasoso e volta ao estado líquido, eliminando microrganismos; o *deionizador*, que remove os íons presentes na água, sejam cátions (carga positiva) ou ânions (carga negativa), por colunas de troca iônica; e o *osmose reversa*, que remove íons e microrganismos devido ao soluto (sais) ficar retido nas membranas do equipamento enquanto o solvente, que é a água, é recolhido para uso.
- **Placa ou chapa aquecedora:** equipamento utilizado para aquecimento por meio de uma plataforma de aço ou vitrocerâmica que, ao ser aquecida, transfere calor para a vidraria posicionada sobre ela. Alguns modelos permitem fazer aquecimento e agitação. Para o bom funcionamento é importante que o equipamento seja mantido limpo, que o manipulador conheça sua voltagem (110 V ou 220 V) e a forma de acionamento dos botões, especialmente para aquecer e agitar. Algumas empresas optam por fazer o aquecimento utilizando o equipamento banho-maria.
- **Peagômetro, pHmetro ou potenciômetro:** utilizado para verificar o pH das formulações ou no controle de qualidade. Apresenta um eletrodo de vidro, que é a parte do equipamento que entra em contato com o produto para fazer a medição, podendo ser blindado (totalmente fechado), com prazo de validade determinado e que não permite regeneração, ou aberto, que permite a troca e o enchimento interno com solução de cloreto de potássio (KCl) 3 molar. Esse equipamento requer calibração diária antes do uso, com o objetivo de verificar se o eletrodo está funcionando corretamente, podendo ser realizada no início das operações, pela manhã e à tarde, sendo que os resultados obtidos devem ser registrados em documento

específico de acordo com o POP da empresa. Para a calibração se faz necessário o uso de duas ou três soluções tampão, sendo uma neutra (pH = 7,00) e uma ácida (pH = 4,00) ou uma neutra e uma alcalina (pH = 9,00 ou pH = 10,00) ou as três, conforme a marca e o modelo do equipamento, ou conforme os produtos a serem medidos. O manipulador deve ter cautela durante o manuseio do eletrodo para não quebrar o bulbo de vidro, não enxugar o eletrodo com papel áspero para não danificar o bulbo, manter o orifício do eletrodo aberto durante as medições e fechar quando não está sendo utilizado, para não cristalizar o KCl, colocar a luva protetora com KCl 3 molar no eletrodo para que mantenha a sua sensibilidade de medição, sempre lavar com água purificada o eletrodo e o sensor de temperatura cada vez que mergulhar em alguma substância e secar ambos com cuidado, além de seguir a diluição estabelecida para a determinação do pH de amostras testadas.

Na manipulação de formas sólidas, além do uso da balança e do sistema de exaustão, há equipamentos específicos, como a placa encapsuladora, o dosador de pellets e os misturadores de pós, além dos tamises, que são peneiras com malhas específicas de aberturas variáveis para padronização da granulometria dos pós.

- **Placa encapsuladora ou encapsulador:** equipamento utilizado no enchimento de cápsulas duras, é composto por uma base, uma placa perfurada (orifícios), onde são colocadas as cápsulas a serem preenchidas, hastes que servem para regulagem de altura entre a base e a placa perfurada, espátula para espalhar o pó sobre as cápsulas, limitador de campo e compactadores de pó. Estão disponíveis no mercado placas manuais ou semiautomáticas, confeccionadas em material plástico ou acrílico em diversas cores e tamanhos, que permitem a manipulação de quantidades variáveis de cápsulas (30, 60, 180, 360 e 600 orifícios) e de tamanhos variáveis (nº 5 a 000), sendo necessário adquirir os kits do tamanho em que será manipulado. Para a manipulação de pellets, há dosadores específicos que podem ser encaixados sobre a base da placa encapsuladora, que são adquiridos de acordo com a concentração a ser manipulada. Por exemplo, há um dosador específico para manipulação de omeprazol a 10%, que também serve para lansoprazol, pantoprazol e itraconazol.

- **Misturador de pós:** equipamento constituído de recipientes móveis onde se vertem os pós a serem misturados em diferentes velocidades de rotação, objetivando a obtenção de um pó no qual cada partícula de um dos componentes presentes na fórmula esteja junto às partículas dos outros pós. Nem todas as farmácias têm misturadores, pois algumas fazem a operação farmacotécnica em um gral de porcelana.

  Farmácias que são localizadas em regiões muito úmidas podem requerer a instalação de um desumidificador de ar, especialmente no laboratório de sólidos ou na central de pesagem (caso houver).

Vidrarias e utensílios utilizados na manipulação

Os laboratórios têm muitas vidrarias e utensílios com nomes, formatos, precisão e finalidades diferentes, sendo muito importante que os manipuladores conheçam cada um deles, para que os utilizem corretamente.

Especialmente na manipulação de formas líquidas e semissólidas são utilizadas várias vidrarias, como cálice de vidro, proveta graduada, bastão de vidro (bagueta), béquer, vidro de relógio, almofariz (gral e pistilo) de vidro ou porcelana, pipeta graduada, entre outros.

No mercado encontramos vidrarias de tamanhos variáveis, de 5 mL a 2.000 mL (2 litros), como é o caso dos cálices, béqueres e provetas, e também de materiais diferentes, como vidro, plástico ou ainda de aço inox, como é o caso dos béqueres e das espátulas.

Quando pensamos no manuseio de vidrarias, algumas condições têm que ser consideradas para que a qualidade, segurança e eficácia dos produtos sejam mantidas. Por exemplo, o béquer não serve para medir volumes exatos e, se for de plástico, não pode ser aquecido ou utilizado para soluções que mancham; os cálices não podem ser aquecidos para não perder a graduação; o gral e o pistilo de vidro são usados para triturar materiais que mancham a porcelana, como o iodo. Além dessas condições, há outras que o manipulador precisa conhecer e que estão listadas a seguir.

- **Finalidade**: a vidraria a ser selecionada deve ser compatível com a operação a ser realizada e com a quantidade de produto desejada. Por exemplo, o cálice de vidro é utilizado para solubilização de ativos a frio, em veículos apropriados para o preparo de formas líquidas, como soluções, xaropes, elixires; a proveta e a pipeta para medir o volume desejado e transferir o insumo para a vidraria onde a fórmula está sendo preparada; o béquer, para aquecer, fundir, transportar matérias-primas líquidas, semissólidas ou sólidas; o bastão de vidro para agitar e auxiliar no envase; o vidro de relógio para pesar, acondicionar produtos pesados ou auxiliar na observação dos mesmos; o gral e o pistilo são mais utilizados para triturar substância, manipular formas semissólidas e misturar pós para encapsulação.
- **Capacidade**: o tamanho da vidraria selecionada deve ser compatível com a quantidade a ser pesada/medida/preparada. Preferencialmente, o manipulador deve usar a vidraria de capacidade igual ou maior que a quantidade de que precisa. Para medir 50 mL de um dado líquido, o ideal é usar a proveta de 50 mL; mas se a farmácia não tiver, é melhor utilizar uma proveta de 100 mL do que medir duas vezes em uma proveta de 25 mL.
- **Precisão**: a vidraria selecionada deve estar de acordo com a quantidade e exatidão do que precisa ser medido/preparado, sendo importante observar que:
  - vidrarias volumétricas são mais precisas que as graduadas, pois medem apenas uma dada quantidade de líquido. Exemplo: pipeta volumétrica de 5 mL, até a marca, medirá apenas 5 mL pela leitura do menisco;
  - proveta graduada e pipeta graduada têm basicamente a mesma precisão;
  - proveta é mais precisa que cálice, que, por sua vez, é mais preciso que béquer, lembrando que este não deve ser utilizado para medir volumes, pois não apresenta precisão para isso.

▶ **Intervalo de leitura (escala)**: o intervalo de cada faixa (risco) da vidraria graduada selecionada precisa ser conhecido para que o volume medido seja corretamente interpretado, pois nem todos são de 1 mL em 1 mL. As divisões podem indicar intervalos de 5 mL em 5 mL, 10 mL em 10 mL, 25 mL em 25 mL, ou até mesmo quantidades bem menores, como quando interpretamos pipetas graduadas que podem ter intervalos de 0,01 mL. Veja o exemplo a seguir.

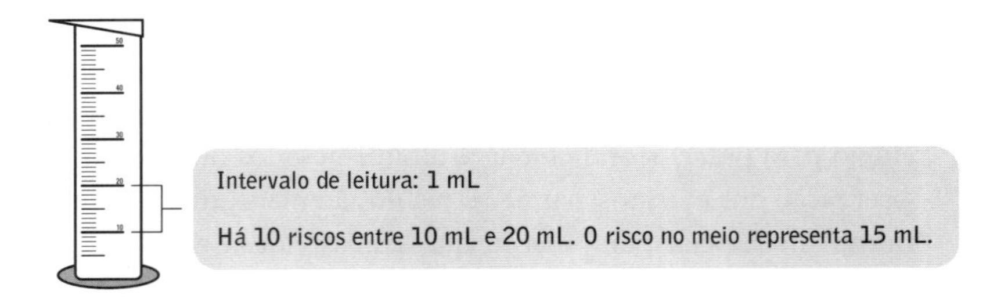

FIGURA 3.1. Vidraria graduada com intervalos de 1 mL.

- *leitura do menisco*: o posicionamento correto para leitura deve ser conhecido e praticado para que a quantidade medida/preparada não seja interpretada de forma errônea. Dentro de uma vidraria, a superfície de um líquido assume uma forma curva, denominada menisco, conforme figura 3.2. A medição do volume correto é efetuada pela leitura da vidraria, e a leitura deve ser feita à altura dos olhos, considerando a tangente que passa pela parte de baixo da curvatura, como no exemplo da água da figura 3.2. Dependendo do diâmetro da vidraria e do tipo do líquido, o menisco pode formar uma curvatura maior ou menor, o que facilita ou dificulta a leitura correta.

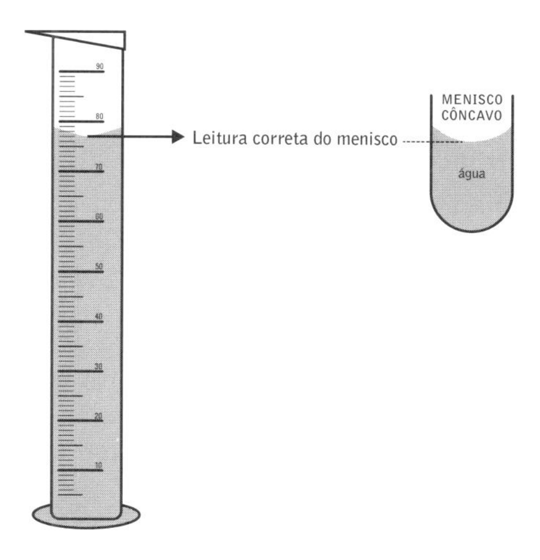

FIGURA 3.2. Medidas de volume em proveta.

- **Calibração:** para ter certeza do volume medido, a farmácia precisa utilizar vidrarias calibradas ou que foram verificadas a partir de um padrão calibrado. No entanto, como são mais caras que as comuns e como a quebra de vidrarias é frequente durante as etapas de manipulação ou lavagem, muitas farmácias fazem a verificação interna dos desvios apresentados da vidraria comum em relação à calibrada e utilizam o valor desse desvio nas medições de volume.
- **Identificação:** as vidrarias e utensílios utilizados na manipulação de preparações para uso interno devem ser diferenciados das vidrarias e utensílios utilizados no preparo de fórmulas de uso externo. Para tal, há disponível no mercado vidrarias com pés de cores diferentes, como é o caso de provetas. Uma alternativa é fazer uma marcação visual na parte externa da vidraria, normalmente com esmalte, utilizando cores diferentes. Por exemplo, as vidrarias marcadas com esmalte verde são para uso interno, e as demarcadas com esmalte vermelho, para uso externo.
- **Cuidados especiais:** as vidrarias graduadas não podem ser secas em estufa em temperatura superior a 40 °C, pois isso modifica a gravação da graduação, levando a erros de leitura que não são identificados a olho nu. Na extremidade superior das pipetas, o primeiro número mostra o volume total da pipeta e os dois números

seguintes referem-se à escala, por exemplo: 5 in 1/10 significa que o volume total da pipeta é de 5 mL e sua escala é de 0,1 mL. Há no mercado pipetas de escoamento parcial e total. As de escoamento parcial são identificadas por duas faixas na extremidade superior, e são calibradas para que o volume aspirado seja escoado até a última marcação definida, restando uma pequena quantidade de líquido na extremidade inferior da pipeta, que não precisa ser soprado. Já as de escoamento total são identificadas por uma faixa na extremidade superior e são calibradas para que todo o conteúdo escoe da pipeta, sendo necessário soprar o conteúdo final nela contido.

Os utensílios são caracterizados como todo objeto que serve de meio ou instrumento empregado nas operações farmacotécnicas, sendo os mais utilizados o tamis de diferentes malhas, o termômetro, o papel de pesagem e as espátulas de metal ou de plástico, entre elas o pão-duro.

O termômetro é utilizado para medir a temperatura das preparações e para o controle de qualidade em diversos testes. Estão disponíveis no mercado em várias faixas de temperatura, sendo os mais utilizados os que vão de 0 °C a 150 °C.

Para facilitar a pesagem de pós, uma das ações efetuadas é dobrar o papel de pesagem para que o pó fique preso dentro do papel e facilite a sua transferência. Uma das formas utilizadas é dobrar as quatro extremidades do papel, outra é dobrá-lo ao meio para formar um vinco que facilita o seu escoamento.

O manipulador deve estar especialmente atento em relação à espátula que utilizará na manipulação, não só pelo tamanho e capacidade, mas também por causa da compatibilidade do material de que é feita a espátula com o ativo ou fórmula manuseada. Por exemplo, espátulas de plástico não são indicadas para agitar substâncias muito quentes, uma vez que podem derreter.

Formas farmacêuticas e cosméticas, componentes das formulações e embalagens

4

Atualmente são manipuladas muitas formas farmacêuticas líquidas, semissólidas e sólidas para uso interno e externo, além de formas diferenciadas, manipuladas para facilitar a adesão ao tratamento, em que são utilizados, basicamente, ativos, excipientes/veículos e adjuvantes.

Um mesmo princípio ativo às vezes pode ser utilizado em várias formas farmacêuticas, dependendo da finalidade para a qual foi prescrito, como o cetoconazol, um antifúngico que é usado por via oral, na forma de cápsula (manipulada ou industrializada) ou comprimido (industrializado), e por via tópica, com aplicação sobre a pele na forma de creme, na unha em forma de solução e no couro cabelo se adicionado ao xampu.

Fármacos em preparações líquidas são mais susceptíveis a reações de degradação de caráter físico, químico e microbiológico. Por isso, a maioria dos medicamentos é comercializada na forma sólida, por serem mais estáveis, permitindo que a farmácia com manipulação prepare outras formas farmacêuticas e cosméticas, que muitas vezes não estão disponíveis no mercado.

Formas farmacêuticas, cosméticos e suas especificidades

As formas farmacêuticas mais manipuladas podem se apresentar no estado líquido (soluções, xaropes, elixires), no estado semissólido (cremes, loções, géis, pomadas, pastas) e no estado sólido (cápsulas, pós, sachês). Vamos conhecer cada uma dessas formas.

Formas farmacêuticas líquidas

Entre as formas líquidas, destacam-se as manipulações de soluções para uso interno e externo, os xaropes, os elixires, as suspensões e os xampus. Para que o manipulador possa preparar cada uma de maneira correta, é importante que conheça o que significam e suas particularidades.

- **Solução:** forma farmacêutica líquida, límpida e homogênea, que contém uma ou mais substâncias químicas dissolvidas em um solvente adequado ou em uma mistura de solventes que são miscíveis. Pode ser destinada para uso oral, tópico ou parenteral.

  As soluções para uso oral podem conter um ou mais ativos dissolvidos em veículos, como água ou um sistema água-cossolvente, adjuvantes farmacotécnicos, para auxiliar na estabilidade química (quelante, antioxidante) ou microbiológica (conservantes) e na palatabilidade (edulcorante, flavorizante).

  Apresentam como vantagens proporcionar maior absorção do fármaco, por não ter que ser desintegrada, e são mais fáceis de deglutir devido à flavorização e a fluidez; apresentam facilidade de dosificação, caso seja utilizado um dosador adequado a sua baixa viscosidade; e permitem a adição de cossolventes para facilitar a solubilização do ativo (tabela 4.1).

  Apresentam algumas desvantagens, como dificuldade na dosificação, em virtude de utilização de sistemas de medidas caseiros (colher de sopa e de chá); são mais difíceis de transportar, pois é necessário carregar o frasco inteiro e ocupa maior espaço, além de a embalagem primária geralmente ser de vidro. Apresentam também menor estabilidade física, físico-química e microbiológica, especialmente por conter água purificada na fórmula. Os princípios ativos que são instáveis em meio líquido não são manipulados dessa forma, como o ácido acetilsalicílico que, se for misturado com água purificada, sofre hidrólise, tendo como subprodutos obtidos os ácidos acético e salicílico, que não apresentam o mesmo efeito terapêutico.

TABELA 4.1. Solubilidades em água purificada e álcool etílico de alguns ativos.

Ativo (fármaco)	mL de solvente que dissolve 1 g de fármaco	
	Água purificada	Álcool etílico 96% ou concentração superior
Fenobarbital	1.000	8
Fenobarbital sódico	1	10
Sulfadiazina	13.000	100
Sulfadiazina sódica	2	1.000

Fonte: Adaptado de ALLEN; POPOVICH; ANSEL (2013).

- **Xarope:** preparação aquosa de alta viscosidade contendo não menos que 45% (p/p) de sacarose ou outro edulcorante, com ou sem adição de ativos e flavorizantes. A sacarose é o açúcar mais empregado para a manipulação da maioria dos xaropes industrializados e manipulados, mas em condições específicas pode ser substituída completamente ou em parte por outros tipos de edulcorantes como o sorbitol e/ou a glicerina. Apresentam alta viscosidade, não sendo recomendado armazenar em geladeira, pois a baixa temperatura aumenta a viscosidade e dificulta na retirada da dose adequada e na administração ao cliente.

  Como vantagens os xaropes apresentam boa conservação, pois, devido à alta concentração de sacarose, desidratam os microrganismos; são apropriados para incorporar fármacos hidrossolúveis e possibilitam a correção de sabor, por meio dos edulcorantes e da adição de flavorizantes. Como desvantagem está a necessidade de ser transportado pelo cliente para a tomada das doses diárias, pois a quantidade total manipulada é envasada em um único frasco de vidro ou plástico.

  Um xarope à base de sacarose não pode ser utilizado por portadores de diabetes *mellitus*, devendo as empresas, nesses casos, manipular xarope *diet* ou *sugar free*, que contém em sua composição água purificada, agente edulcorante, como sacarina ou sucralose, e um espessante, que pode ser carboximetilcelulose ou goma xantana.
- **Elixir:** representa uma solução hidroalcoólica, límpida, de sabor adocicado, agradável, com teor alcoólico na faixa de 20% a 50%, sendo adequado para incorporar ativos insolúveis em água purificada, justamente por conter elevada quantidade de álcool etílico.

No entanto, apesar de solubilizar facilmente ativos como dexametasona, prednilosona e fenobarbital, não é recomendado ser administrado em crianças ou adultos que tenham restrição ao uso de álcool. Comparados aos xaropes, os elixires são menos viscosos e menos doces, devido à menor quantidade de açúcar presente na fórmula e, consequentemente, são menos eficazes para mascarar o sabor dos ativos. Também representa uma forma farmacêutica pouco manipulada atualmente.

- **Suspensão:** preparação líquida que consiste em um sistema bifásico composto de uma fase sólida (dispersa) e uma fase líquida de natureza aquosa ou oleosa (dispersante). As partículas, por serem insolúveis na parte líquida, tendem a se sedimentar, mas se dispersam facilmente sob agitação. É utilizada para medicamentos de uso dermatológico, oftálmico, nasal, otológico, retal e parenteral. No mercado encontramos suspensões orais que são manipuladas e dispensadas prontas para uso, como suspensão de hidroclorotiazida 10 mg/mL (diurético), outras que são preparadas na forma de pó seco para ser disperso em água (pelos próprios clientes, em casa) e são chamadas de suspensão extemporânea ou pó para suspensão reconstituível, pois na fórmula há uma mistura do ativo (pó) com agentes suspensores (pó) que, ao adicionar água potável, forma uma suspensão apropriada para ser administrada.

  Como vantagens, essa forma farmacêutica é ideal para dispersar fármacos insolúveis em veículos líquidos, sendo uma opção para veicular ativos que têm sabor desagradável; são mais estáveis quando comparadas às soluções e podem ser usadas para prolongar os efeitos dos fármacos, pois permitem a adição de um adjuvante que retarda a liberação do ativo. Por exemplo, o omeprazol, se manipulado em forma de solução, é instável, degradando-se ao entrar em contato com o pH baixo do estômago, por isso a manipulação de suspensão de omeprazol, associada a um sistema de tampão para estabilização do pH, é mais indicada no lugar da solução.

  Os fármacos de baixo índice terapêutico insolúveis não devem ser manipulados na forma de suspensão, devido ao risco de erro na sua administração. A digoxina, por exemplo, não deve ser preparada na forma de suspensão e sim na forma de elixir.

▶ **Xampu:** preparação de uso cosmético ou terapêutico que contém agentes tensoativos com poder detergente, umectante e espumante, destinada à aplicação no cabelo ou couro cabeludo e subsequente enxague com água.

O cabelo e o couro cabeludo acumulam ampla variedade de impurezas, incluindo a oleosidade produzida pelas glândulas sebáceas, células mortas descamadas, resíduos de cosméticos e sujidades do meio ambiente. Os cabelos sujos perdem o brilho, tornam-se rebeldes e com odor desagradável, por isso precisam ser lavados com xampu. Os xampus são classificados de algumas formas, sendo uma delas em relação aos tipos de cabelo em que devem ser aplicados. Nesse caso, o que deve ser considerada é a proporção do agente de limpeza e do sobreengordurante adicionado à fórmula do xampu. Para cabelos oleosos, por exemplo, na fórmula consta um percentual maior do agente de limpeza e menor de sobreengordurante; para cabelos secos, há menos agente de limpeza e um maior percentual de sobreengordurante; já para os cabelos normais a formulação é mais equilibrada. Os xampus infantis possuem um tensoativo menos irritante aos olhos (como o lauril éter sulfoccinato de sódio), entretanto apresentam um poder de limpeza inferior quando comparado a xampus para uso em adultos. Quanto à forma cosmética, podemos encontrar no mercado xampus na forma líquida, em gel, em pó, secos ou óleos, e também na forma de aerossol. A farmácia manipula na forma líquida, acrescida de princípios ativos com atividade terapêutica, como o cetoconazol e Octopirox, utilizados para o tratamento da caspa, ou com ativos cosméticos, como ceramida e D-pantenol, que auxiliam no brilho, na maciez e penteabilidade do cabelo.

> **NOTA**
> Se o manipulador receber uma prescrição solicitando solução de omeprazol, o mais recomendado é que seja preparada uma suspensão, devido à instabilidade dessa matéria-prima. Existem no mercado pré-formulações prontas para elaboração do omeprazol suspensão, como o SyrSpend SF Alka®, que mantém estável a suspensão até 90 dias após o preparo, se armazenado sob refrigeração.

Os xampus com princípios ativos são muito utilizados, na prática médica, em patologias que afetam o couro cabeludo, como psoríase, dermatite seborreica, caspa e queda. Por exemplo, se for adicionado o ativo ciclopirox olamina ou cetoconazol em um xampu-base, ele será usado para o tratamento da seborreia; já o ativo *liquor carbonis detergens* (LCD) é usado no tratamento de psoríase e dermatite seborreica.

Formas farmacêuticas semissólidas

Os medicamentos podem ser administrados topicamente, ou seja, aplicados sobre a pele, membrana ou mucosas, e pelas vias retal e vaginal, com ou sem ativos, com ação local e/ou sistêmica. Para veicular esses ativos, são necessárias formas farmacêuticas com aspecto semissólido, que compreendem os cremes, as loções, os géis, as pastas, pomadas e outras menos usuais, como cerato, unguento e cataplasma. As preparações semissólidas não medicamentosas são utilizadas como cosméticos devido, basicamente, ao seu efeito hidratante e de sensorial agradável.

A pele é o maior órgão do corpo humano e tem a função primária de proteger os órgãos internos contra agentes físicos, químicos e biológicos. Auxilia também no metabolismo, na imunidade, nas percepções sensoriais, e na manutenção dos fluidos biológicos e no balanço eletrolítico. Todas essas funções podem ser exercidas graças às duas camadas que constituem a pele: a epiderme e a derme. A epiderme é a camada mais externa da pele, repleta de queratina, que dá origem aos anexos cutâneos como unha, pelos, glândulas sudoríparas (regulação térmica) e glândulas sebáceas (produzem a oleosidade). A derme é constituída por vasos sanguíneos e linfáticos, nervos e terminações nervosas, sendo formada por fibras colágenas e elásticas, responsáveis pela rigidez, força e elasticidade da pele. Abaixo da derme encontra-se a hipoderme, que fornece proteção contra traumas físicos e serve como depósito de calorias (gordura).

Os produtos semissólidos são desenvolvidos para exercer efeito local, mas a absorção sistêmica sempre deve ser considerada, uma vez que o fármaco pode atingir a corrente sanguínea. A absorção percutânea dos fármacos se deve à penetração destes na pele por meio dos poros e das glândulas sudoríparas, até chegar na corrente sanguínea por atingir a hipoderme. Entre os fármacos utilizados por via tópica, com intencionalidade de efeito sistêmico, estão a nicotina (tratamento do tabagismo) e o estradiol (hormônio).

É importante ressaltar que as farmácias com manipulação possuem uma demanda alta desse tipo de formulação, devido à possibilidade de personalização das concentrações e associações de ativos na forma farmacêutica ou cosmética. Por isso é necessário que o manipulador conheça as características, vantagens, desvantagens, condições de estabilidade e incompatibilidades dessas preparações.

VOCÊ SABIA?

A camada córnea presente na epiderme constitui a principal barreira contra as substâncias químicas e os microrganismos e está envolvida na regulação da perda de água do organismo para a atmosfera, conhecida como perda de água transepidérmica.

- **Pomada:** preparação semissólida destinada à aplicação externa na pele ou mucosas, com ou sem ativos. Ao ser aplicada sobre a pele, pode fundir-se devido à temperatura do local e à fricção, perdendo a viscosidade. Quando não aditivadas, as pomadas podem ser empregadas como emolientes (amolecendo ou suavizando a irritação da pele, mucosa ou membrana) ou com função protetora (protegendo a superfície da pele danificada). Contêm em sua composição menos de 20% de água e substâncias voláteis e mais de 50% de hidrocarbonetos (como a vaselina), ceras (como a cera de abelha) ou polióis (como o polietilenoglicol).

  São viscosas, untuosas e emolientes, com aspecto homogêneo. Devem ser facilmente espalháveis e não apresentar arenosidade, não irritar a pele nem retardar a cicatrização.

  As pomadas não são irritantes, possuem baixo custo e, dependendo da fórmula, não são laváveis, tendo pouca aceitação pelos clientes devido à oleosidade, pouca espalhabilidade e dificuldade de remoção da pele. A maioria dos ativos e adjuvantes

LEMBRE-SE:

Produtos para uso dermatológico: modificam a função da pele, pois liberam o fármaco no local em que foi aplicado.

Cosméticos: têm função de limpeza e embelezamento.

Produtos transdérmicos: liberam o fármaco através da pele (absorção percutânea) para a corrente sanguínea, para tratar a derme ou o que está nas camadas abaixo dela e órgãos sistêmicos.

líquidos são de difícil incorporação devido à polaridade da base. Também apresentam atividade oclusiva, dificultando a eliminação de produtos do catabolismo da pele.

As *pomadas gordurosas* são indicadas para dermatoses crônicas, não sendo recomendadas para estados agudos ou subagudos. Na sua manipulação são utilizados excipientes que, ao serem aplicados sobre a pele, causam efeito oclusivo, reduzindo a perda de umidade e resultando na embebição da camada córnea e outras camadas da epiderme e derme pela água e outros produtos de catabolismo. São muito usadas na incorporação de ativos lipossolúveis, como vitaminas D e E associadas em pomadas para assaduras, e neomicina e bacitracina (ativos antibacterianos), indicadas para o tratamento de infecções da pele.

As *pomadas hidrofílicas* são usadas para manipulação de ativos hidrofílicos para ação local, como ácido salicílico e ureia.

- **Pasta:** preparação semissólida de uso externo que contém, em dispersão, pelo menos 25% até 60% de pós finamente divididos. São mais firmes e espessas que as pomadas e geralmente menos gordurosas, ideais para absorver secreções serosas do local em que for aplicada. Exemplo: pasta de unna.
- **Emulsão:** preparação semissólida, emulsificada, constituída por dois ou mais líquidos imiscíveis (que não se misturam) entre si, associados a um agente emulsificante que formam um sistema homogêneo (figura 4.1). Deve ser compatível com o ativo e o local de aplicação e possuir sensorial agradável ao usuário.

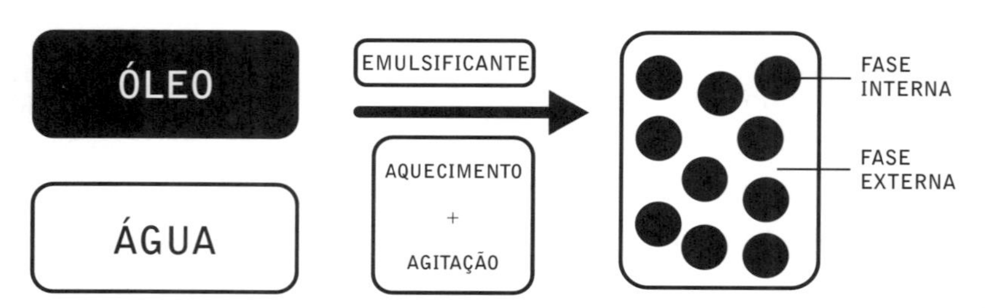

FIGURA 4.1. Formação de uma emulsão.

As emulsões são formadas por diversas matérias-primas, divididas em duas ou mais fases, de acordo com a polaridade (água = polar e óleo = apolar), solubilidade e ou estabilidade, podendo ser classificadas de diferentes formas. Por exemplo, na fase oleosa (FO) adicionam-se insumos emolientes, ativos lipossolúveis, ceras emulsificantes, e na fase aquosa (FA), insumos umectantes, fármacos hidrossolúveis, conservantes microbiológicos e quelante. As emulsões são classificadas de acordo com:

- **o emulsificante utilizado:**
  - iônicas (catiônicas = carga positiva ou aniônicas = carga negativa);
  - não iônicas (sem carga iônica).
- **a solubilidade dos emulsionantes em água e óleo:**
  - *água em óleo (A/O)*: quando a água é a fase interna da emulsão e o óleo é a fase externa;
  - *óleo em água (O/A)*: quando o óleo é a fase interna da emulsão e a água, a fase externa, ou seja, gotas de óleo estão dispersas na fase aquosa. É o tipo mais prescrito devido à tendência da população brasileira em ter pele mista (zona T oleosa);
  - *emulsões múltiplas de A/O/A*: são mais complexas por serem compostas de gotas de água dispersas em gotas de óleo, sendo que estas últimas são dispersas, ainda, em outra fase aquosa, chamada de fase aquosa externa. Também podem ser O/A/O.

> **LEMBRE-SE:**
> O que define se uma emulsão é O/A ou A/O é a solubilidade do emulsionante utilizado e não a quantidade de óleo ou água utilizada.

Independentemente dos fármacos veiculados, as emulsões ativam a perspiração cutânea e favorecem a permeabilidade cutânea dos ativos veiculados, que depende não só do excipiente mas também dos agentes emulsificantes e das quantidades utilizadas.

As emulsões são divididas em cremes, loções e leites, variando apenas a quantidade de cera (parte graxa) utilizada, sendo que os cremes são as mais viscosas, pois têm maior quantidade de cera, e os leites os menos viscosos, portanto mais líquidos.

- **Cremes:** são preparações manipuladas e produzidas para veiculação de ativos farmacêuticos ou cosméticos, ou simplesmente como hidratantes. Por exemplo, o creme quando contém hidrocortisona (ativo) é indicado para inflamação, se tiver hidroquinona como ativo é considerado um cosmético utilizado como despigmentante (antimanchas). São preparações muito prescritas pelos médicos, especialmente pelos dermatologistas que, de acordo com pesquisa da Anfarmag, representam 70% da especialidade que mais prescreve fórmulas manipuladas. Devido a esses fatores, o manipulador deve conhecer bem as características das bases utilizadas, as fases, a técnica de preparo e a compatibilidade entre ativos, bases e cossolventes. Somente para exemplificar, para manipular um creme de ureia e ácido salicílico é necessário dissolver previamente a ureia em quantidade suficiente de água (qs) e ácido salicílico em qs de álcool etílico 99,5% para depois serem incorporados no creme Lanette N®.

- **Loções:** representam uma emulsão fluida, com melhor espalhabilidade sobre a pele. São indicadas na manipulação de ativos hidratantes, protetor solar e pós-sol. Na maioria das vezes apresentam formulações semelhantes aos cremes, mas com um percentual de água superior. Para preparar um creme de Lanette N® utilizam-se 24% dessa cera na fórmula, mas para preparar a loção usam-se apenas 9% dessa cera. Normalmente as loções são mais prescritas para aplicação sobre o corpo, como loção de óleo de amêndoas, loção pós-sol se adicionado alantoína, alfa bisabolol e extrato de calêndula. As loções podem ser utilizadas para nutrir a pele, se adicionado vitamina A, vitamina E, D-pantenol, colágeno, ácido hialurônico e elastina. Há também preparações classificadas como loções, mas que, na prática, representam formas líquidas dissolvidas em veículos alcoólicos ou hidroalcoólicos, que são aplicadas normalmente no rosto, como loção adstringente que contém álcool e extrato de hamamélis, e/ou couro cabeludo, como loção capilar com auxina tricógena para estimular o crescimento do fio.
- **Leites:** são formas farmacêuticas emulsionadas com aspecto semissólido de baixa viscosidade. Normalmente são prescritos como demaquilantes, para pessoas com pele seca, ou como tonificante, quando adicionado extrato de hamamélis.
- **Gel:** forma que consiste na dispersão de um sólido (agente geleificante) em um líquido (água purificada), formando uma base

transparente ou translúcida. É utilizado para uso tópico (externo) ou sistêmico (transdérmico), podendo ser empregado para veicular ativos para tratamento de peles acneicas, oleosas, e também em preparações intranasais, intravaginais, retais, orais e parenterais. Os géis são empregados na manipulação de medicamentos de uso tópico (gel de própolis, como bactericida e hidratante), fotoprotetores, quando adicionado benzofenona 4, tinossorb M, e pós-sol (gel de aloe vera); produtos para o envelhecimento (gel de ácido hialurônico, com ceramidas, colágeno e elastina), pós-barba (gel de azuleno), entre outros. São também utilizados como cosméticos por serem *oil free* (não contém óleo) e não são comedogênicos (oleosos). São classificados de várias formas, em relação à natureza da fase coloidal, número de fases e a natureza da fase líquida, como apresentados no quadro 4.1.

QUADRO 4.1. Classificação geral e descrição dos géis.

Classe	**Descrição**	**Exemplos**
Monofásico	Uma fase	Alginato de sódio Carbômeros (Carbopol®) Gomas naturais (cajueiro, adraganta)
Bifásico	Duas fases	Bentonita Gel de hidróxido de alumínio
Inorgânico	Usualmente bifásicos	Gel de bentonita Gel de hidróxido de alumínio
Orgânico	Usualmente monofásicos	Gel de goma arábica Gel de goma adraganta Gel de goma do cajueiro
Hidrogéis	Substâncias hidrofílicas	Gel de carbômeros Gel de derivados da celulose Pasta de pectina
Oleogéis/ organogéis	Substâncias lipofílicas	Gel de parafina Gel de polietileno

Os géis também podem apresentar natureza iônica ou não iônica, de acordo com as características dos polímeros. É importante que o manipulador que trabalhe com essa forma farmacêutica conheça as compatibilidades, incompatibilidades e utilização de cossolvente para incorporar o ativo e não faça a substituição do gel indicado na *ordem de manipulação* por outro. Por exemplo, para incorporar o peróxido de benzoíla em um gel, é necessário solubilizá-lo antes em quantidade suficiente (qs) de acetona ou Transcutol CG®.

- **Gel-creme:** emulsão que possui características intermediárias entre o gel e o creme, na maioria das vezes constituída por um baixo teor de matérias-primas oleosas e alto percentual de água, na qual a fase aquosa é espessada por um polímero orgânico hidrossolúvel e a fase oleosa é constituída por derivados graxos ou silicones emulsificados na fase aquosa. Utilizado para peles normais, mistas ou oleosas. No mercado farmacêutico, encontra-se atualmente uma variedade de matérias-primas para a obtenção de gel-creme a frio, o que reduz o custo operacional devido à simplificação de processos, diminuição do tempo e sem gasto de energia. Como exemplos temos o Sepigel® 305, o Hostacerin SAF® e o Emulzome®, que são espessantes, emulsificantes e estabilizantes. Outros são preparados com o NET FS®, que é constituído por uma microemulsão de silicone e pode ser adicionado ao gel de Carbopol®, Natrosol® e Aristoflex® após a dispersão do gel. Assim como os géis, o gel-creme é bastante prescrito, principalmente por dermatologistas, para formulações contendo ácidos, como ácido mandélico e fítico, protetores solares e despigmentantes.
- **Condicionador:** emulsão líquida ou semissólida com característica catiônica, destinada a ser aplicada após a lavagem dos cabelos com o xampu, cuja finalidade principal é diminuir a estática dos fios e facilitar a penteabilidade. Sua ação se baseia na neutralização das cargas elétricas negativas geradas após lavagem com o xampu, promovendo o fechamento da cutícula pela carga positiva do tensoativo catiônico presente na fórmula (como o cloreto de cetil trimetil amônio). Basicamente, é classificado como com enxágue (*rinse off*) e sem enxágue (*leave-in*) e possui como propriedades a ação sobre-engordurante (devolve a oleosidade para o cabelo),

antiestática (neutraliza cargas negativas presentes após a lavagem com xampu) e emoliente (amacia o cabelo). Além dos condicionadores com atividades cosméticas, existem os medicamentosos, contendo ativos farmacêuticos com propriedades terapêuticas para o tratamento tanto do cabelo quanto do couro cabeludo, como o condicionador com finasterida a 0,15%, que é indicado para tratamento da alopecia (queda de cabelo).

- **Óvulo e supositório:** apresentam-se como formas farmacêuticas de consistência firme, de forma cônica ou ogival, destinadas à utilização *retal* (supositório de formato cônico ou cilíndrico), *uretral* (embora raramente), compostos por excipientes hidrofílicos e/ou lipofílicos, e *vaginal* (óvulo de formato ovoide), composto por excipientes hidrofílicos. Os supositórios pesam entre 2 g e 5 g, enquanto os óvulos variam de 3 g a 6 g. Também há as *velas*, que são similares aos óvulos e supositórios, mas com formatos, massas e local de aplicação distintos. Têm cerca de 5 mm de diâmetro, 50 mm de comprimento e pesam cerca de 2 g, quando manipuladas para uso feminino; as velas masculinas têm 125 mm de comprimento e pesam cerca de 4 g, dependendo da fôrma utilizada no preparo. Como aspecto final, são classificados como formas farmacêuticas sólidas, no entanto a técnica de preparo se assemelha à das formas farmacêuticas semissólidas, por isso foram contemplados neste grupo. São preparados para amolecer, fundir ou dissolver em temperatura corporal, exercendo efeitos locais ou sistêmicos.

Possuem melhor biodisponibilidade quando comparados aos medicamentos administrados por via oral, por exemplo. Um estudo que comparou a eficácia do supositório de paracetamol em relação à solução oral desse mesmo ativo observou que a redução da temperatura após uma hora de administração foi mais eficaz nas crianças que fizeram uso do supositório. Somente após três horas os efeitos

LEMBRE-SE:
Eventualmente o manipulador pode encontrar uma prescrição contendo ácido veiculado em gel de Carbopol®; porém, se for adicionado esse ativo à base, perderá viscosidade. Desse modo, o gel de Aristoflex® é mais indicado para essa incorporação, devido a sua estabilidade em pH ácido; porém, é de responsabilidade do farmacêutico fazer essa substituição e comunicar ao prescritor.

se igualaram. São indicados normalmente para pacientes em estado de coma, com impossibilidade de deglutição, para idosos e crianças, e para terapia local. Por exemplo, o supositório de glicerina é usado para efeito local como laxante; já o supositório de dipirona é usado para efeito sistêmico para reduzir a febre e aliviar a dor. Óvulos com estradiol são indicados para terapia de reposição hormonal. Essas formas farmacêuticas apresentam como desvantagens a presença de leve irritação, dependendo do ativo ou excipiente utilizado na fórmula; incômodo ao ser colocado, dependendo da pessoa; não garantia da dose, se for introduzido de maneira incorreta; e, dependendo da base utilizada, derretem mais facilmente em regiões de clima quente.

Essas formas farmacêuticas precisam de orientação no momento da dispensação para que os clientes armazenem e utilizem de forma correta.

Formas farmacêuticas sólidas

As formas farmacêuticas sólidas correspondem à maior parte das prescrições aviadas em uma farmácia com manipulação. São manipuladas para uso interno, como os sais para reidratação oral, sachês contendo glucosamina e condroitina e cápsulas, que, por sua vez, são as formas farmacêuticas que mais se destacam, devido a sua praticidade de manipulação, armazenamento e transporte. No entanto, cápsulas não são recomendadas para administração em crianças muito pequenas e/ou idosos devido à impossibilidade e/ou dificuldade em deglutir. Para uso externo, são prescritas na forma de pós como o talco antisséptico.

Essa preferência pelas formas sólidas vinda do setor farmacêutico se deve às vantagens que elas possuem em relação às formas líquidas:

- os fármacos e outras substâncias químicas são mais estáveis na forma sólida;
- as matérias-primas sólidas (fármaco, planta seca, extrato seco) podem ser manipulados de forma compacta, como comprimidos e cápsulas, podendo ser embalados, transportados e armazenados mais facilmente em relação às formas líquidas;

- doses mais exatas são facilmente obtidas a partir de formas farmacêuticas sólidas em doses individuais e unitárias, como cápsulas e comprimidos;
- o sabor indesejável é menos marcante pela inclusão do ativo em cápsulas ou comprimidos;
- as cápsulas podem ser revestidas com polímeros para alterar o local de absorção e evitar a degradação pelo estômago.

As preparações sólidas, se comparadas às formas farmacêuticas líquidas, apresentam uma absorção mais lenta dos fármacos, por diversos fatores, tais como: desintegração da forma sólida com liberação do fármaco e dos excipientes, dissolução do fármaco que, por sua vez, é influenciado por fatores físicos e químicos como solubilidade, pKa e a própria absorção, que é a permeação da substância ativa através das membranas celulares até atingir a corrente sanguínea, em concentração suficiente para promover efeito terapêutico.

Tendo em vista todas as vantagens e desvantagens das formas farmacêuticas sólidas, é importante que o manipulador conheça as técnicas de homogeneização de pós e os cuidados a serem praticados na encapsulação, além de seguir as boas práticas de manipulação e controle.

- **Pós:** são formas farmacêuticas sólidas, homogêneas, constituídas por misturas secas de fármacos e/ou excipientes finamente divididos destinados ao uso interno. Exemplos: pós para reconstituição de suspensões, pós para reconstituição de injetáveis ou para uso externo, como o talco aromatizado e os pós secos utilizados em inaladores. São classificados como "pó simples", que resulta da divisão de uma única substância, ou "pós compostos", obtidos pela mistura de dois ou mais pós simples. Podem ser manipulados como pós a granel, ou seja, dispensados em frascos ou potes de boca larga para serem administrados por colheres de medida, muito utilizados para fármacos pouco tóxicos, cujas doses não necessitam ser exatas, como suplementos alimentares (colágeno). Também são manipulados em forma de pós divididos em doses unitárias, como papéis medicamentosos, envelopes e sachês, como os envelopes/flaconetes contendo sulfato de glucosamina e sulfato sódico de condroitina, indicados para osteoartrite, artrose ou osteoartrose, e são bastante demandados em farmácias com manipulação.

- **Sachês:** são doses unitárias que eram tradicionalmente acondicionadas em papel, mas, atualmente, são envasadas em sachês (embalagem composta por filme de alumínio revestido por filme plástico ou plástico termossoldado) ou em flaconetes (plástico ou vidro), especialmente os que contêm matérias-primas higroscópicas, voláteis e deliquescentes.

Os pós e sachês apresentam, como vantagens, maior estabilidade em relação às preparações líquidas, menor incidência de irritação gástrica, dissolução mais rápida nos fluidos orgânicos e, em virtude do tamanho reduzido das partículas, são mais fáceis de deglutir se comparados a outras formas farmacêuticas sólidas. Por exemplo: o motelucaste sódico pode ser misturado ao alimento de uma criança. No entanto, apresentam algumas desvantagens: por serem partículas finamente divididas e possuírem uma ampla superfície de contato com a região em que estiverem armazenados ou em que forem administrados, absorvem umidade do ambiente com facilidade, o que favorece o crescimento de microrganismos; por serem difíceis de visualizar quando misturados com outro pó da mesma cor, apresentam dificuldade de homogeneização; além da correção de sabor, que não é totalmente eficiente.

- **Cápsulas:** são formas farmacêuticas sólidas constituídas por invólucros duros ou moles, formados por gelatina, amido ou outro material apropriado, com forma e capacidade variadas, contendo, normalmente, uma dose unitária de um ou mais fármacos. Podem ser classificadas como:
    - *cápsulas duras (gelatina)*: apresentam forma cilíndrica, constituídas por duas partes com diâmetros ligeiramente diferentes. A parte mais longa e estreita é denominada *corpo*, e a porção mais curta e larga, *tampa*, devendo essas partes encaixarem uma na outra. Também são comercializadas cápsulas duras de origem vegetal, fabricadas de hidroxipropilmetilcelulose (HPMC) e água, que podem ser utilizadas por consumidores que não utilizam produtos de origem animal.

- *Cápsulas moles (softgel)*: seu invólucro mais espesso é formado de gelatina associada à glicerina e/ou sorbitol, por isso sua maior flexibilidade. São formadas por uma única parte, onde os conteúdos líquidos e/ou semissólidos estão hermeticamente selados em seu interior. Normalmente têm tamanhos de 250 mg, 500 mg ou 1.000 mg. Exemplos: cápsulas de óleo de alho, de prímula ou de iburofeno.
- *Cápsulas gastrorresistentes*: são cápsulas que possuem um filme resistente ao pH estomacal, por isso só liberam o fármaco no fluido intestinal. Essas formas farmacêuticas são empregadas para veicular ativos incompatíveis com o pH ácido, como a amoxicilina e a mesalazina.

As cápsulas possuem como vantagens a fácil deglutição, mascaram sabores de forma eficaz e minimizam odores desagradáveis, técnica de preparo a seco, boa estabilidade, alta versatilidade para o preparo de fórmulas em pequenas quantidades ou com doses individualizadas, boa aceitação pelos clientes, apresentam boas características de biodisponibilidade e protegem o fármaco contra agentes externos. Entre as desvantagens estão a não utilização por idosos, crianças e pessoas com dificuldade de deglutição, são incompatíveis com substâncias higroscópicas, deliquescentes e eflorescentes, e alguns fármacos não podem ser encapsulados em cápsulas transparentes por serem fotossensíveis, como a ranitidina, vitamina C, dipirona e furosemida. Também podemos citar a técnica de preparo, que é manual e depende muito da experiência e da atenção do manipulador.

Componentes das fórmulas

Quando interpretamos as fórmulas dos medicamentos ou cosméticos observamos que algumas têm vários componentes e outras são mais simples. Isso ocorre, basicamente, por dois motivos: o primeiro se deve ao fato de que os produtos são compostos por princípios ativos, excipientes ou veículos e adjuvantes farmacotécnicos, e o segundo à forma farmacêutica ou cosmética manipulada. Por exemplo, a cápsula de cáscara sagrada pode ter apenas esse componente na fórmula, ou podemos ter cápsulas com associação de ativos com excipientes e adjuvantes, ou ainda uma fórmula de creme com mais de quinze componentes, sendo apenas dois ou três ativos.

O **princípio ativo**, também denominado **fármaco** ou **insumo ativo**, é o responsável pela ação do produto, seja o efeito terapêutico dos medicamentos, seja a ação benéfica do cosmético. Todos os produtos têm um ou mais princípios ativos. Em um xarope expectorante, por exemplo, o ativo pode ser o guaco ou a acetilcisteína; em um tônico capilar, pode ser incorporado, como princípio ativo, o jaborandi ou o minoxidil.

Os ativos são substâncias químicas de origem vegetal, animal, mineral ou sintética que estão disponíveis nas formas físicas líquida, semissólida, sólida ou gasosa, e são muito importantes nos produtos não só pelo efeito que causam, mas por definirem a forma farmacêutica ou cosmética e os excipientes/veículos e adjuvantes presentes nas fórmulas. Alguns componentes de uma dada fórmula estão presentes devido à necessidade particular do ativo. Para exemplificar temos o uso de álcool etílico com a finalidade de cossolvente de um dado ativo presente em uma forma farmacêutica ou cosmética líquida ou semissólida, como o uso de álcool etílico absoluto (99,5 °GL) adicionado à suspensão antiácida de omeprazol para "quebrar" o revestimento do omeprazol pellets.

Para a manipulação de produtos é muito importante conhecer a forma física de cada ativo, suas características físico-químicas e possíveis incompatibilidades farmacotécnicas e farmacológicas. Para que você entenda melhor, imagine que temos um ativo na forma de pó que precisa ser incorporado a um xarope que é líquido ou a um creme que é semissólido. O manipulador não pode simplesmente pesar o pó e adicionar sobre o xarope ou creme, pois será necessário primeiro solubilizar ou levigar o ativo para depois incorporá-lo no xarope-base. Desse modo, algumas características dos ativos que precisam ser consideradas, e que norteiam os componentes presentes nas fórmulas, são:

- **Solubilidade**: propriedade física da matéria que está relacionada com a capacidade que um material (soluto) apresenta de ser dissolvido por outro (solvente), em uma mesma temperatura e pressão. De acordo com o *Primeiro suplemento da farmacopeia brasileira*, 5ª edição, refere-se à dissolução, a 25 °C+/- 5 °C, de 1 g de um sólido em partes de solvente, dadas em mL, podendo o soluto ser assim classificado: muito solúvel (menos de 1 parte), facilmente solúvel (de 1 a 10 partes), solúvel (de 10 a 30 partes), moderadamente solúvel (de 30 a 100 partes), pouco solúvel (de 100 a 1.000 partes), muito pouco solúvel (de 1.000 a 10.000 partes) e praticamente insolúvel ou insolúvel (mais de 10.000 partes). Essa característica é importante, pois vai nortear quais solventes e em que quantidades devem ser utilizados na fórmula, e qual forma farmacêutica ou cosmética será manipulada. Exemplo: metilparabeno (conservante) é pouco solúvel em água e facilmente solúvel em álcool etílico. Então o manipulador, para solubilizar o metilparabeno, ou vai usar um pouco (qs) de álcool etílico como cossolvente ou precisará aquecer a água.

- **Miscibilidade:** termo utilizado para descrever um líquido ou gás que produz uma mistura homogênea ao ser misturado em qualquer proporção com o solvente indicado, estando no mesmo estado físico. Exemplo: água é miscível com álcool etílico.
- **Higroscópico:** termo utilizado para substâncias que absorvem água do ambiente (ar). Exemplo: extratos secos de fitoterápicos como o hipérico e o tribulus (ativos).
- **Deliquescente:** termo utilizado para as substâncias higroscópicas que absorvem a umidade do ar, ficando parcial ou totalmente líquidas. Exemplo: cloreto de sódio (adjuvante).
- **Eflorescente:** termo utilizado para as substâncias cristalinas ou hidratadas na forma sólida que, ao serem trituradas, liberam água, tornando-se pastosas ou líquidas. Exemplos: ácido cítrico (acidificante), cafeína monoidratada (ativo).
- **Hidrofóbico:** termo utilizado para substâncias que têm aversão por água, não se misturando naturalmente com ela. Exemplos: talco (adjuvante) e ginkgo biloba (ativo). Normalmente essas substâncias também são chamadas de *lipofílicas*, pois se têm aversão à água e afinidade com gorduras e óleos, misturando-se naturalmente com eles. Exemplo: clozapina (ativo).
- **Hidrofílico:** termo utilizado para substâncias que têm afinidade com água, misturando-se naturalmente com ela. Exemplo: dipirona (ativo). Essas substâncias também são chamadas de *lipofóbicas*.
- **Termolábil ou termossensível:** termo utilizado para substâncias que são sensíveis à temperatura, devendo ser armazenadas em refrigerador entre 2 °C a 8 °C. Exemplos: vitamina D3, lactobacilus.

- **Fotossensível:** termo utilizado para substâncias que são sensíveis à luz e podem se degradar quando expostos a ela. Exemplo: vitamina C (ativo).
- **Mistura eutética:** termo utilizado para referenciar uma mistura de dois pós que ficam líquidos quando estão juntos, pois conferem à mistura um ponto de fusão mais baixo que o de cada pó isolado. Exemplo: cânfora com mentol (ativos).
- **Mistura explosiva:** situação que pode ocorrer quando um agente oxidante forte é triturado com um agente redutor forte. Exemplo: hipoclorito (oxidante forte) com álcool (redutor forte).

As matérias-primas vegetais podem ser encontradas na forma rasurada, caracterizada como material vegetal fragmentado, sem tamanho definido. Muito usadas para preparo de chás, podem estar na forma pulverizada (pó fino), atualmente pouco empregada na manipulação em farmácias devido ao grande volume necessário a ser utilizado, e na forma de soluções extrativas, bastante empregadas no preparo de formas farmacêuticas e cosméticas, apresentadas a seguir:

- **Extrato fluido:** solução extrativa de graduação alcoólica variável em torno de 40 °GL a 65 °GL, que apresenta uniformidade de potência, ajustada para que 1 mL do extrato corresponda a 1 g da planta seca. Apresenta-se como extrato líquido, límpido ou opalescente de coloração escura, que pode ser empregado em preparações de uso interno ou externo. Os extratos fluidos mais utilizados são, geralmente, para uso interno, como no xarope de guaco, que contém 10% do extrato fluido de guaco.
- **Extrato glicólico:** preparação líquida que apresenta concentração próxima a 50% do peso de planta fresca e solventes como propilenoglicol, glicerina e água, ou misturas desses solventes em proporção adequada. São solúveis em água e produzem uma solução transparente ou ligeiramente turva, utilizados exclusivamente em preparações de uso externo, como xampu, creme ou gel. Por exemplo, o gel de calêndula que possui 10% do extrato glicólico.
- **Extrato seco:** preparação sólida, obtida por evaporação do solvente utilizado na sua preparação. Apresenta, no mínimo, 95% de resíduo seco. Os extratos secos padronizados têm o teor de seus

constituintes ajustado pela adição de materiais inertes adequados ou pela adição de extratos secos obtidos com o mesmo fármaco utilizado na preparação. É utilizado na preparação de cápsulas para uso interno. Por exemplo, o *ginkgo biloba*, cujo extrato seco foi padronizado como 24% ginkgo flavonoides.

- **Tintura:** solução extrativa alcoólica ou hidroalcoólica preparada a partir de matérias-primas vegetais, ou extratos de plantas preparados com álcool etílico, misturas hidroalcoólicas, glicóis, éter ou misturas dessas substâncias, de tal modo que a proporção entre droga vegetal e líquido extrator seja de uma parte de droga vegetal para mais de duas partes e menos que dez partes de líquido extrator, ou seja, 10 mL de tintura devem corresponder aos compostos solúveis de 1 g da planta seca. Produz uma solução límpida, com a presença de sedimento. Sua graduação alcoólica pode variar de acordo com a solubilidade dos constituintes fitoquímicos da espécie vegetal, normalmente entre 30 °GL a 90 °GL. As tinturas são utilizadas em preparações de uso interno ou externo.
- **Óleo essencial:** substância lipossolúvel que integra o metabolismo secundário das plantas. Os óleos essenciais apresentam efeitos benéficos ao organismo humano e são muito utilizados principalmente em cosméticos. Exemplos: óleo de lavanda, óleo de *grapefruit*.

O manipulador precisa observar atentamente o que está na ordem de manipulação, pois os extratos, tinturas e outras soluções extrativas possuem concentrações e equivalências diferentes.

O segmento cosmético tem utilizado ativos com melhores desempenhos, por meio de técnicas de encapsulação dos ativos, como os lipossomas e os nanossomas. Há também o emprego de cristais líquidos que permitem o encapsulamento dos ativos, favorecendo a liberação dos mesmos, bem como a proteção de ativos foto e termossensíveis. O manipulador deve entender que – durante o preparo de cosméticos ou mesmo de medicamentos que utilizam ativos nessas formas – é muito importante ter maior cuidado durante a incorporação para não degradar o ativo pela aplicação de operações farmacotécnicas que não são recomendadas.

O termo **excipiente** é de origem latina e significa "que recebe". São terapeuticamente inertes, inócuos nas quantidades adicionadas e representam todas as substâncias adicionadas aos produtos com a finalidade de estabilizar e preservar o aspecto e as características físico-químicas das fórmulas, permitindo, assim, a melhora da estabilidade ou da aceitação como forma farmacêutica ou cosmética. Basicamente, cumprem a função de diluente, preenchedor e solvente. Conferem, a uma determinada dose do ativo, peso, consistência e volume adequados para sua administração. Se a forma farmacêutica for líquida, o excipiente assume a função de veículo, como xarope e elixir, mas se a forma farmacêutica for sólida ou semissólida é denominado excipiente.

O excipiente também exerce a função de adjuvante, que é a de auxiliar a atividade do princípio ativo pela influência que tem em sua liberação a partir da forma farmacêutica, ou seja, estabilizar o fármaco em relação ao pH da forma farmacêutica ou do meio, melhorar a solubilidade, preservar a formulação física, química e microbiologicamente, além de facilitar a absorção do fármaco. Portanto, desempenha inúmeras funções nas formas farmacêuticas que serão apresentadas mais adiante.

Alguns adjuvantes farmacotécnicos possuem faixas de concentração padrão, estabelecidas pelos fabricantes ou em literaturas científicas, como metilparabeno (conservante), de concentração usual entre 0,05% a 0,2%, ou o EDTA (quelante), com concentração usual de 0,05% a 0,1%. A utilização desses adjuvantes em concentrações superiores ao usual pode desestabilizar a fórmula e aumentar o risco de alergia do usuário. Uma informação importante é que os adjuvantes podem apresentar incompatibilidades farmacotécnicas com alguns ativos ou outros adjuvantes, como o carbonato de cálcio, utilizado como diluente em cápsulas, que é incompatível com ácidos. Outra informação importante é que um dado excipiente, veículo ou adjuvante pode apresentar finalidades diferentes, dependendo da fórmula em que foram adicionados e da quantidade utilizada, como é caso do álcool etílico, que pode ser considerado como veículo, cossolvente, conservante ou agente levigante. Veja a seguir o quadro 4.2, com a relação dos principais adjuvantes e suas finalidades.

QUADRO 4.2. Relação dos principais adjuvantes e suas finalidades.

Adjuvante	Finalidade	Exemplos
Absorvente	Substância capaz de evitar a umidade residual dos pós ou absorver princípios ativos oleosos ou voláteis. Os absorventes são usados para evitar a higroscopia dos pós e evitar a formação de misturas eutéticas.	Dióxido de silício coloidal, fosfato tricálcico.
Adsorvente	Substância capaz de captar outras moléculas na sua superfície por meios físicos ou químicos.	Carvão ativado e celulose em pó.
Agente clarificante	Substância utilizada como auxiliar na filtração de xaropes, pois clareiam a solução por serem adsorventes.	Bentonita.
Agentes doadores de consistência (viscosidade)	Substância utilizada para aumentar a consistência de uma fórmula, principalmente semissólida.	Cera branca, álcool cetílico, parafina.
Agente levigante	Substância líquida utilizada em pequenas quantidades sobre as partículas de pó para evitar que se dispersem durante a trituração.	Óleo mineral, glicerina, propilenoglicol, álcool etílico.
Agente molhante (tensoativo)	Substância utilizada com a finalidade de diminuir a repulsão da água e facilitar a molhagem das partículas sólidas, favorecendo o contato do ativo com os líquidos gastrintestinais. Diminui a hidrofobia dos ativos (aversão à água) e a tensão superficial, aumenta a solubilização, favorece a dissolução e aumenta a biodisponibilidade.	Lauril sulfato de sódio, ducosato sódico, polissorbatos (*Tween*).
Agente de revestimento	Substância utilizada como proteção de cápsulas e comprimidos para evitar a decomposição pelo oxigênio ou umidade; proporcionar liberação prolongada e revestimento entérico; mascarar aparência, sabor e/ou odor.	Hidroxietilcelulose, acetoftalato de celulose, goma laca.
Agente suspensor	Substância utilizada para aumentar a viscosidade e reduzir a velocidade de sedimentação das partículas em um veículo no qual não solubilizam.	Goma xantana, carboximetilcelulose sódica, bentonita, povidona.

(cont.)

Adjuvante	Finalidade	Exemplos
Aglutinante	Substância utilizada para promover a adesão das partículas de pós, especialmente no preparo de granulados e cápsulas. Utilizar com cuidado em cápsulas, pois diminui o volume dos pós (agrupa-pós) e dificulta a absorção dos princípios ativos.	Carboximetilcelulose sódica, metilcelulose, povidona, gelatina, goma arábica.
Antioxidante	Substância que impede a oxidação, reação química entre os componentes da formulação e o oxigênio presente no ar.	Metabissulfito de sódio, BHA (butilhidroxianisol), BHT (butilhidroxitolueno), alfa-tocoferol e ácido ascórbico.
Aromatizante	Substância líquida ou sólida que confere aroma e sabor agradável à fórmula, mascarando sabores desagradáveis de alguns ativos.	Aroma de laranja, limão, groselha.
Conservante	Substância utilizada para prevenir ou inibir o crescimento de microrganismos (bactérias ou fungos).	Metilparabeno (Nipagin®), propilparabeno(Nipazol®), fenoxietanol e imidazolidinilureia.
Corante	Substância líquida ou sólida que confere cor ao produto para melhorar sua aparência e diferenciá-lo, facilitando a adesão ao tratamento. Pode ser hidrossolúvel ou lipossolúvel.	Líquidos: corante azul, verde, vermelho. Sólido: amarelo de tartrazina, riboflavina (amarelo).
Corretivo de pH	Sustância que aumenta ou diminui o pH dos produtos.	Acidificante (ácido cítrico, lático). Alcalinizante (hidróxido de sódio, AMP95).

(cont.)

Adjuvante	Finalidade	Exemplos
Desintegrante ou desagregante	Substância utilizada em cápsulas, pós e sachês para promover uma ruptura da massa compactada em partículas menores, que se dispersam e dissolvem mais facilmente. Serve para acelerar a dissolução e o início da ação farmacológica. Obs.: utilizar em menor quantidade para ativos que precisam de ação imediata (analgésicos) e, em maior quantidade, para ativos que precisam de dissolução (absorção) mais lenta.	Amido, derivados de celulose, crospovidona, croscarmelose sódica.
Deslizante	Substância utilizada em cápsulas para melhorar o fluxo e facilitar a encapsulação.	Dióxido de silício coloidal e talco.
Diluente	Substância utilizada no preenchimento de cápsulas para conferir volume e melhorar o fluxo.	Amido, lactose, celulose microcristalina, carbonato de cálcio.
Edulcorante	Substância que confere sabor adocicado ao produto.	Sorbitol, aspartame, ciclamato de sódio, manitol, sacarose e sacarina sódica.
Emulsificante	Substância utilizada para favorecer a miscibilidade de óleos e água, devido à diminuição da tensão superficial e interfacial entre as moléculas.	Álcool cetílico, álcool cetoestearílico, monoestearato de glicerila.
Flavorizante	Substância que confere sabor e odor agradáveis à fórmula por mascarar sabores desagradáveis e melhorar a adesão ao tratamento.	Acetato de benzila, mentol, óleo de menta e óleo de canela, óleo de limão.
Lubrificante	Substância utilizada para diminuir a força de fricção entre as partículas, facilitar o escoamento dos pós e o enchimento dos invólucros.	Estearato de magnésio, talco, amido, silicone.

(cont.)

Adjuvante	Finalidade	Exemplos
Sequestrante ou quelante	Substância que forma complexos estáveis com metais que causam instabilidade na formulação.	EDTA (ácido etilenodiaminotetraacético sódico) e ácido edético.
Solvente	Substância aquosa ou oleosa utilizada para dissolver outra substância presente na fórmula, especialmente de formas líquidas. Os solventes são classificados em ordem de polaridade, sendo a água mais polar e o PEG menos polar. Obs.: dependendo da fórmula podem ser classificados como cossolventes.	Água purificada, álcool etílico, álcool isopropílico, óleo mineral, óleo de amendoim.
Tampão	Substância utilizada para atenuar as variações de pH, evitar a hidrólise ácida dos fármacos, favorecer a absorção e aumentar a meia-vida.	Tampão citrato, tampão fosfato, tampão acetato.
Tensoativo ou agente surfactante	Substância que reduz a tensão superficial e interfacial das moléculas de água e óleo.	Cloreto de benzalcônio, lauril sulfato de sódio, polissorbato 80.
Umectante	Substância higroscópica utilizada para prevenir o ressecamento de produtos semissólidos, pois retém a água da fórmula evitando sua evaporação.	Propilenoglicol, glicerina e sorbitol.
Veículo	Substância líquida que "carrega" o ativo, utilizada em preparações líquidas para uso oral, tópico ou parenteral.	Água purificada, álcool etílico, xarope, elixir.

Para que o manipulador possa entender a função dos componentes em uma fórmula, segue um exemplo de estudo farmacotécnico de um xampu, com informações sobre os componentes presentes e a concentração de cada um, bem como a finalidade que apresentam nessa fórmula.

Fórmula

Componentes	Concentração	Finalidade
Lauril éter sulfato de sódio	25%	adjuvante: agente de limpeza
Dietanolamina de ácidos graxos de coco	4%	adjuvante: sobreengordurante
Cocoamidopropilbetaína	4%	adjuvante: tensoativo anfótero/estabilizante de espuma/espessante
EDTA	0,1%	adjuvante: quelante
Metilparabeno	0,15%	adjuvante: conservante
Solução de cloreto de sódio 25%	qs	adjuvante: espessante
Solução de ácido cítrico 25%	qs	adjuvante: corretivo de pH
Água purificada	qsp 100%	veículo

Materiais de embalagem

As bases galênicas, os medicamentos e os cosméticos precisam ser envasados (acondicionados) em recipientes adequados, sendo que as embalagens precisam ser inertes, ou seja, não apresentar incompatibilidade com o ativo ou outro componente da fórmula, ter uma boa aparência estética e preço competitivo. Para a dispensação, em alguns casos é necessário adicionar nas embalagens determinados acessórios, com a finalidade de facilitar a utilização ou auxiliar na conservação do produto, como xarope, suspensão ou elixir, que são envasados em frasco de vidro ou plástico, normalmente âmbar, e precisam de um copo medida ou dosador, para que a pessoa possa administrar o medicamento em dose correta.

As embalagens são classificadas em primárias ou secundárias, sendo que as primárias estão em contato direto com o produto, podendo ser de vidro, de plástico ou de metal, e precisam atender aos requisitos da legislação vigente. O fechamento (tampa, batoque, conta-gotas, gotejador) também é uma parte integrante da embalagem primária, como a tampa de um frasco de xampu, que também estará em contato com o produto. A embalagem secundária, ou cartucho, é o local onde será acondicionada a embalagem primária, sendo geralmente de papelão, papel ou plástico. Na farmácia, ambas as embalagens devem ter algumas informações sobre o produto, mas há exceções. Por exemplo, se a farmácia blistar as cápsulas, nos blísteres talvez não haja nenhuma identificação, pois todas as informações de rotulagem estarão presentes na embalagem secundária (caixa); mas se preparar um xarope, o rótulo estará fixado na embalagem primária, e se esse for acondicionado em uma caixa (secundária), esta também terá um rótulo.

Há diferentes tipos de materiais que são empregados na fabricação de embalagens para produtos farmacêuticos e cosméticos, sendo os mais utilizados o papel, o vidro, o metal e o plástico. Vamos conhecê-los.

- **Papel e laminados:** empregados normalmente como embalagem secundária, devido à baixa proteção, podem, no entanto, ser revestidos com plástico ou alumínio, tornando-se embalagem primária. Por exemplo, o sachê metalizado é empregado como embalagem primária de pós, emulsões e xampus.
- **Vidro:** amplamente utilizado para o envase de produtos farmacêuticos, como xaropes, elixires, pós para suspensão oral, injetáveis e medicamentos homeopáticos de uso interno. Os vidros são muito empregados, pois apresentam boa estabilidade e não interagem com o material (são inertes), entretanto são frágeis e pesados, o que eleva o custo com transporte e armazenamento, por isso estão sendo substituídos por plásticos. O vidro pode ser incolor ou âmbar.
- **Metal:** os metais são constituídos de alumínio, aço, estanho e aço revestido com estanho. São fortes, opacos, impermeáveis a líquidos, vapores, umidade e gases. São muito utilizados em bisnagas para envase de pomada, tubos para aerossol e latas tipo talqueira. Pos-

suem como desvantagem a necessidade de serem revestidos (acrílico, epóxi, oleoresinas) para reduzir a reatividade com o fármaco.

- **Plástico:** o plástico pertence a um grupo de substâncias, de origem natural ou sintética, constituídas de polímeros de alto peso molecular, que podem ser moldadas por temperatura ou pressão. São as mais utilizadas na área farmacêutica devido a sua resistência, peso e adaptabilidade para criar formas de embalagem, como seringa, frasco, pote, bisnaga. Os plásticos mais utilizados em preparações farmacêuticas e cosméticas são de polietileno, poliestireno, polipropileno, cloreto de polivinila (PVC) e polietileno tereftalato (PET). Possuem como desvantagem a permeabilidade (passagem de vapores, gases ou líquidos pela embalagem plástica) que pode favorecer a oxidação e hidrólise do fármaco, lixiviação, que é a interação da embalagem com a forma farmacêutica, alterando as características organolépticas do produto e sorção, que é a perda do ativo da formulação por interação com o plástico da embalagem, resultando na perda da eficácia. Um exemplo de interação é o que ocorre com alguns óleos essenciais que são envasados em vidro que, tendo como tampa um elemento plástico, dependendo do tipo, começam a evaporar. Inicialmente algumas partículas se depositam sobre a tampa e, com o tempo, ocorrem rachaduras que vão comprometer o produto.

É importante que o manipulador sempre verifique qual a embalagem presente na ordem de manipulação, considerando que o padrão utilizado pode ser alterado por alguma necessidade pontual do cliente, como a substituição de bisnaga por pote para envase de cremes ou divisão da fórmula em dois frascos. As tabelas a seguir apresentam as principais embalagens, tampas e acessórios utilizados nas farmácias.

QUADRO 4.3. Embalagens primárias e utilização.

Embalagem	Imagem	Utilização
Bisnaga	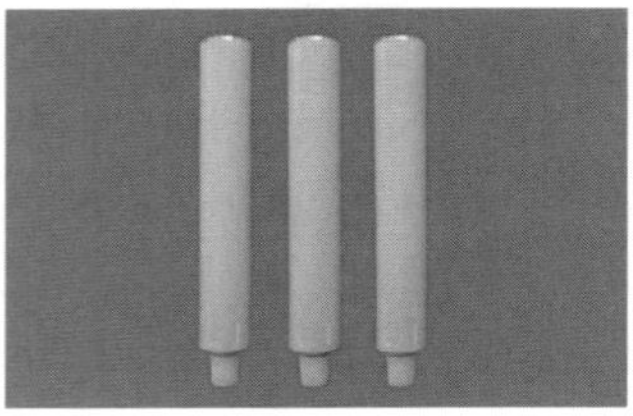 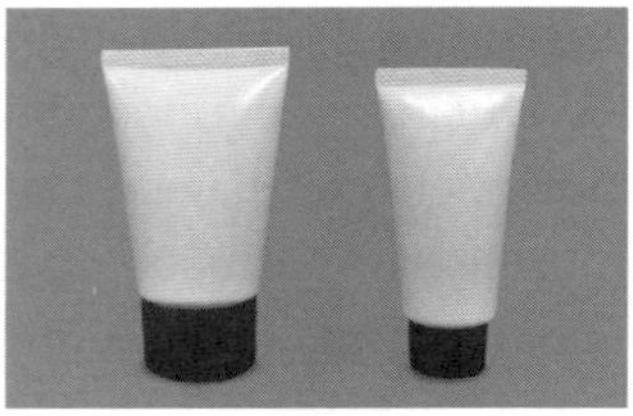	Utilizada para envasar loções, cremes mais fluidos, pomadas (bisnaga de alumínio), loções *oil free*. Na bisnaga de plástico pode ser acoplada tampa *flip-top*. No mercado estão disponíveis bisnagas de plástico, de alumínio ou de plástico revestido com alumínio, em diversos tamanhos e cores.
Pote	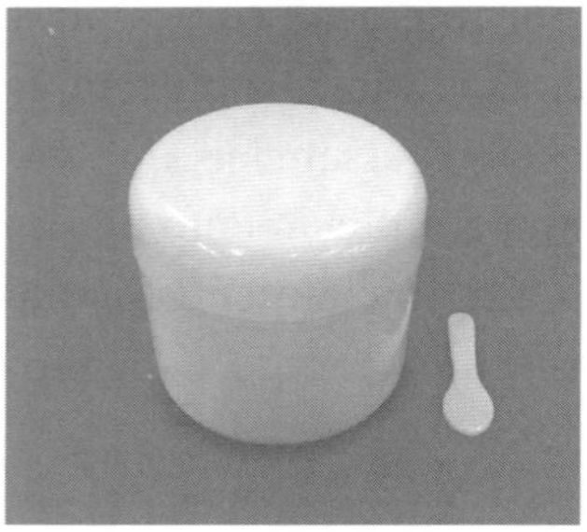	Utilizado para envasar cremes, géis, pastas e pomadas que possuem alta viscosidade. Pode ser comercializado com camisa, que é um redutor da embalagem que possibilita envasar quantidades menores. Precisa ser acompanhado de espátula e batoque. Está disponível em diversos tamanhos e cores.
Pote inviolável	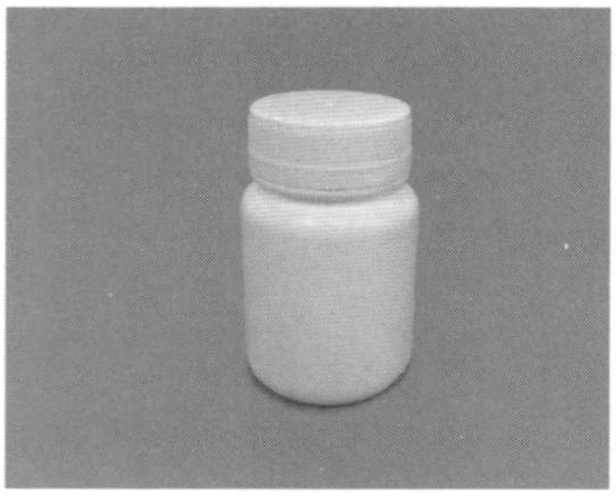	Utilizado para envasar cápsulas. Pode ser de fechamento com rosca ou por pressão. Precisa ser acompanhado de sachê de sílica e/ou carvão ativado.

(cont.)

Embalagem	Imagem	Utilização
Frasco para uso cosmético	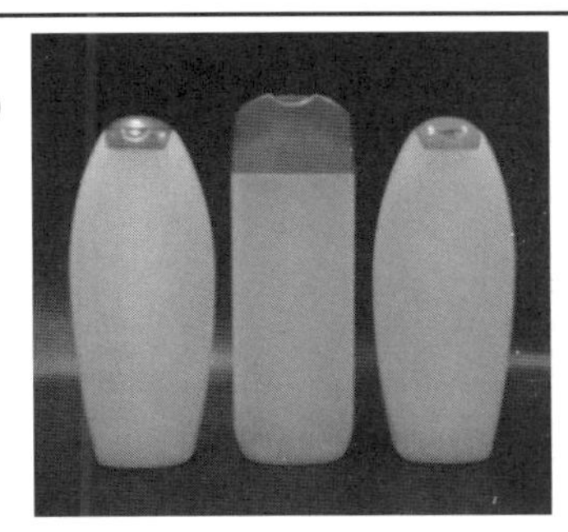	Utilizado para envasar formas farmacêuticas pouco viscosas, normalmente para uso externo, como xampus, condicionadores e sabonetes líquidos. Deve ser acoplado a tampa *flip-top*, *disk-top* e, em alguns casos, a válvulas específicas e batoque.
Frascos para uso farmacêutico	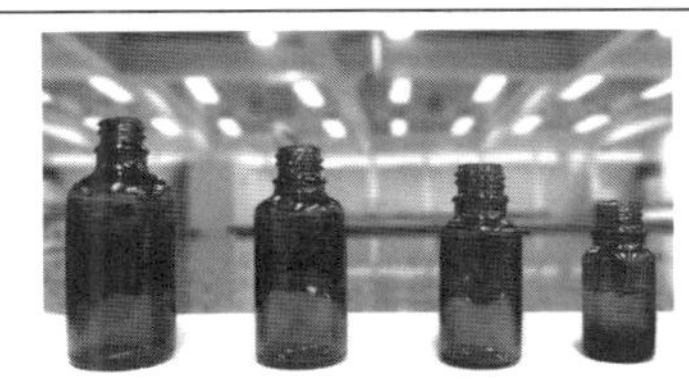	Utilizado para envasar xarope, elixir, suspensão, medicamentos homeopáticos na forma líquida ou sólida, solução nasal, florais com conta-gotas, gotejadores. Em alguns casos necessita ser fechado com batoque e tampa. Pode ser de vidro ou plástico, com coloração leitosa, âmbar ou transparente. Pode ser acompanhado de copo dosador.
Frasco gotejador	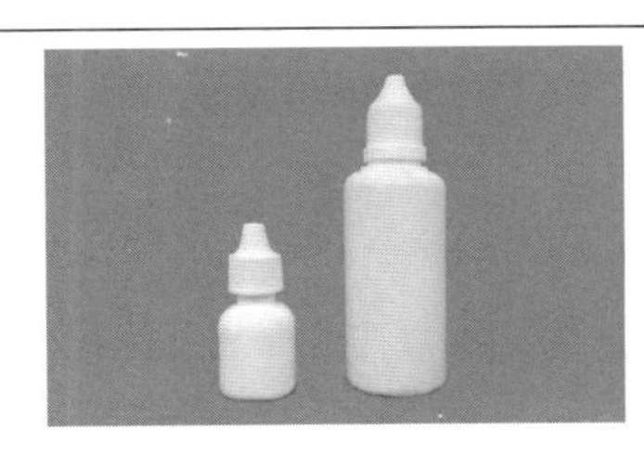	Utilizado normalmente para envasar soluções para uso externo, como loções capilares. Em alguns casos, é utilizado para soluções de uso interno, como solução de dipirona.

(cont.)

Embalagem	Imagem	Utilização
Frasco *spray*	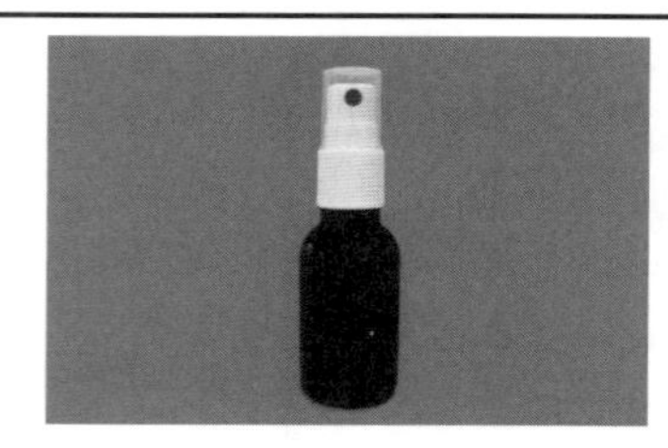	Utilizado para envasar solução nasal acoplado a uma válvula. Dependendo da válvula, pode ser usado para outros tipos de soluções de uso tópico, como álcool 70%.
Envelope/ sachê	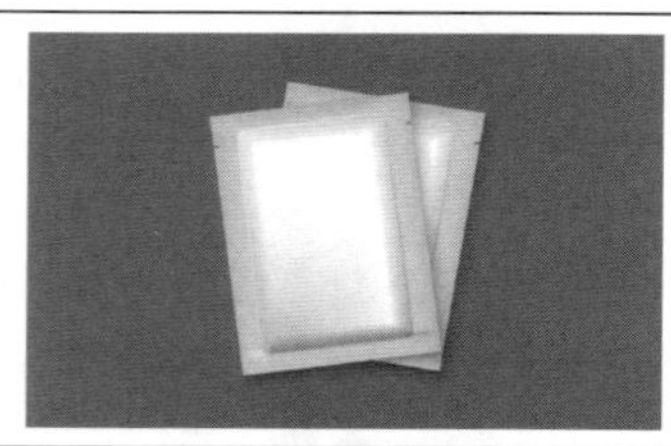	Utilizado para envasar pós de dose unitária, como suspensões reconstituíveis, ou para acondicionar amostras de semissólidos, como géis e cremes.
Flaconete	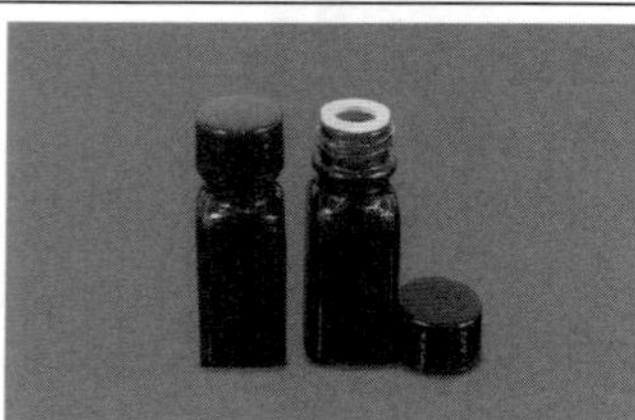	Utilizado para envasar pós de dose unitária e medicamentos homeopáticos em dose única, podendo ser de vidro ou plástico.

QUADRO 4.4. Acessórios e tampas utilizados.

Nome	Imagem	Descrição
Batoque	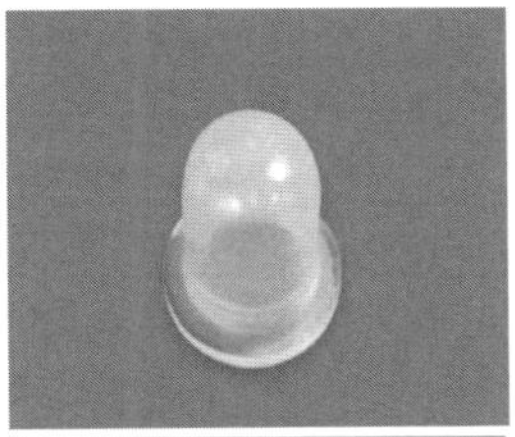 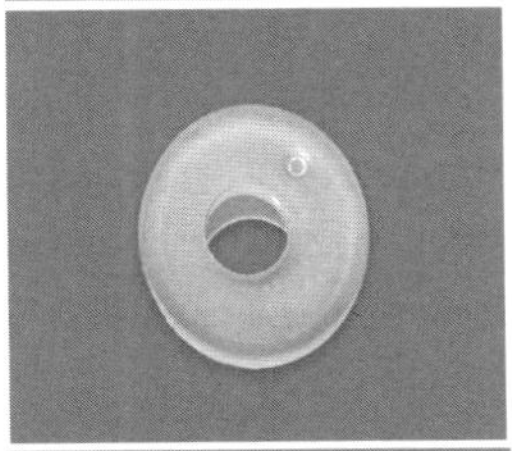 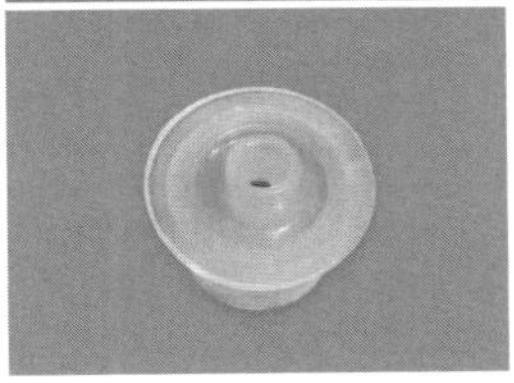	Utilizado para vedar frascos de vidro ou plásticos e potes. O mesmo tamanho serve para os vidros de 10 mL a 30 mL, e outro tamanho para 20 mL a 500 mL. Dependendo do tipo utilizado, tem função de fracionar doses, como batoque gotejador ou conta-glóbulos.
Tampa *disk-top*	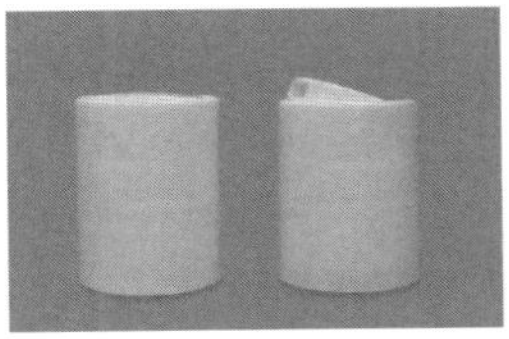	Utilizada em frascos cosméticos contendo formas farmacêuticas fluidas, como xampus e sabonetes líquidos. No mercado está disponível em várias cores.
Tampa *flip-top*	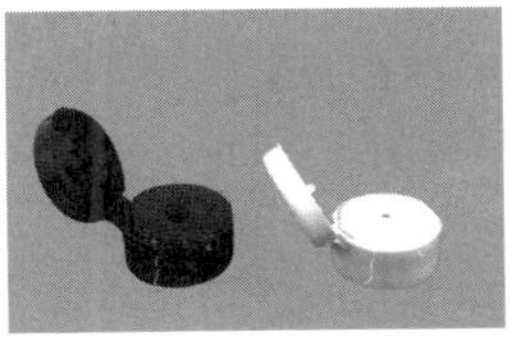	Utilizada em frascos ou bisnagas contendo formas farmacêuticas fluidas. No mercado está disponível em várias cores.

QUADRO 4.5. Acessórios das embalagens.

Acessório	Descrição
Aplicador	Dispositivo para administração dirigida de um medicamento, como creme ou gel vaginal.
Colher-medida	Dispositivo no formato de colher, utilizado para fracionamento da dose de um medicamento de doses múltiplas.
Conta-gotas	Composto por tampa furada, cânula e bulbo, pode ser acoplado aos frascos para utilização em gotas.
Copo dosador	Dispositivo no formato de copo, utilizado para fracionamento da dose de um medicamento de doses múltiplas.
Espátula	Dispositivo utilizado para creme e/ou gel para evitar o contato direto com o medicamento durante a administração.
Sachê de sílica	Acessório obrigatório que é colocado no pote inviolável com as cápsulas para retirar umidade.
Sachê de carvão ativado	Acessório adicionado ao pote inviolável junto com as cápsulas, quando o fármaco encapsulado possuir odor forte e/ou desagradável, por exemplo: valeriana e ranitidina.
Seringa dosadora	Dispositivo em forma de seringa para ser conectado ao gargalo do frasco com a finalidade de fracionar a dose de um medicamento.

O segmento de embalagens evoluiu bastante nos últimos anos, permitindo que o mercado passasse a oferecer vários tipos diferenciados, com tamanhos e cores variados, promovendo o interesse e, principalmente, facilitando a utilização dos produtos pelos clientes, como as canetas para aplicação de produtos em sobrancelhas, frascos com válvulas que permitem a saída de doses controladas de produtos, entre muitas outras. Algumas empresas comercializam para as farmácias embalagens já lavadas com certificado de análise microbiológica.

5 Estabilidade e incompatibilidades farmacotécnicas das formas farmacêuticas

A estabilidade e a compatibilidade das fórmulas são condições muito importantes e críticas do processo magistral, pois a qualidade, segurança e eficácia dos produtos podem ser afetadas pela instabilidade ou pelas incompatibilidades farmacotécnicas.

A estabilidade representa o tempo durante o qual o produto armazenado ou em uso se mantém de forma inalterada, dentro das especificações previamente estabelecidas e que foram controladas no momento da sua manipulação. A perda de estabilidade se deve, normalmente, a reações químicas que são incessantes e irreversíveis, resultando em substâncias químicas ou impurezas que levam à perda de concentração, de efeito terapêutico ou a uma maior toxicidade. Basicamente, a perda de estabilidade se deve a *fatores intrínsecos* (relacionados ao próprio produto) – como forma farmacêutica, características físico-químicas dos componentes da fórmula, pH, impurezas, operações farmacotécnicas envolvidas e materiais de embalagens – e *fatores extrínsecos* – como temperatura, umidade, gases (oxigênio e dióxido de carbono) e luminosidade.

Estabilidade também está relacionada a "prazo de validade", que é o período de tempo durante o qual o produto mantém sua integridade em relação à pureza, qualidade e identificação dentro da embalagem em que foi envasado e armazenado, conforme as condições definidas no rótulo ou na orientação recebida. A Anvisa estabelece que o prazo de validade deve ser baseado na avaliação físico-química dos componentes presentes na fórmula e que devem ser consideradas as condições de armazenamento e conservação. As empresas podem utilizar os compêndios oficiais, a publicação de artigos em revistas indexadas e as informações dos fabricantes e fornecedores dos insumos, como fontes de informações sobre os ativos e validade.

A determinação do prazo de validade das preparações manipuladas deve, ainda, ser proveniente também de estudos de estabilidade, considerando o produto em sua embalagem final, sob condições de temperatura, umidade, luminosidade e intervalos de tempo controlados. No entanto, como os produtos são manipulados de forma individualizada para atender às necessidades de um dado cliente, para uso imediato, e os componentes das fórmulas e suas concentrações variam bastante, a própria Anvisa reconhece essas formulações como *produtos extemporâneos* e recomenda que o prazo de validade esteja vinculado ao período do tratamento. Desse modo, as farmácias estabelecem intervalos curtos de validade, que vão de alguns dias a alguns meses, mas nunca em anos, como encontramos nos medicamentos e cosméticos industrializados. Para exemplificar, a validade de 30 cápsulas de sibutramina de 15 mg, a ser utilizada uma vez ao dia, será de 60 ou 90 dias.

Normalmente, as farmácias estabelecem prazos de validade variáveis de 1 mês (suspensão de hidrocortisona), 2 meses (suspensão oral de cetoconazol), 3 meses (solução oral de cimetidina), 4 meses (cápsulas de castanha-da-índia) ou 6 meses (suspensão oral de carbonato de cálcio), salvo exceções de produtos que têm prazos mais curtos de 7 dias (solução aquosa de folinato de cálcio, sob refrigeração), 14 dias (suspensão de flutamida) ou até 1 ano (xarope-base simples). Alguns casos requerem, ainda, o armazenamento em geladeira entre 2 °C e 8 °C, como o xarope de cloridrato de amitriptilina, cuja validade sugerida é de 14 dias sob refrigeração.

Existem vários fatores que afetam a estabilidade e o prazo de validade das fórmulas, ocasionando determinadas incompatibilidades, relacionadas, por exemplo, ao pH, à temperatura, à influência do solvente, da luz, do ar, da umidade, ao tamanho e à morfologia das partículas. Um exemplo é o cloridrato de ranitidina, que pode sofrer degradação na presença de umidade, temperatura elevada (40 °C a 55 °C), luz e oxigênio. Para evitar tais problemas, o farmacêutico precisa conhecer os ativos e as suas características, para prevenir a ocorrência de possíveis incompatibilidades ao analisar as prescrições e elaborar uma fórmula. O manipulador, por sua vez, ao preparar a formulação, deve seguir corretamente as orientações presentes na técnica de preparo, e se houver alguma não conformidade deve avisar imediatamente ao farmacêutico.

A temperatura e a umidade de armazenamento dos insumos também devem ser consideradas para que eles sejam mantidos íntegros e façam o efeito a que se propõem, por isso o manipulador deve saber interpretar as condições que vêm especificadas nos rótulos dos produtos, como no quadro 5.1.

QUADRO 5.1. Temperatura ideal de armazenamento de insumos.

Termo	Local de Conservação	Temperatura de armazenamento
Refrigerado ou em local frio	Armazenamento em refrigerador (geladeira).	Não exceder 8° C. Normalmente variando entre 2 °C e 8 °C.
Temperatura ambiente	O armazenamento não necessita de equipamentos refrigeradores.	Normalmente variando entre 15 °C e 30 °C.
Local fresco	Ambiente com temperatura baixa.	Normalmente variando entre 8 °C e 15 °C.
Congelado	Armazenamento em congelador.	Normalmente variando entre 0 °C e –20 °C.
Umidade relativa	40%-75%	

Fonte: elaborada pelos autores com base em orientação da Anvisa.

As incompatibilidades farmacotécnicas compreendem os efeitos causados por dois ou mais componentes presentes em uma fórmula, com propriedades iguais ou diferentes, que quando são colocados juntos se "frustram" ou colocam em dúvida a integridade e a finalidade para a qual a fórmula foi manipulada. Dessa forma, quando pensamos em incompatibilidades farmacotécnicas devemos considerar todos os componentes presentes nas fórmulas, pois podem ocorrer entre os ativos, entre ativos e excipientes ou veículos, entre ativos e bases galênicas, entre ativos e adjuvantes farmacotécnicos, entre os adjuvantes selecionados, entre os insumos e o material da embalagem ou ainda com impurezas. Dessa forma, podem ser classificadas como incompatibilidades físicas, químicas ou farmacológicas.

Quanto maior a quantidade de ativos presentes em uma mesma fórmula para uso oral ou tópico, maior a probabilidade de apresentar incompatibilidades farmacotécnicas, pois alguns ativos são insolúveis em água, outros são em álcool etílico ou em óleos, outros se estabilizam em pH ácido, outros em pH alcalino, um pode oxidar o outro, entre muitos outros motivos, não permitindo que sejam associados em uma mesma fórmula.

Conhecendo a estabilidade e as incompatibilidades farmacotécnicas das formas farmacêuticas

Como vimos anteriormente, há vários fatores que alteram a estabilidade das preparações, sendo que os recipientes utilizados no envase também devem garantir a estabilidade físico-química e microbiológica dos produtos manipulados.

Basicamente, há cinco tipos de estabilidade que devem ser considerados e são descritos a seguir.

- **Estabilidade física:** envolve a manutenção da aparência, do sabor, da cor, do odor, da viscosidade, da uniformidade, dissolução ou formação de precipitado durante o prazo de validade especificado para um produto. Uma instabilidade física observada pelo cliente pode comprometer a confiança na farmácia, além de alterar a eficácia terapêutica do medicamento ou efeito do cosmético. Como exemplo, temos o aparecimento de cristais em soluções, como na solução tônica de minoxidil a 5%, problema causado devido ao ativo não ter sido corretamente solubilizado durante o preparo.
- **Estabilidade química:** envolve a manutenção da integridade química dos componentes da fórmula e a concentração do ativo presente na forma farmacêutica ou cosmética dentro dos limites especificados por um período de tempo. Essa avaliação permite selecionar as condições ideais de armazenamento (temperatura, luz e umidade), escolher o material de embalagem mais indicado (plástico, vidro ou alumínio; incolor, opaco ou âmbar; tipo de tampa

e acessórios) e prever possíveis interações entre ativos, excipientes/veículos e adjuvantes. As principais reações químicas que degradam os produtos são:

- *hidrólise*: reação que provoca a quebra da molécula do ativo pela adição de água, podendo haver o desenvolvimento de fungos. Há determinados grupos de ativos mais susceptíveis a isso, como amida (paracetamol), éster (ácido salicílico), éster sulfato (heparina), lactona (vitamina C), entre outros. Para evitar que ocorra a hidrólise são utilizados alguns artifícios, como ajustar o pH para a faixa ideal de cada ativo; usar soluções tampão (tampão fosfato, acetato), uma vez que o pH é um importante catalisador da hidrólise; usar quelantes (EDTA) que sequestram os metais (cátions divalentes) que funcionam como íons H+ em baixos pHs; proteger as formas sólidas da umidade com o uso de dessecantes (sílica gel); usar conservantes (antifúngicos) e manter esses ativos armazenados em boas condições de temperatura e umidade;
- *oxidação*: reação mediada por radicais livres que ocorre na presença de oxigênio, pelo ganho de oxigênio ou perda de hidrogênio. Normalmente é iniciada pela presença de luz ou de metais. Grande parte dos ativos está na forma reduzida, sendo que o próprio oxigênio atmosférico propicia essa instabilidade. Entre as substâncias mais susceptíveis estão as vitaminas lipossolúveis (vitaminas A, D, E), a vitamina C, substâncias fenólicas (hidroquinona, paracetamol, salbutamol), estatinas (sinvastatina), furosemida, captopril, omeprazol e compostos poliinsaturados (óleos fixos, gorduras, flavorizantes). Para evitar a oxidação deve ser adicionado um antioxidante (BTH, BHA, vitamina E ou metabilsulfito de sódio) nas fórmulas que contêm metais ou substâncias graxas, reduzir o contato com o oxigênio (vitamina C revestida), manter a temperatura e evitar luminosidade;
- *fotólise*: reação que ocorre pela exposição de um ativo à luz ultravioleta, que afeta as ligações químicas fornecendo energia para a separação dos elétrons compartilhados entre os dois átomos dessa ligação. Essa oxidação é denominada fotoxidação

ou fotólise (cisão) e depende da intensidade da exposição e do comprimento de onda da luz. Entre os ativos mais sujeitos estão vitaminas (A, B1, B12, C, D, E), ácido fólico, betametasona, corticoides, colchicina, dipirona, metotrexato, piroxicam, além de corantes. Para evitar essa reação de degradação, temos de adicionar antioxidantes e quelantes às fórmulas, manipular em intervalos de tempo menores, manter uma maior proteção ao oxigênio, utilizando material de embalagem opaco ou âmbar, e armazenar em condições adequadas de temperatura;
- *racemização*: ativos que têm atividade óptica podem sofrer desvios (isomeria). Misturas chamadas de racêmicas contêm 50% de isômero levógiro (desvia o feixe de luz polarizada para a esquerda) e 50% de dextrógiro (desvia o feixe de luz polarizada para a direita); no entanto, um dos dois tem maior atividade farmacológica. Fatores como pH e temperatura podem provocar essa variação, como no caso do d-pantenol que sofre racemização parcial em temperatura superior a 70 °C. Portanto, é importante manter as condições estabelecidas para o preparo da fórmula.

▶ **Estabilidade microbiológica:** envolve a manutenção da esterilidade ou a resistência ao crescimento microbiano (bactérias, fungos e leveduras), de acordo com parâmetros previamente estabelecidos. O crescimento microbiano é maior em preparações líquidas ou semissólidas e pode ocasionar odor desagradável, alteração no sabor, mudança de aspecto, como diminuição da viscosidade ou turbidez e alteração no pH, geralmente tornando-o mais ácido. Já as formas sólidas, por não conterem água, não requerem essa adição. A redução da carga microbiana envolve o uso de conservantes apropriados como metil e propilparabeno, e outras condições que contemplam a quantidade de microrganismos presentes nos insumos utilizados (como os de origem natural, especialmente os fitoterápicos, pois têm maior probabilidade de contaminação, excetuando os que foram preparados em soluções hidroalcoólicas), a adequada paramentação, a higienização das mãos, a sanitização de bancadas, vidrarias, utensílios e materiais de embalagem, bem como as condições de conservação e uso. O correto manuseio do produto pelo cliente também é importante, pois, ao encostar a cânula na boca, devolver o produto para dentro da embalagem, pegar a cápsula ou a forma semissólida com as mãos, manter a embalagem mal fechada ou aberta por períodos prolongados e armazenar em locais quentes e úmidos, pode proporcionar contaminação ou estimular o crescimento microbiano.

- **Estabilidade toxicológica:** envolve a manutenção do nível de toxicidade inerente a cada fórmula durante o período de validade do produto, não podendo haver, portanto, a decomposição das substâncias ou a produção de outras que apresentem maior toxicidade, sejam derivadas das substâncias ativas ou dos excipientes/veículos.
- **Estabilidade terapêutica:** envolve a manutenção da eficácia terapêutica durante o período de validade do produto manipulado, ou seja, apesar de poder ocorrer uma pequena perda no teor, o efeito se mantém inalterado.

Existem vários fatores que alteram a estabilidade das preparações. A seguir são descritos alguns muito importantes.

- **Ar:** no ar estão presentes o oxigênio, o dióxido de carbono (anidrido carbônico) e a água. O *oxigênio* pode facilitar a reação de oxidação. Para evitá-la sugere-se que sejam adicionados antioxidantes e sequestrantes na fórmula, e que os produtos sejam armazenados em embalagens em que os espaços vazios sejam preenchidos ao máximo. Já a *água* (umidade) pode hidrolisar algumas substâncias como ácido acetilsalicílico, L-carnitina, ou pode alterar o estado físico e afetar sua reatividade, gerando uma degradação indireta. Ativos higroscópicos são diretamente alterados pela umidade do ar. Essa influência pode ser diminuída com a adição de produtos dessecantes ao acondicionamento e embalagens impermeáveis.
- **Calor (temperatura):** o aumento da temperatura aumenta a degradação química das substâncias, causando alterações significativas. Pode ser proveniente de trituração (causa hidrólise no ácido acetilsalicílico) e secagem (altera a tiamina). Para evitar essa degradação, deve ser utilizado um adjuvante específico conforme a reação que pode ocorrer. Exemplo: adicionar BHT (antioxidante) na lovastatina e manter as condições de temperatura durante todo o processo de preparo e no armazenamento.

- **Luz:** o efeito da luz (intensidade e comprimento de onda) sobre os produtos manipulados pode afetar a velocidade das reações químicas, levando à degradação (fotólise). Para exemplificar, o ativo azuleno é incompatível com luz e oxigênio. Para minimizar, recomenda-se que o manipulador prepare a fórmula em um curto intervalo de tempo e acondicione em embalagens opacas ou âmbar, que bloqueiam totalmente a entrada da luz ou filtram determinados comprimentos de onda. Estudos mostram que os vidros claros absorvem cerca de 80% da radiação UV, já os frascos de vidro âmbar absorvem 95% e transmitem apenas 5%.
- **pH:** a degradação de vários ativos é acelerada ou desacelerada conforme a faixa de pH em que o produto foi mantido. Há alguns que somente apresentam efeito terapêutico e estabilidade se ficarem em um dado intervalo de pH, que pode ser grande (entre 5,0 e 8,0, como o arbutin), bem estreito (entre 5,0 e 5,5, como o xampu de sulfeto de selênio 2,5%, ou entre 4,4 e 4,6, como o xarope de betametasona) ou exatamente no valor (como a solução oral de clorexidina 0,1%, que deve ficar em pH 7,0). Para exemplificar, os filtros solares benzofenona 3 e 4, em pH superior a 7,0, podem ocasionar o aparecimento de coloração amarela no produto. Algumas fragrâncias derivadas de álcoois e ésteres podem ter seu odor alterado em meio alcalino. Recomenda-se que o manipulador faça a medição e os ajustes corretos do pH da fórmula, conforme especificado na ordem de manipulação; o uso de tampões também auxilia.
- **Solvente:** o uso do solvente mais indicado para um dado ativo ou forma farmacêutica é muito importante, pois, além de afetar a solubilidade, interfere no pH. Em alguns casos, a água purificada deve ser substituída por álcool etílico, glicerina, sorbitol, propilenoglicol ou polietilenoglicol 400, que são menos polares, retardando as reações de degradação.
- **Tamanho das partículas:** o tamanho das partículas pode afetar a aparência, a solubilidade, a uniformidade da dose e a liberação do ativo. Quanto menor o tamanho das partículas, maior a superfície de contato e, portanto, maior a reatividade da substância e maior a sua solubilização e dispersão.

Quando um ativo é incorporado a uma base inadequada, ou quando a fórmula contém adjuvantes farmacotécnicos que são incompatíveis, podem ocorrer incompatibilidades físicas ou químicas, comprometendo a integridade, o aspecto, a concentração, o efeito e a validade da preparação magistral, ou ainda podem ocasionar reação alérgica no cliente, agravando seu quadro clínico. Vamos conhecer os principais tipos de incompatibilidades.

- **Incompatibilidades físicas (ou farmacêuticas):** caracterizam-se pela falta de uniformidade da fórmula, pela alteração no aspecto, sabor, odor ou por alteração na concentração dos ativos ou adjuvantes. Entre as alterações que são visíveis temos mudança de cor, precipitação, turvação, viscosidade, efervescência ou separação de fases. Exemplos:
  - *imiscibilidade ou insolubilidade de ativos ou adjuvantes em soluções*: ocorre quando há incompatibilidade entre o ativo e o veículo ou a base em que foi incorporado, como a insolubilidade do metilparabeno (conservante) em água à temperatura ambiente ou silicone (adjuvante), ácido salicílico (ativo) e paracetamol (ativo), que também são insolúveis em água purificada. Para minimizar ou corrigir o problema recomenda-se aquecer, trocar o veículo ou tamponar;
  - *liquefação de substâncias sólidas*: incompatibilidade que ocorre quando dois ativos, ou ativo e adjuvante, ao serem misturados, se liquefazem por formação de mistura eutética ou por liberar água da molécula hidratada, como na mistura de mentol com cânfora (ativos) ou sulfato de sódio decaidratado com bicarbonato de sódio (ativos);
  - *precipitação*: ocorre pela deposição de uma substância ao ser adicionado outro solvente à mistura em que ela está dissolvida, pois o ativo é insolúvel nesse solvente, como a adição de álcool em resinas, soluções coloidais e eletrólitos;
  - *separação de líquidos imiscíveis*: ocorre com a separação de componentes de uma mistura líquida pela adição de outro veículo, como quando adicionamos água purificada em uma mistura de óleos e álcool etílico.

- **Incompatibilidades químicas:** caracterizam-se pela alteração parcial ou total de substâncias associadas levando à formação de novos compostos que têm propriedades químicas e farmacológicas diferentes, alterando o efeito terapêutico, ou ainda podem ocorrer casos de explosão ou liberação de gases tóxicos. Exemplos:
  - precipitação de ácidos e bases fracas pela alteração do pH;
  - precipitação devido à saturação ou adição do mesmo íon presente na fórmula, levando a uma diminuição da solubilidade do sal. Exemplos: cloreto de benzalcônio e cloreto de cetilpiridínio com nitratos, salicilatos e iodetos; lauril sulfato de sódio é incompatível com substâncias catiônicas (íons de bário, cálcio e metais pesados).
  - precipitação ou turbidez pela formação de sais muito pouco solúveis ou que são incompatíveis, como a incorporação de um ativo insolúvel em água em uma base gel de carbopol ou natrosol, levando à turvação do gel.

Outro detalhe que deve ser considerado é a incompatibilidade dos materiais da embalagem com a fórmula, ou com algum dos componentes da fórmula. Para exemplificar, o ativo dimetilsulfóxido (DMSO), prescrito com o minoxidil em tônico capilar, é incompatível com materiais plásticos.

Principais incompatibilidades entre bases galênicas e ativos

Um exemplo clássico de incompatibilidade entre ativo e base é o gel de carbopol (aniônico) que, em solução aquosa, tem pH entre 2,8 e 3,2. Estando no estado líquido, para formar o gel faz-se necessário aumentar o pH, adicionando um alcalinizante como trietanolamina, AMP-95 ou solução de hidróxido de sódio. Na faixa de 6,0 – 7,0 forma-se o gel. Nesse caso, se adicionarmos a essa base um ativo ácido, o pH irá diminui e "quebrar" o gel, que voltará ao estado líquido. Portanto, o gel de carbopol é incompatível com ativos ácidos, como ácido glicólico, ácido kójico, ácido retinoico, ácido azelaico, entre outros.

Também é incompatível com glicosferas de vitamina C, uma vez que elas precisam ficar em meio com pH inferior a 3,5.

É importante que o manipulador conheça essas incompatibilidades para que, durante a preparação, não faça trocas de bases e leve à perda da fórmula. No quadro 5.2 mostramos algumas incompatibilidades.

QUADRO 5.2. Incompatibilidades entre ativos e bases.

Base galênica	Ativo	Incompatibilidade
Soluções hidroalcoólicas	Substâncias oxidantes	Reação violenta, pode espirrar.
	Álcalis, aldeídos	Pode escurecer.
	Substâncias orgânicas e gomas (xantana, adraganta)	Pode precipitar.
	Hidroviton	Pode precipitar em soluções com quantidade superior a 60% de álcool etílico.
Soluções glicerinadas	Agentes oxidantes fortes (permanganato de potássio) Obs.: o mesmo ocorre com propilenoglicol. Pode explodir.	
	Óxido de zinco	Pode ocorrer escurecimento na presença de luz.
	Fenóis, salicilatos e taninos	Pode ocorrer escurecimento devido à presença de contaminantes de ferro na glicerina.
Gel de Aristoflex	Ativos ácidos (pH baixo)	pH < 4 pode provocar o rompimento do gel (polímero), levando à perda da viscosidade durante o armazenamento.
	Ativos alcalinos (pH alto)	pH > 9 pode liberar amônia, mas pode ser utilizado para preparações com validade curta e *peelings*.
Gel de Natrosol	Liftiline, Tensine	Perda do efeito tensor.

(cont.)

Base galênica	Ativo	Incompatibilidade
Emulsão Lanette N® (aniônico – carga iônica negativa)	Cloridróxido de alumínio (catiônico)	Leva à perda de consistência pela quebra da emulsão (cargas iônicas diferentes).
	Tensine	Perda do efeito tensor em emulsões aniônicas e não iônicas.
Emulsão Polawax (não iônico – sem carga iônica)	Ureia (>10%)	Aumento do pH, liberação de amônia e separação de fases.
	Piritionato de zinco	Inibição da atividade terapêutica.
Pomada lanovaselina (oleosa – lipofílica)	Bálsamo de Peru	Separação de fases, formando duas camadas devido à vaselina.
Pomada PEG (lavável – hidrofílica)	Antibióticos (bacitricina, cloranfenicol e penicilina)	Redução da atividade antibacteriana.
Lauril (tensoativo aniônico), xampus e sabonetes líquidos	Cloreto de benzalcônio e cetilpiridínio, clorexidina (catiônicos)	Desestabilização da fórmula e diminuição do efeito terapêutico, pois essas substâncias têm cargas iônicas diferentes.
	Colágeno hidrolisado	Diminuição de viscosidade devido à ação das proteínas.
	Extratos e tinturas alcoólicas	Diminuição de viscosidade devido à presença de álcool.
Condicionador base (catiônico – carga iônica positiva)	Substâncias aniônicas	Leva à instabilidade da fórmula (cargas iônicas diferentes).

Também é importante considerar possíveis incompatibilidades entre os adjuvantes da fórmula, como no quadro 5.3.

QUADRO 5.3. Exemplos de incompatibilidade entre adjuvantes.[1]

Adjuvante 1	Adjuvante 2	Incompatibilidade
Ácido benzoico	Amido	Formação de complexos.[1]
Glicerina	Vaselina líquida ou sólida	Não se misturam. Requer a adição de 10% de lanolina para permitir a mistura.
Hidroxipropilcelulose	Parabenos	Hidrólise ácida, quebra o gel.
Parabenos	Polietilenoglicol e gelatina	Inativação dos parabenos.
Povidona	Corantes	Formação de complexos.

Principais incompatibilidades entre excipientes e ativos

Há muitos excipientes disponíveis no mercado, que podem ser empregados de forma isolada ou em associação a outros nas fórmulas. No entanto, o manipulador precisa saber que também podem ocorrer incompatibilidades entre excipientes e ativos, levando à alteração na forma farmacêutica ou perda de efeito terapêutico. No quadro 5.4, mostramos alguns exemplos.

QUADRO 5.4. Incompatibilidade entre excipiente e ativo.

Excipiente	Ativo incompatível
Amido	Ácido salicílico, substâncias oxidantes fortes, iodo.
Carbonato de magnésio	Ativos ácidos, diazepam, lansoprazol.
Carboximetilcelulose	Ativos ácidos fortes, sais de alumínio, ferro e zinco.
Celulose microcristalina	Agentes oxidantes fortes.
Dióxido de silício coloidal	Dietilestilbestrol, substâncias ácidas, alcalinas e sais de ferro, estatinas.

(cont.)

1 Formação de complexos é quando a associação dos insumos forma um terceiro composto, diferente dos primeiros, e que pode simplesmente não apresentar efeito terapêutico ou ser tóxico. Na maioria das vezes essa reação promove a formação de precipitados que apresentam cores diferentes dos insumos utilizados.

Excipiente	Ativo incompatível
Estearato de magnésio	Ácidos fortes, ácido acetilsalicílico, besilato de amlodipina, cetoprofeno, sais de alcaloides, sais de ferro, vitaminas.
Fosfato de cálcio dibásico	Antibióticos: cefalexina, eritromicina, minociclina, tetraciclina.
	Ácido acetilsalicílico e fármacos sensíveis a pH alcalino e aspartame.
Lactose	Aminas: aminoácidos, aminofilina, amitriptilina, fluoxetina, sertralina.
	Antibióticos: gentamicina, neomicina.
Lauril sulfato de sódio	Sais de alcaloides (ginkgo biloba), sais de chumbo e potássio, ativos de carga iônica positiva (catiônica).
Manitol	Cimetidina.
	Metais: alumínio, cobre e ferro (sulfato ferroso, sulfato de cobre, hidróxido de alumínio).
Polissorbato 80	Fenóis, taninos e derivados do alcatrão.
Sorbitol	Íons bi e trivalentes: carbonato de cálcio, hidróxido de alumínio, sulfato ferroso.
Talco	Quaternários de amônio.

Principais incompatibilidades entre ativos farmacêuticos e cosméticos

Entre os principais cuidados que devem ser observados na associação de ativos estão a mistura de ativos com finalidades contrárias (antagônicas), como associar DMAE e argireline em emulsão, e o conhecimento da faixa de pH necessária para a estabilidade da fórmula, pois algumas vezes são prescritos ativos que têm estabilidades em faixas de pH diferentes, como o VCPMG (precisa de um pH maior que 7) e o ácido glicólico (precisa de pH entre 3 e 4,5), que não podem por isso ser associados em uma mesma fórmula. Vejamos alguns exemplos no quadro 5.5.

QUADRO 5.5. Incompatibilidades entre ativos farmacêuticos e cosméticos.

Ativo 1	Ativo 2	Incompatibilidade
Água de cal	Ácido lático	Formação de lactato de cálcio, anulando o efeito de ambos.
Ácido hialurônico	Colágeno, elastina ou queratina hidrolisada	Precipitação na presença de proteínas.
Ácido salicílico	Ácido bórico ou bórax	Formação de ácido boro-salicílico em soluções ou semissólidos aquosos.
Arbutin pH 5,0-8,0	Ácido glicólico pH 3,0-4,0	pHs de estabilidade incompatíveis, levando à perda de estabilidade e eficácia.
	Ácido lático, lipoico, mandélico, salicílico, tricloroacético	Ocorre hidrólise do arbutin, anulando o efeito.
Cafeína	Extrato ou tintura de hamamélis	Alteração do aspecto, pois a cafeína pode precipitar na presença de taninos presentes no hamamélis.
Glicosferas de vitamina C	Dióxido de titânio ou óxido de zinco	Os grupamentos catiônicos das glicosferas anulam o efeito dos filtros solares.
Hidroquinona	Peróxido de benzoíla, peróxido de hidrogênio	Alteração de aspecto e perda de atividade, pois favorecem a oxidação da hidroquinona.
Peróxido de benzoíla	Ácido retinoico, álcool, cloranfenicol, hidroquinona, vários óleos e gorduras	Alteração de aspecto e perda de atividade, pois ocorre oxidação.
Sulfeto de selênio	Ácidos em geral, como benzoico, glicólico, salicílico	Formação de gás e alteração de odor. O sulfeto de selênio libera gás sulfídrico (odor forte) em pH menor que 4,0.

(cont.)

Ativo 1	Ativo 2	Incompatibilidade
Ureia	Peróxido de hidrogênio	Liberação de gás e perda de efeito devido à decomposição da ureia e liberação de nitrogênio.
	Agentes alcalinizantes (AMP-95, trietanolamina)	Provoca instabilidade e perda de efeito.
Vitamina E	Peróxido de hidrogênio	Perda da atividade antioxidante.
	Íons metálicos de cobre, ferro e prata	Alteração do aspecto, pois há formação de complexos.

Fracionamento de matérias-primas, diluição de insumos e rotulagem

6

A farmácia com manipulação realiza, rotineiramente, o procedimento de separação de uma certa quantidade de insumo ativo e outra de insumo inerte em quantidades menores, para facilitar sua utilização durante o processo magistral, o que é chamado de fracionamento. Em uma farmácia, quando o farmacêutico faz a aquisição das matérias-primas e dos materiais de embalagem, as quantidades a serem compradas depende de alguns fatores, como tipo de matéria-prima, quantidade convencionalmente utilizada, intervalo de tempo da compra, época do ano, quantidade mínima fornecida pelo distribuidor e preço. Portanto, as quantidades recebidas são muito variáveis, podendo ser da ordem de gramas ou mililitros a quilos ou litros. Você já deve ter visto embalagens de 2 kg ou 5 kg de amido (pó), ou uma bombona de 5 L de álcool ou propilenoglicol, ou um balde de 3 kg de vaselina, ou uma caixa com 100 mil cápsulas ou apenas 50 g de vitamina D_3.

Como as farmácias compram muitos insumos dos fornecedores, em quantidades e embalagens variáveis, torna-se inviável o armazenamento de tudo o que é recebido nas embalagens primárias originais. Então, após terem sido recebidas, conferidas, testadas e aprovadas pelo controle de qualidade, as farmácias optam por fracionar os insumos em quantidades menores, acondicionando em embalagens previamente definidas e com rotulagem padronizada. Quem estabelece a quantidade, o tipo de embalagem e a cor dos rótulos é a própria farmácia, e devem estar descritos em um POP específico; no entanto, algumas informações de rotulagem são exigidas pela Anvisa e pela Polícia Civil e Federal.

Como fracionar matérias-primas

Como vimos, o fracionamento no processo magistral representa a divisão de uma certa quantidade de insumo ativo ou inerte em quantidades menores, visando facilitar o uso e prevenir possíveis contaminações. Desse modo, o manipulador precisa ter alguns cuidados durante a realização do fracionamento, para garantir que a matéria-prima continue íntegra. Entre os cuidados principais estão:

- **Local:** o fracionamento deve ser realizado em local apropriado, que ofereça segurança ao procedimento que está sendo executado, sendo que os pós devem ser fracionados sob sistema de exaustão.
- **Paramentação e higienização das mãos:** o manipulador deve estar corretamente paramentado e ter higienizado as mãos conforme os POPs da empresa.
- **Separação de materiais:** o manipulador precisa separar previamente todos os materiais a serem utilizados como matéria-prima, certificando-se de que foi aprovada pelo controle de qualidade, e como embalagens, utensílios, rótulos e etiquetas complementares (se necessário).
- **Limpeza da embalagem original:** qualquer embalagem, seja de plástico ou vidro, deve, antes de aberta, ser limpa preferencialmente com papel-toalha umedecido com solução hidroalcoólica a 70% p/p, ou 77% v/v, ou outro sanitizante, tomando-se cuidado para não passar a solução sobre o rótulo e apagar ou remover as informações impressas. Também não deve realizar movimentos circulares com o papel-toalha para não espalhar as partículas.
- **Material de embalagem:** a embalagem escolhida para acondicionar a matéria-prima deve estar limpa e ser compatível com o produto e com a quantidade a ser fracionada, além de seguir o que foi padronizado pela farmácia. Algumas empresas optam por colocar a matéria-prima sólida ou semissólida primeiramente em um saco plástico e este dentro de um pote. Os potes normalmente utilizados são de plástico opaco, leitoso ou preto, com capacidade para 1 kg ou 2 kg, e os frascos são de vidro âmbar, sendo que algumas empresas usam tampas coloridas ou outra forma de identificação para facilitar a visualização de determinados tipos ou classes de produtos.

- **Utensílios:** tanto a tesoura como a espátula, ou outro, devem ser limpos e sanitizados com solução hidroalcoólica a 70% p/p, ou 77% v/v, ou outro sanitizante, antes de entrar em contato com o produto.
- **Procedimento:** o fracionamento deve garantir que a matéria-prima seja mantida nas mesmas condições da embalagem original do produto. De acordo com as características individuais de cada matéria-prima, há que se tomar cuidados especiais, e o manipulador precisa, portanto, seguir o procedimento adotado pela empresa em relação a como transferir a matéria-prima para a nova embalagem de acondicionamento. Alguns cuidados dizem respeito, por exemplo, à necessidade, ou não, de homogeneizar previamente a matéria-prima, saber se ela é higroscópica, termolábil ou fotossensível, se é preciso acrescentar sílica-gel ou se é um produto controlado pela Polícia Civil e Federal. Outro cuidado a ser observado refere-se à atenção e organização no momento de transferir o produto, para que não haja perdas ou trocas durante o procedimento ou contaminação cruzada.
- **Rotulagem:** os rótulos das matérias-primas fracionadas devem conter identificação que permita a rastreabilidade desde a sua origem. O manipulador, portanto, precisa ficar atento e confirmar se as informações que foram impressas no rótulo a ser fixado na embalagem condizem com as informações constantes no rótulo original do produto (fornecedor) e se estão legíveis. Também deve verificar a necessidade de colocar alguma informação adicional ou etiqueta complementar, como uso interno ou externo, alguma identificação visual para vencimento próximo, ou outra que se fizer necessária. As matérias-primas termolábeis devem ser identificadas com os dizeres "manter em geladeira" ou "manter sob temperatura de 2 °C a 8 °C". As informações mínimas exigidas pela Anvisa para a rotulagem das matérias-primas estão ilustradas na figura 6.1.

Logomarca Farmácia	Denominação do produto (em DCB, DCI ou CAS)	Código de referência interno (quando aplicável)	XXXXXXXX
Nº do lote (atribuído pelo fornecedor)	XXXXXXXX	Nº do lote interno (dado no recebimento do produto, caso aplicável)	XXXXXXXX
Fornecedor	XXXXXXXX	Teor e/ou potência (quando couber)	XXXXXXXXX
Data de fabricação __/__/__	Prazo de validade __/__/__	Data de reanálise (quando couber) __/__/__	*Status* interno Aprovado
Condições de armazenamento e advertência (quando necessário)			
Identificação da Farmácia			

FIGURA 6.1 Modelo de rótulo para fracionamento da matérias-primas.
Fonte: elaborada pelos autores com base em informações da Anvisa.

Os produtos corrosivos, inflamáveis e explosivos devem ser identificados com os símbolos da ABNT/NBR 7500, conforme a figura 6.2.

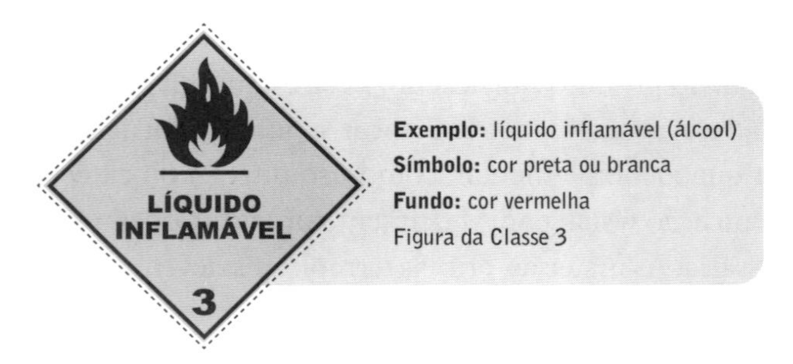

FIGURA 6.2. Exemplo de pictograma e legenda informativa.
Fonte: ABNT/NBR 7500.

O Exército, a Polícia Federal e a Polícia Civil possuem normas específicas para fiscalização, registros/licenças e movimentações de alguns produtos químicos, que são chamados de controlados. Quais substâncias e quais quantidades são controladas depende do órgão. Por exemplo, a Polícia Civil exige o *certificado de vistoria* e o *alvará* para produtos controlados, mas a quantidade não é controlada, ou seja, se a farmácia tiver 1 g ou 1.000 g isso não importa; o que ela precisa é ter os documentos específicos, e as substâncias, devem ser devidamente identificadas e ter suas movimentações declaradas em *mapas trimestrais*. Entre as substâncias estão glicerina, BHT, bicarbonato de sódio, solução tampão pH 4, entre muitas outras. Ou seja, em fracionamento de produtos controlados, os rótulos devem ter informações específicas, conforme a figura 6.3.

Nome do produto controlado		Lote do fabricante	Lote interno
Data de fabricação	Data da validade (do fabricante)	Fornecedor	Quantidade
Data do fracionamento	Pictogramas (símbolos de advertência) coloridos.[1]		
	Explosivo	Inflamável	Oxidante
	Gás sob pressão	Tóxico	Corrosivo
	Perigo	Cuidado	Poluente

FIGURA 6.3. Modelo de rótulo de fracionamento para produtos controlados pelo exército e polícias federal e civil.
Fonte: elaborada pelos autores com base em informações presentes nas normas de produtos controlados da Polícia Civil e na norma ABNT NBR nº 14725-3/2012.

- **Armazenamento:** a matéria-prima, depois de fracionada, deve ser armazenada no respectivo laboratório onde será utilizada, mantida

1 Pictogramas segundo a norma ABNT NBR nº 14.725-3, 3ª ed., 2017. Disponível em: https://www.abntcatalogo.com.br/norma.aspx?ID=374798. Acesso em: 12 mar. 2019.

afastada de piso, paredes e teto, com espaçamento apropriado que permita a limpeza e a inspeção, preferencialmente dentro de armários ou em prateleiras devidamente identificadas, respeitando a divisão e o ordenamento proposto pela empresa e exigências específicas de acordo com a classe a que pertence e regras das Polícias Federal e Civil. As matérias-primas que forem termolábeis devem ser armazenadas no refrigerador com controle de temperatura e as fotossensíveis em local com baixa luminosidade. Recomenda-se também que as matérias-primas sólidas sejam armazenadas na parte superior e as líquidas na parte inferior nos armários. Os produtos corrosivos, inflamáveis e explosivos devem ser armazenados longe de fontes de calor e de materiais que provoquem faíscas. Dependendo da quantidade de álcool etílico que a farmácia armazene, é preciso ter um armário corta-fogo, conforme consta na NR 20. Alguns produtos controlados pela Polícia Civil, como ácidos e bases fortes no estado líquido, devido à reatividade, devem ser armazenados separadamente e em armários fechados, como o ácido nítrico ou o hidróxido de amônio. As substâncias sujeitas a controle especial devem ser armazenadas em armário trancado, que esteja identificado com os seguintes dizeres: "armário ou prateleira para guarda de substâncias controladas pela Portaria SVS/MS nº 344/1998 e suas atualizações". Os hormônios, antibióticos e citostáticos devem ser armazenados em local distinto das demais matérias-primas e de acesso restrito, preferencialmente sob a guarda do farmacêutico, devendo ser identificados por classe terapêutica para facilitar o reconhecimento de qual cabine[2] será usada para a manipulação.

LEMBRE-SE:
Para facilitar a pesagem das matérias-primas em um processo de inventário, sugere-se que o manipulador, ao fracionar, cole uma etiqueta na embalagem de fracionamento contendo a informação sobre o peso apenas da embalagem, permitindo que seja descontado da massa total pesada, obtendo, assim, apenas a massa do insumo.

- **Registros:** recomenda-se que a farmácia tenha um registro dos fracionamentos realizados por meio de uma planilha ou outro

2 A norma da Anvisa RDC 67/2007 exige que a manipulação de hormônios, antibióticos e citostáticos seja realizada em salas de manipulação dedicadas exclusivamente a isso. No mercado, as empresas chamam essas salas de cabine dedicada.

sistema que permita a rastreabilidade do que está sendo realizado na empresa, especialmente dos produtos controlados, assim como deve haver registros dos controles de temperatura realizados.

Diluição de insumos ativos e rotulagem

Algumas matérias-primas são prescritas em concentrações muito baixas, da ordem de microgramas (como o hormônio T4); outras precisam ser diluídas na farmácia para garantir a sua estabilidade, como é o caso de substâncias muito higroscópicas (como a kava-kava) ou deliquescentes (como a heparina sódica), que precisam de um agente absorvente; outras, ainda, são diluídas para permitir a veiculação de ativos líquidos em formas farmacêuticas sólidas (como extratos, tinturas, óleos). Em todos esses casos, o manipulador terá que pesar uma dada quantidade do ativo e uma certa quantidade de excipiente, ou mistura de excipientes, que está em quantidade superior à do ativo, de acordo com a diluição a ser aplicada.

Imagine que entrou uma ordem de manipulação que pede o preparo de 30 cápsulas de levotiroxina (T4) – 38 mcg. Nessa concentração, você terá que pesar 1.140 mcg do ativo para fazer as 30 cápsulas. Como a balança pesa em gramas, fazendo a conversão de unidades, você terá que pesar 0,00114 g do ativo, ou seja, 5 casas após a vírgula. A balança analítica pesa apenas 4 casas (0,0011 g), não sendo possível obter exatamente a massa necessária. Se for utilizar a balança semianalítica, conseguirá pesar apenas 3 casas, ou seja, 0,001 g. E se for colocado um pouquinho a mais, já poderá causar problemas para o cliente, especialmente se o ativo for uma substância de baixo índice terapêutico. Nesse caso, para garantir a quantidade exata a ser pesada, será necessário usar o ativo na forma diluída e fazer o cálculo matemático da quantidade necessária de acordo com a diluição aplicada (fator de correção). Supondo que o T4 foi diluído a 1:1.000 em fosfato de cálcio dibásico, a massa que deverá ser pesada é 1,14 g (0,00114 X 1.000), quantidade mais segura, mais fácil de manusear e que permite usar qualquer uma das balanças de precisão (analítica = 1,1400 g ou semianalítica = 1,140 g).

As farmácias normalmente preparam os ativos nas diluições 1:10, 1:100, 1:1.000, 1:10.000, sendo que a escolha do fator de diluição depende da concentração usual de ativo prescrita. Acompanhe alguns exemplos da tabela 6.1.

TABELA 6.1. Sugestão de diluição de acordo com a concentração usual do fármaco.

Concentração prescrita (mg)	**Diluição sugerida**	**Fator de correção (FC)**	**Quantidade a ser pesada (g)**	**Exemplo de ativo**	**Excipiente**
Até 0,01 mg = 10 mcg ou 0,00001 g	1:10.000	10.000	0,00001 X 10.000 = 0,1 g	T4 – 50 mcg	Fosfato de cálcio dibásico ou outro
De 0,01 a 0,1mg = 0,0001 g	1:1.000	1.000	0,0001 X 1.000 = 0,1 g	Thiomucase 400 UTR	Lactose
De 0,1 a 1 mg = 0,001 g	1:100	100	0,001 X 100 = 0,1 g	Colchicina 0,6 mg	Lactose, amido, estearato de magnésio
De 1 a 10 mg = 0,01 g	1:10	10	0,01 X 10 = 0,1 g	Alprazolam 2 mg	Aerosil®1% + talco 30% + amido qsp 100%

Como vimos, certas diluições requerem uma quantidade muito pequena de ativo (1 g em 1.000 g de excipiente ou mais), sendo necessário aplicar um método específico para diluir o ativo e ter certeza da sua uniformidade em toda a mistura. Esse método é denominado *diluição geométrica*. Além desse método, outras questões devem ser consideradas quando se misturam dois ou mais pós:

- **Tamanhos de partículas diferentes:** os pós não têm o mesmo tamanho de partícula, o que faz com que as menores caiam entre os espaços vazios das partículas maiores, causando a separação da mistura, e as partículas maiores tendem a ter uma energia cinética maior, deslocando-se a distâncias maiores antes de atingir o estado de repouso, ficando nas extremidades da mistura.

- **Densidades diferentes:** os pós apresentam densidades diferentes, sendo que as substâncias de maior densidade tendem a se deslocar para baixo, ainda que os tamanhos das partículas sejam iguais, ou seja, as mais pesadas descem e as mais leves ficam por cima. A densidade aparente do amido é 0,500 g/cm^3, do paracetamol 0,568 g/cm^3 e do estearato de magnésio, 1,09 g/cm^3.
- **Formato das partículas:** as partículas esféricas são as que possuem melhores características de fluxo e, por isso, são as mais fáceis de serem misturadas. Partículas irregulares ou de forma acicular podem sofrer entrelaçamento, diminuindo a tendência à separação da mistura pronta.

Para facilitar a visualização da homogeneidade da mistura de pós brancos ou de cores muito parecidas, recomenda-se a adição de pequena quantidade de corante alimentício (em pó ou líquido) na proporção de 0,1% a 0,5% do peso total da mistura, ou o uso de vitamina B2, que é amarela; ácido fólico, que é amarelo; ou carvão ativo, que é preto.

A diluição geométrica é um método utilizado para misturar pós que estão em diferentes proporções, por meio da adição sequencial de volumes aproximadamente iguais da substância ativa e dos excipientes em um gral, visando obter uma mistura mais homogênea. Esse método pode ser utilizado para a diluição de ativos ou como parte do processo de homogeneização que antecede a encapsulação, evitando variação da quantidade de princípio ativo presente nas cápsulas.

A diluição geométrica deve ser realizada da seguinte forma:

- Separar as matérias-primas (ativo, excipiente e corante) e os materiais a serem utilizados (papel de pesagem, espátula, gral de porcelana ou de vidro e pistilo).
- Verificar as condições de limpeza da bancada e o funcionamento e limpeza da balança semianalítica ou analítica (para pesar o ativo, dependendo da quantidade).
- Pesar as quantidades necessárias do ativo, do excipiente e do corante (caso utilize em pó). Caso seja necessário, fazer dupla checagem da pesagem (manipulador e farmacêutico).

- Adicionar no gral uma quantidade de excipiente (em peso ou volume) semelhante à quantidade do ativo pesado, e triturar com o pistilo para tapar os poros do gral. Em seguida raspar o pó do excipiente aderido às laterais do gral com auxílio de uma espátula.
- Após ter preparado o gral com a primeira parte do excipiente, adicionar a quantidade total do ativo sobre o excipiente contido no gral, mais o corante, e triturar com o pistilo até homogeneizar. Raspar a lateral do gral e o pistilo com uma espátula.
- Adicionar mais uma quantidade de excipiente, igual ao volume ou peso do homogeneizado, e triturar com o pistilo até homogeneizar. Raspar a lateral do gral e o pistilo com uma espátula.
- Ir adicionando o excipiente em volumes ou pesos iguais às quantidades do homogeneizado, triturar com o pistilo até homogeneizar. Raspar a lateral do gral e o pistilo com uma espátula.
- Repetir a adição de excipiente até que termine a quantidade total pesada, sempre triturando com pistilo até homogeneizar e raspando as paredes do gral e o pistilo com uma espátula.
- Envasar a diluição em frasco adequado, rotular e armazenar em local especificado pela farmácia.

Para preparar 1.000 g de um diluído na proporção 1:100 (1 ativo + 99 inerte), serão necessários 10 g do ativo e 990 g de excipiente, a ser manipulado conforme figura 6.4.

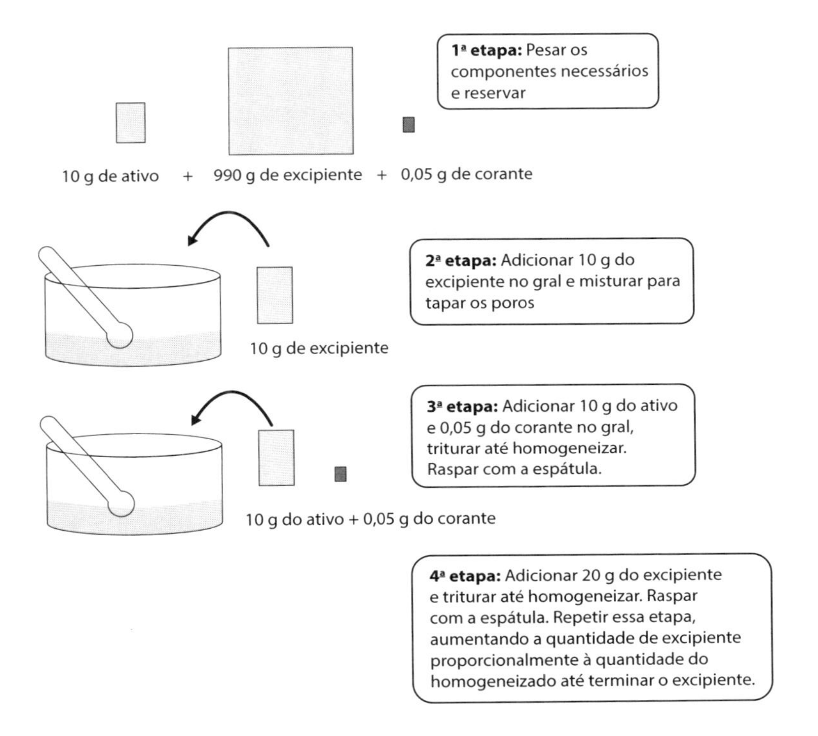

FIGURA 6.4. Diluição geométrica.

Quantidades a serem adicionadas ao gral:

- 10 g (excipiente no gral) + **10 g** (ativo) = 20 gramas de pó homogeneizado (mistura);
- 20 g (mistura no gral) + **20 g** (excipiente) = 40 gramas de pó homogeneizado (mistura);
- 40 g (mistura no gral) + **40 g** (excipiente) = 80 gramas de pó homogeneizado (mistura);
- 80 g (mistura no gral) + **80 g** (excipiente) = 160 gramas de pó homogeneizado (mistura);
- 160 g (mistura no gral) + **160 g** (excipiente) = 320 gramas de pó homogeneizado (mistura);
- 320 g (mistura no gral) + **320 g** (excipiente) = 640 gramas de pó homogeneizado (mistura);
- 640 g (mistura no gral) + **360 g** (excipiente) = 1.000 gramas de pó homogeneizado (mistura).

As diluições mais utilizadas estão descritas na tabela 6.2.

TABELA 6.2. Sugestões de massa de ativo e de excipiente a serem pesados, de acordo com a diluição.

Diluição	**Massas a serem pesadas**	**Massas a serem pesadas para preparar 100 g**
1:10	1 g ativo + 9 g excipiente	10 g ativo + 90g excipiente
1:100	1 g ativo + 99 g excipiente	1 g ativo + 99g excipiente
1:1.000	1 g ativo + 999 g excipiente	0,1 g ativo + 99,9g excipiente
1:10.000	1 g ativo + 9.999 g excipiente	0,01 g ativo + 99,99g excipiente

As substâncias submetidas a processo de diluição (denominado *diluído*) devem estar claramente identificadas (figura 6.5), especialmente as de baixo índice terapêutico, com as informações conforme o exemplo abaixo:

"SUBSTÂNCIA DILUÍDA"
Nome da substância: ________
Fator de diluição: 1/1.000
Fator de correção: FC = 1.000

FIGURA 6.5. Exemplo de rótulo de produto diluído.

As substâncias que requerem diluição, mas que por algum motivo ainda não foram diluídas, são denominadas *concentrado*, e devem ter rótulo com as informações conforme a figura 6.6.

ATENÇÃO! CONCENTRADO
ESTA SUBSTÂNCIA SOMENTE DEVE
SER UTILIZADA QUANDO DILUÍDA.

FIGURA 6.6. Exemplo de rótulo de identificação para produto concentrado.

Recomenda-se que tanto os rótulos dos concentrados quanto dos diluídos tenham cores diferentes, ou outra forma de identificação visual para evitar a troca de um com o outro.

O armazenamento dos ativos diluídos, especialmente o das substâncias de baixo índice terapêutico, deve ser realizado em local distinto das matérias-primas de origem (concentrado), claramente identificadas conforme modelos de rótulos já apresentados, com acesso restrito, sendo que a guarda desses insumos deve ficar sob a responsabilidade do farmacêutico.

Para que a farmácia tenha segurança na diluição geométrica que está sendo manipulada, recomenda-se que seja realizado o teste de controle de qualidade chamado de "teor". Esse teste deve ser aplicado, no mínimo, a um diluído preparado a cada três meses, obedecendo à técnica de amostragem recomendada pela RDC nº 67/2007. Dessa forma, poderá verificar a homogeneidade do insumo diluído e avaliar a exatidão da diluição, ou seja, certificar-se de que a técnica de diluição está alcançando o objetivo desejado. Esse teste representa um indicador do grau de homogeneização do ativo no excipiente padrão.

7

Manipulação de bases galênicas, medicamentos e cosméticos na forma líquida

A escolha da forma farmacêutica mais apropriada para um medicamento ou cosmético deve considerar a eficácia e a segurança do produto, e ser adequada à via de administração indicada pelo prescritor ou solicitada pelo cliente.

As preparações líquidas mais prescritas são as soluções orais, xaropes, elixires, extratos e tinturas, que têm a finalidade de obtenção dos efeitos sistêmicos dos ativos, enquanto os xampus e as soluções tópicas são destinados à aplicação externa (tópica).

Essas preparações permitem a adequação da dose por meio do fracionamento de volumes (uso oral) e são de fácil deglutição e/ou aplicação. No entanto, necessitam da utilização de conservantes para evitar o crescimento microbiano e correção das características organolépticas.

Para a manipulação de medicamentos e cosméticos na forma líquida, é preciso observar duas condições: a solubilidade e compatibilidade do ativo em relação ao veículo ou base, e realizar as operações farmacotécnicas adequadas para solubilizar e/ou incorporar o ativo. Após a realização dessas operações, se o ativo não for incorporado à base, provavelmente será necessário mudar a forma farmacêutica.

Operações farmacotécnicas aplicadas à manipulação de formas líquidas

LEMBRE-SE:

O manipulador, antes de iniciar o preparo de qualquer manipulação, deve verificar os seguintes itens:

- O ativo precisa ser corrigido (aplicação de fator de correção, equivalência, umidade)?
- Precisa ser triturado?
- Em qual veículo e condições se solubiliza?
- É compatível com a base?
- Qual o pH de estabilidade?

Na manipulação de um medicamento ou cosmético, vários fatores podem influenciar na dissolução do ativo no veículo adequado, entre eles destacam-se a solubilidade e o tamanho da partícula. Para garantir a correta incorporação do ativo, é necessário que o manipulador realize as operações farmacotécnicas de acordo com a forma farmacêutica ou cosmética manipulada e particularidades dos ativos e adjuvantes presentes nas fórmulas. As principais operações são descritas a seguir.

- **Pesagem:** operação utilizada para medição da massa de uma determinada substância líquida, semissólida ou sólida com o auxílio de uma balança, que pode ser analítica ou semianalítica.
- **Medição de volume:** operação destinada a coletar uma certa quantidade de matéria-prima líquida, utilizando vidrarias com capacidade e exatidão adequadas ao que se pretende. É realizada com o uso de vidrarias como a proveta, a pipeta ou o cálice graduado.
- **Aferição de volume:** processo utilizado para acertar exatamente o volume que precisa. É realizado com o uso de vidrarias como a proveta ou o cálice graduado.
- **Agitação:** movimento irregular repetido com a finalidade de homogeneização ou dispersão das partículas presentes na forma farmacêutica.
- **Aquecimento:** operação que objetiva a elevação da temperatura do meio, com a finalidade de melhorar a solubilização do insumo na base, forma farmacêutica ou cosmética. Por exemplo, para incorporação do metilparabeno em água, ela precisa estar quente.

Utiliza-se a placa ou chapa aquecedora e vidrarias que suportam temperatura, como o béquer.

- **Dissolução:** operação que envolve a desagregação de uma substância sólida em um líquido, resultando em uma única fase homogênea, chamada *solução*. Uma dissolução completa ocorre quando o solvente, em proporção adequada, é capaz de dissolver totalmente a substância. Para a completa dissolução de alguns insumos é necessário utilizar um cossolvente ou aquecimento. Por exemplo, o xarope simples possui 85% de sacarose, para a solubilização completa faz-se necessário aquecer a mistura, pois a frio essa quantidade de sacarose não solubiliza em água.
- **Homogeneização:** operação utilizada para misturar duas ou mais substâncias de maneira a torná-las o mais estável possível e com uma só fase (homogênea).
- **Pulverização:** operação que consiste na trituração de um sólido até que se torne pó fino, utilizando o gral (almofariz) e o pistilo. Podem ser classificadas segundo o grau de fineza do pó, como:
    - *contusão*: operação que visa submeter o produto a repetidos choques contra uma superfície dura, obtendo um pó mais grosso e irregular. Utilizado em matérias-primas vegetais para obtenção da planta rasurada e na preparação de soluções extrativas.
    - *trituração*: operação que consiste em comprimir o material contra a parede do gral, obtendo um pó mais fino. Utilizado em matérias-primas com uma granulometria alta que precisam ser reduzidas, como o omeprazol, que vem na forma de pellet e, em alguns casos, precisa ser triturado até tornar-se pó fino. A diminuição do tamanho da partícula favorece a solubilização.
    - *levigação*: operação que consiste na trituração para obtenção de pó finíssimo e em alguns casos adicionado de um líquido para suspensão. Técnica utilizada com o omeprazol, que após ser triturado precisa ser levigado com um agente molhante, como a glicerina.
- **Filtração:** operação física de separação de misturas heterogêneas do tipo sólido-líquido por meio de um material poroso (papel de filtro,

LEMBRE-SE:

Durante a pulverização, é preciso ficar atento à presença de umidade na substância triturada, por isso o manipulador deve utilizar vidrarias completamente secas.

gaze ou algodão) para reter as partículas sólidas. Pode ser classificada como filtração simples, em que a gravidade é a força que faz o líquido passar pelo filtro, como a filtração do café; e a filtração a vácuo, em que o vácuo acelera a passagem do líquido pelo papel de filtro.

- A aparelhagem utilizada para a filtração simples é um suporte universal, em que o funil é apoiado em uma argola de aço, conectada ao suporte, e o papel de filtro apoia-se no funil, conforme figura 7.1.

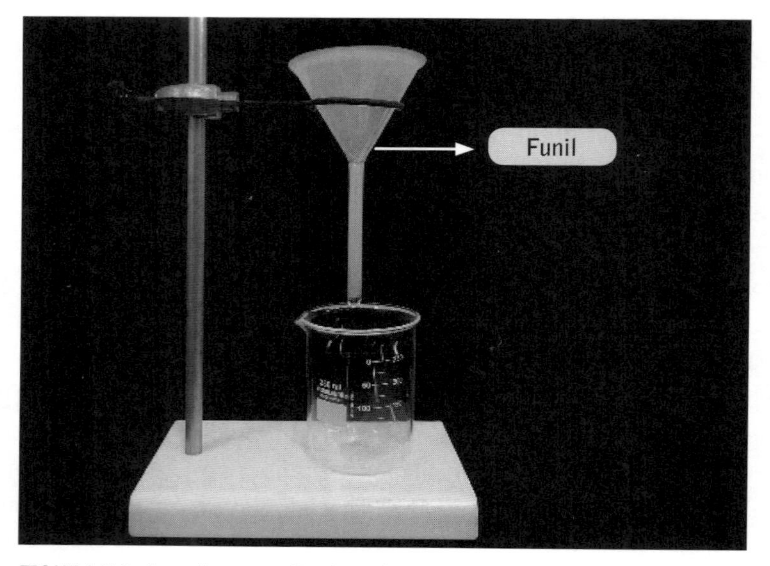

FIGURA 7.1. Aparelhagem utilizada na filtração simples.
Fonte: arquivo pessoal dos autores.

Calculando a quantidade de insumos para a manipulação de formas líquidas

A maioria das prescrições indicam as concentrações dos ativos e dos demais componentes da fórmula em percentual, ou em outra unidade diferente do grama, como miligrama ou micrograma, sendo o veículo colocado ao final, para completar o volume total da fórmula, ou em "quantidade suficiente para" (qsp). Em algumas prescrições, o ativo pode vir expresso em forma de dose (mg/mL, mg/100 mL, ppm).

Alguns ativos, por serem comercializados em concentrações inferiores a 100%, necessitam de correção do teor, conhecida como *fator de correção (FC)*; outros apresentam teor de umidade, que também precisa ser corrigido; e outros ainda têm água de hidratação ligada à molécula do ativo, sendo necessário aplicar *fator de equivalência (FEq)*.

A seguir são apresentados alguns exemplos de cálculos usados na manipulação de formas líquidas.

Conversão de unidades

Os medicamentos podem ser prescritos em miligrama (mg) ou micrograma (mcg), mas a balança utiliza a unidade de medida grama (g); por isso, o manipulador precisa saber como fazer a conversão de unidades, conforme ilustrado na figura 7.2.

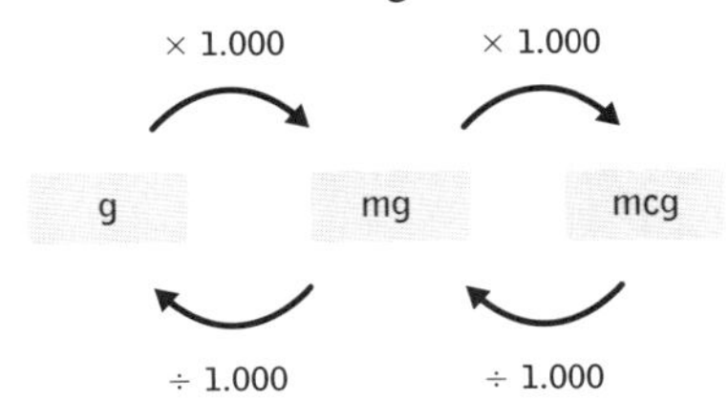

FIGURA 7.2. Conversão de unidades g, mg e mcg.

Vejamos um exemplo: quantos gramas equivalem a 100 mg?

Para conversão de mg para g: => ÷ **1.000**.

Então: 100 mg ÷ 1.000 = 0,1 g.

Desse modo, basta usar a tábua de conversão e caminhar da unidade de medida de massa que se tem para a qual se quer obter, sempre multiplicando ou dividindo por 1.000 a cada passo.[1]

Porcentagem

A porcentagem representa uma razão de base 100. Na farmácia com manipulação é muito comum as unidades de concentração **% p/v**; **% v/v**; **% v/p** ou **mg %**. Vejamos dois exemplos.

---

1 É importante lembrar que o ponto da calculadora representa a vírgula e, para registrar o número 1.000 (um mil) em uma operação matemática, o manipulador não deve acionar o ponto, pois o número muda para 1,000 (um) na calculadora, sendo mil vezes menor do que o número que deveria ser calculado. Para que o cálculo esteja correto, o número precisa ser inserido sem o ponto na calculadora, ou seja = 1000.

PORCENTAGEM PESO POR VOLUME (% P/V):

Essa porcentagem representa a quantidade de soluto, em g, presente em 100 mL de solução.

- Para preparar 30 mL de uma solução de ácido cítrico 25%, quantos gramas de ácido cítrico são necessários?

  Solução de ácido cítrico 25 % => 25 g em 100 mL, então:

25 g —— 100 mL
X g —— 30 mL

$100 \times X = 30 \times 25 \longrightarrow 100 \times X = 750 \longrightarrow X = 750 \div 100 \longrightarrow \mathbf{X = 7{,}5\ g}$

PORCENTAGEM VOLUME POR VOLUME (% V/V):

Essa porcentagem representa a quantidade de uma matéria-prima, em mL, presente em 100 mL de uma preparação.

- Para preparar 50 mL de xampu de jaborandi 10% quantos mililitros do extrato de jaborandi são necessários?

10 mL —— 100 mL
X mL —— 50 mL

$100 \times X = 50 \times 10 \longrightarrow 100 \times X = 500 \longrightarrow X = 500 \div 100 \longrightarrow \mathbf{X = 5\ mL}$

Diluição

Diluição é a adição de um solvente a um dado soluto, o que faz diminuir a concentração do soluto e aumentar o volume, mantendo a massa inalterada. Na farmácia é muito comum termos que diluir uma dada substância ou solução mais concentrada transformando-a em uma mais diluída. Também podemos tornar uma solução diluída em concentrada; no entanto, haverá a necessidade de colocar mais soluto (massa). Vejamos o exemplo:

▶ Quantos mililitros de etanol e água são necessários para preparar 100 mL de solução hidroalcoólica a 77%, utilizando álcool a 96%?

Ci × Vi = Cf × Vf

Ci = concentração inicial

Vi = volume inicial (mL ou L)

Cf = concentração final

Vf = volume final (mL ou L)

SUBSTITUINDO, TEMOS:

96% x Vi (mL) = 77% x 100 (mL)

96 x Vi = 77 x 100

Vi = 77 x 100 ÷ 96

Vi = 80,2 mL de etanol 96 % + 19,8 mL de água purificada (100 – 80,2).

Cálculo do veículo/excipiente (qsp)

Na farmacotécnica, as fórmulas líquidas, semissólidas e algumas sólidas são complementadas com um dado veículo/excipiente ou base discriminados como qsp (seguido de uma dada quantidade), ou seja, a quantidade total que é necessária para complementar o volume ou massa solicitados. Vejamos o exemplo abaixo:

▶ Que quantidade de água será utilizada na fórmula da solução de ácido cítrico a seguir?

Fórmula:

Componentes	Quantidade
Ácido cítrico	7,5 g
Metilparabeno	0,6 g
Água purificada	qsp 30 mL

qsp = quantidade suficiente para; portanto, o cálculo é:

qsp = (total da fórmula) – (soma das matérias-primas)

qsp = 30 – (7,5 + 0,6)

qsp = 30 – 7,56

qsp = 21,9mL

Cálculo por dose

As dosagens dos medicamentos podem ser escritas em percentual, como foi citado anteriormente, e na forma de dose, em que o prescritor determina uma massa de ativo para um volume específico do veículo, como no xarope de furosemida 5 mg/5 mL. Exemplo:

- Quantos gramas de furosemida são necessários para preparar 30 mL de um xarope de furosemida na concentração 5 mg/5 mL?

Fórmula:

Componentes	**Concentração**
Furosemida	5 mg/5 mL
Solução de NaOH 20 %	qs (pH 8 a 9,5)
Flavorizante	qs
Xarope *sugar free*	qsp 30 mL

Furosemida: 5 mg/5 mL

5 mg → 5 mL
X mg → 30 mL

$5 \times X = 30 \times 5 \longrightarrow 5 \times X = 150 \longrightarrow X = 150 \div 5 \longrightarrow X = 30 \text{ mg}$

Em gramas, basta converter de mg para g, ou seja ÷ 1.000 = 0,03 g

Além do cálculo aplicado em relação à concentração solicitada, é necessário observar se a furosemida tem fator de correção (FC) de teor e de umidade, que devem ser verificados no certificado de análise do lote utilizado. Também é importante consultar o fator de equivalência (FEq) do sal que está em uso (cloridrato, fumarato): se for igual a 1, não necessita aplicar nenhum cálculo específico; se for diferente de 1, deve-se multiplicar o resultado obtido pelo respectivo fator encontrado. Outra condição a ser considerada é que, dependendo da densidade aparente dos pós utilizados, o volume pode ser alterado.

CÁLCULO DO FATOR DE CORREÇÃO DO TEOR

- Informação do certificado de análise: teor = 93%

  FC = 100 ÷ teor

  FC = 100 ÷ 93 = 1,07

Para pesar: 0,03 g (massa) x 1,07 (FC) = 0,0321 g

CÁLCULO DO FATOR DE CORREÇÃO DA UMIDADE

- Informação do certificado de análise: umidade = 5%

  FC (umidade) = 100 ÷ (100 – umidade)

  FC = 100 ÷ (100 – 5) = 1,05

  Para pesar: 0,0321 g (massa) x 1,05 (FC) = 0,0337 g

Nesse exemplo, há correção tanto do teor quanto da umidade do ativo furosemida, então a quantidade a ser pesada não é 0,03 g mas, sim, 0,034 g:

0,03 x 1,07 (FC teor) x 1,05 (FC umidade) = 0,0337 g

Como a balança semianalítica pesa 3 casas após a vírgula, deve-se arredondar, respeitando a regra matemática: > 5 aumenta-se 1 casa.

7 > 5 => o número anterior aumenta 1 casa = 4

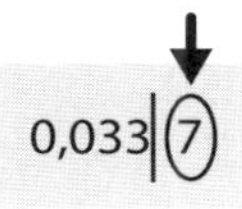

Regra de arredondamento:
< ou = a 5 ---- mantém o número
> 5 ------------ aumenta 1 casa

Cálculo de partes por milhão (ppm)

Parte por milhão é uma unidade de concentração que equivale a uma parte de soluto dissolvido em mil partes da solução (mg/L). Geralmente utilizado na prescrição de fluoreto de sódio. Exemplo:

- Quantos gramas de fluoreto de sódio são necessários para preparar 80 mL de uma solução de fluoreto de sódio a 200 ppm?

Sabe-se que: 200 ppm = 200 mg------------1.000 mL

200 mg ------------ 1.000 mL
X mg ------------ 80 mL

1.000 x X = 200 x 80 ⟶ 1.000 x X = 16.000 ⟶ X = 16.000 ÷ 1.000

X = 16 mg ⟶ em gramas = 0,016 g

Cálculo de densidade

As matérias-primas, quando líquidas, podem ser medidas em volume (mL) ou pesadas em gramas (g), sendo importante o manipulador ficar atento à viscosidade e densidade do líquido. Se a matéria-prima líquida for mais densa que a água, será preciso corrigir a densidade para medir o volume correspondente à massa prescrita, e, se a viscosidade for muito alta, devem-se adotar medidas para que não haja perda de matéria-prima quando medidas em pipetas ou provetas. Vejamos um exemplo:

- Quantos mililitros (mL) de extrato glicólico de hamamélis equivalem a 10 g desse mesmo extrato, sendo sua densidade de 1,25 g/mL?

d = m ÷ v
d = densidade (g/mL)
m = massa (g)
v = volume (mL)

$$d = \frac{m\ (g)}{v\ (mL)}$$

$$1{,}25 = \frac{10}{v} \longrightarrow v = \frac{10}{1{,}25} \longrightarrow \mathbf{v = 8\ mL}$$

Manipulando bases galênicas de uso interno e externo na forma líquida

A manipulação de formas líquidas está atrelada à incorporação dos ativos nas bases galênicas ou dissolução em solventes específicos. Devido ao tempo empregado na manipulação das bases líquidas (xarope, xampu, loção), as farmácias com manipulação preparam previamente uma certa quantidade ou compram de fornecedores qualificados para atender um período de tempo, geralmente de 5 a 15 dias. Por exemplo, a manipulação do xampu de cetoconazol requer, inicialmente, a solubilização do cetoconazol em ácido lático ou solução de ácido cítrico, para, em seguida, ser incorporado no xampu-base que foi preparado ou comprado anteriormente. A adição de corante e essência fica a critério do médico e/ou farmacêutico, mas geralmente a essência é adicionada para melhorar a aceitação do odor, e corante rosa ou azul para proporcionar um aspecto mais agradável. Outro exemplo é o xarope de ácido fólico 1 mg/mL. Esse ácido precisa ser pré-solubilizado em qs de hidróxido de sódio 0,1 M, até pH 8-9, para, em seguida receber o xarope simples ou sorbitol.

Por se tratar do processo de preparo, os manipuladores precisam estar devidamente paramentados, utilizando corretamente os EPIs (avental manga longa, calça, sapato fechado, touca, máscara e luvas), sem adornos (relógio, anel, brincos) e sem maquiagem ou perfume. As bancadas precisam estar devidamente limpas e sanitizadas com solução hidroalcoólica a 77% v/v ou 70% p/p, e as vidrarias têm que estar limpas, secas e segregadas para uso interno e externo. Outras condições importantes são a leitura atenta da ordem de manipulação – para verificação de quais são os componentes presentes na fórmula e suas quantidades – e, conforme a base ou produto a ser manipulado, saber quais são os materiais utilizados (vidrarias e utensílios) para que sejam separados adequadamente. As quantidades estarão especificadas na ordem de manipulação, mas, caso necessário, o manipulador poderá fazer os cálculos, considerando as especificidades dos insumos, como explicado anteriormente. Para exemplificar a manipulação de bases, seguem algumas técnicas de preparo mais detalhadas.

Preparo de xarope-base simples

Fórmula:

Componentes	Concentração	Quantidade	Finalidade
Sacarose	85%	850 g	adjuvante: conservante, agente de viscosidade e edulcorante
Metilparabeno	0,1%	1,0 g	adjuvante: conservante
Água purificada	qsp 100% (1.000 mL)	149,0 g ou mL	veículo

Técnica de preparo

- Separar os componentes da fórmula e os materiais necessários (vidrarias e utensílios).

- Verificar as quantidades necessárias de cada componente presente na ordem de manipulação ou, se necessário, calcular considerando as especificidades dos insumos.
- Pesar a sacarose em um béquer e reservar. Se a sacarose estiver com partículas grandes, transferir para um gral de porcelana, triturar e reservar.
- Medir metade do volume de água purificada correspondente ao volume total da formulação e não ao qsp (± 450 mL), transferir para um béquer e aquecer até aproximadamente 80 °C. Obs.: o aquecimento pode ser realizado em chapa ou placa aquecedora e em banho-maria.
- Solubilizar o metilparabeno na água aquecida.
- Adicionar a sacarose aos poucos, agitando sempre, mas sem deixar ultrapassar a temperatura de 80 °C, a fim de obter uma solução saturada (hipertônica).
- Esperar esfriar, completar o volume com o restante da água purificada.
- Filtrar em gaze.
- Fazer uma inspeção visual ou seguir procedimento de controle de qualidade estabelecido na farmácia e, se estiver aprovado, envasar a frio em frasco de vidro âmbar adequado ao volume manipulado.
- Rotular e preencher os dados necessários na ordem de manipulação.
- Validade praticada: 6 meses.

É importante que o manipulador controle bem a temperatura e não deixe ultrapassar os 80 °C durante o preparo, para evitar a formação de açúcar invertido, o que torna o xarope mais viscoso, escuro e amargo. É adicionado um volume de água superior ao qsp – como se observa na descrição da fórmula, o qsp de água é de 149 g, mas na técnica de preparo temos 450 mL –, isso acontece em virtude de o xarope ser uma solução supersaturada de sacarose e necessita desse volume adicional de água para conseguir solubilizar. É imprescindível que a embalagem para envase seja âmbar ou leitosa para reduzir a incidência de luz e, preferencialmente, de vidro, para evitar a permeação de oxigênio para o interior da embalagem, o que acelera a formação do produto de degradação, e ser devidamente rotulada. Outro cuidado: o xarope não deve ser envasado a quente, pois a condensação da água evaporada na tampa da embalagem pode favorecer o crescimento de fungos e inviabilizar a utilização da base.

Você deve ter observado que o preparo dessa fórmula envolveu várias operações farmacotécnicas, como pesagem, medição e aferição de volume, trituração, aquecimento, solubilização, mistura e filtração. Também envolveu o controle durante o processo e o envase em embalagem de material apropriado. De acordo com a base líquida a ser preparada e dependendo de quais componentes presentes na fórmula, será necessário empregar outras operações farmacotécnicas, além dessas apresentadas.

Preparo de xarope-base *diet*

Fórmula:

Componentes	Concentração	Quantidade	Finalidade
Carboximetilcelulose (CMC)	0,3% Usual: 0,2% a 0,5%	1,5 g	adjuvante: espessante
Metilparabeno	0,15%	0,75 g	adjuvante: conservante
Sorbitol 70 %	25%	125 g (em mL precisa da densidade)	adjuvante: espessante e edulcorante
Água purificada	qsp 100% (500 mL)	372,75 g ou mL(*)	veículo

(*) Se for colocado em volume (mL) pode ser arredondado para 373 mL.

Técnica de preparo

- Pesar a carboximetilcelulose e o metilparabeno, separadamente.
- Medir 185 mL de água em uma proveta e transferir para o béquer.
- Aquecer a água até aproximadamente 50 °C a 70 °C e solubilizar o metilparabeno.
- Ainda sob aquecimento, adicionar o CMC aos poucos, com agitação constante até completa dispersão.

- Transferir a mistura para um cálice, deixar esfriar em temperatura ambiente.
- Transferir o sorbitol 70 % para o cálice contendo a mistura anterior.
- Agitar até homogeneização.
- Completar o volume com água e homogeneizar.
- Fazer uma inspeção visual ou seguir procedimento de controle de qualidade estabelecido na farmácia, e, se estiver aprovado, envasar a frio em frasco de vidro ou de plástico âmbar, adequado para o volume.
- Rotular e preencher os dados necessários na ordem de manipulação.
- Validade praticada: 6 meses.

Nessa manipulação, se a carboximetilcelulose for adicionada à mistura durante a técnica de preparo de maneira rápida, acarretará na formação de grumos, e o tempo de preparo aumentará. Caso o manipulador queira fazer a frio, a CMC é solúvel em água fria, e o metilparabeno em qs de álcool 96 %, no entanto o tempo de preparo também será maior. Para a manipulação do xarope *diet* não se utiliza sacarose, assim não há risco de se formar açúcar invertido, não sendo obrigatório o envase em frasco âmbar.

Preparo de veículo suspensor *sugar-free* USP

Uma boa suspensão deve apresentar como características uma lenta sedimentação e fácil redispersão após agitação; não formar sedimento de difícil redispersão no fundo do frasco (*cake)*; não formar cristais; ter boa viscosidade e estabilidade física, química e microbiológica. Portanto, uma das condições mais importantes é a adequada escolha do agente suspensor, sendo frequentemente utilizados a carboximetilcelulose e a goma xantana, entre outros.

Fórmula:

Componentes	**Concentração**	**Quantidade**	**Finalidade**
Goma xantana	0,2%	0,50 g	adjuvante: agente suspensor
Sacarina sódica	0,2%	0,50 g	adjuvante: edulcorante
Sorbato de potássio	0,15%	0,375 g	adjuvante: conservante

(cont.)

Componentes	Concentração	Quantidade	Finalidade
Ácido cítrico	0,1%	0,25 g	adjuvante: corretivo de pH
Sorbitol pó	2%	5,00 g	adjuvante: edulcorante
Manitol pó	2%	5,00 g	adjuvante: edulcorante
Glicerina bidestilada	2%	5,00 g	adjuvante: agente molhante
Água purificada	qsp 100% (250 mL)	233,4 mL	veículo

Técnica de preparo

- Medir 78 mL de água purificada (1/3 da quantidade total de água), transferir para um béquer e aquecer até 40 °C a 45 °C.
- Adicionar ao béquer, lentamente, a goma xantana e agitar continuamente até completa dispersão.
- Pesar separadamente a sacarina sódica, o sorbato de potássio e o ácido cítrico.
- Transferir para outro béquer 116 mL de água purificada (1/2 do volume total da água) e adicionar a sacarina sódica, o sorbato de potássio e o ácido cítrico, e agitar até homogeneização.
- Aquecer a mistura de pós e água até 40 °C a 45 °C e incorporar o sorbitol, o manitol e a glicerina, agitar até homogeneização.
- Misturar a goma xantana dispersa em água e os demais insumos e agitar até homogeneização.
- Completar o volume com água purificada e misturar bem.
- Fazer uma inspeção visual ou seguir procedimento de controle de qualidade estabelecido na farmácia e, se estiver aprovado, envasar a frio em frasco de vidro ou de plástico âmbar, adequado para o volume.
- Rotular e preencher os dados necessários na ordem de manipulação.
- Validade praticada: 1 ano.

Preparo de xampu-base

Fórmula:

Componentes	Concentração	Quantidade	Finalidade
EDTA	0,1%	1,0 g	adjuvante: quelante
Metilparabeno	0,15%	1,5 g	adjuvante: conservante
Lauril éter sulfato de sódio	25%	250 g	adjuvante: agente de limpeza
Dietanolamina de ácidos graxos de coco	4%	40 g	adjuvante: sobreengordurante
Cocoamidopropilbetaína	4%	40 g	adjuvante: tensoativo anfótero/ estabilizante de espuma/espessante
Solução de cloreto de sódio 25 %	qs	qs	adjuvante: espessante
Solução de ácido cítrico 25 %	qs (pH 4-5)	qs	adjuvante: corretor de pH (acidificante)
Solução de NaOH 20 %	qs	qs	adjuvante: corretor de pH (alcalinizante)
Água purificada	qsp 100% (1.000 mL)	667,5 mL	veículo

Técnica de preparo

- Medir 220 mL da água e transferir para um béquer.
- Pesar o metilparabeno e o EDTA, transferir para o béquer e aquecer até solubilização dos insumos.
- Medir o lauril éter sulfato de sódio (LESS) e transferir para um cálice.
- Medir a dietanolamina de ácidos graxos de coco e transferir para o cálice contendo o LESS.
- Agitar, lentamente, até homogeneizar, e com cuidado para não formar espuma. (Como a dietanolamina é muito viscosa, o mais

recomendado é pesar esse insumo, lembrando que é preciso calcular a massa correspondente ao volume necessário, utilizando os cálculos de densidade).

- Transferir lentamente a água em que foram solubilizados o metilparabeno e o EDTA para o cálice.
- Podem se formar algumas gotículas de óleo dispersas no meio. É importante manter a agitação lenta até a mistura ficar homogênea. Caso seja necessário pode-se adicionar um pouco de água nessa etapa.
- Adicionar a cocoamidopropilbetaína, agitar lentamente até homogeneização.
- Completar o volume com água purificada.
- Adicionar quantidade suficiente de solução de cloreto de sódio 25% para espessar, se necessário.
- Medir o pH. Se necessário, ajustar para 4-5 com a solução de ácido cítrico 25% (para acidificar – reduzir o valor) ou dietanolamina de ácidos graxos de coco (para alcalinizar – elevar o valor).
- Fazer uma inspeção visual ou seguir procedimento de controle de qualidade estabelecido na farmácia e, se estiver aprovado, envasar a frio em frasco de plástico leitoso ou transparente adequado para o volume.
- Rotular e preencher os dados necessários na ordem de manipulação.
- Validade praticada: 1 ano.

Entre os cuidados a serem observados na manipulação da base do xampu-base estão a viscosidade e a formação de espuma; caso a viscosidade não esteja adequada, é necessário adicionar cloreto de sódio, cocoamidopropilbetaína ou outro espessante disponível na farmácia e, se o manipulador agitar vigorosamente, formará muita espuma, o que fará aumentar o tempo de preparo, pois precisará aguardar a dispersão da espuma para espessar o xampu e em seguida fazer o envase.

Incorporando ativos nas bases galênicas

Na farmácia com manipulação um dos processos mais executados é a incorporação de um ou mais princípios ativos em bases medicamentosas ou cosméticas, com o intuito de preparar produtos magistrais e/ou oficinais.

A escolha da base a ser utilizada depende de vários fatores, como local de aplicação, a compatibilidade entre bases e ativos, a desordem cutânea e a aceitação do cliente. Por exemplo, se o médico prescrever hidróxido de alumínio via oral, a base a ser utilizada é a suspensão, devido a pouca ou nenhuma solubilidade desse fármaco em água. As bases manipuladas passam a ser o qsp das fórmulas e são chamadas de veículos.

LEMBRE-SE:
A solubilidade de certas substâncias puras em dadas condições de temperatura e pressão é constante; porém, a velocidade de dissolução depende do tamanho das partículas, do grau de agitação e da viscosidade do meio.

Em um primeiro momento, vamos analisar algumas operações farmacotécnicas gerais, aplicadas na incorporação de ativos em bases galênicas líquidas, como solução, xarope, suspensão, elixir e xampu:

a) Incorporação de ativos sólidos solúveis em bases líquidas.

O manipulador precisa verificar o grau de divisão do ativo, ou seja, o tamanho das partículas, pois, caso seja necessário, deverá triturá-lo com o auxílio de um gral e pistilo, e utilizar a própria base ou água purificada para solubilizá-lo antes da incorporação. Por exemplo, a ranitidina (ativo) é facilmente solúvel em água; se for preciso fazer um xarope com esse ativo, primeiro devem-se calcular os fatores de correção do teor e da umidade (caso necessário) do lote utilizado. Também é preciso verificar e aplicar o fator de equivalência, informação presente em livros especializados ou que pode ser calculado a partir dos dados presentes no certificado de análise. Alguns *softwares* já trazem essas informações em seu banco de dados. Depois disso, tritura-se no gral e, em seguida, solubiliza-se o ativo em qs de xarope ou água purificada, para posteriormente completar o volume com a base e envasar em frasco âmbar, rotular e dispensar.

b) Incorporação de ativos sólidos insolúveis ou parcialmente solúveis em bases líquidas.

Se o ativo for insolúvel, deve-se triturá-lo para reduzir o tamanho da partícula. Caso seja necessário e o ativo permita, deve-se adicionar um cossolvente e agitar até solubilização, para em seguida incorporar na base. Por exemplo, ativos que são ácidos fracos são solúveis em pH alcalino, como a furosemida, sulfonamidas e barbitúricos; já os ativos que são bases fracas se solubilizam mais facilmente em meios ácidos, como o cetoconazol e difenidramina.

c) Incorporação de ativos líquidos solúveis em bases líquidas.

Se o ativo for líquido e facilmente solúvel na base, como a adição de uma tintura ou extrato em xarope ou xampu, deve-se adicionar o ativo diretamente sobre a base e misturar. Se o ativo for imiscível com a base, deve-se verificar a necessidade da correção de pH ou utilização de cossolvente, como álcool etílico e glicerina.

Vejamos alguns exemplos de fórmulas líquidas manipuladas.

Xarope de furosemida 5 mg/5 mL

Fórmula:

Componentes	**Concentração**	**Quantidade**	**Finalidade**
Furosemida	5 mg/5 mL	60 mg = 0,06 g	ativo: diurético/ anti-hipertensivo
Solução de NaOH 20%	qs (pH 8 a 9,5)	qs	adjuvante: corretor de pH
Flavorizante	qs	qs	adjuvante: corretor de sabor e aroma
Xarope *sugar free*	qsp 60 mL	59,94 g	veículo edulcorado

Técnica de preparo

O xarope de furosemida é um exemplo de ativo que é insolúvel na base, sendo necessário ajustar o pH para que se torne solúvel. Como esse xarope é usado por crianças menores de 12 anos, o manipulador deve ficar atendo ao pH, pois pode provocar irritação na mucosa oral. Outra opção é solubilizar a furosemida em tampão fosfato com pH 8 a 9,5.

- Pesar a furosemida, transferir para um cálice e solubilizar em qs de solução de NaOH 20%.
- Adicionar 30 mL de xarope-base *sugar free* e agitar até solubilização completa da furosemida.
- Caso a furosemida precipite, adicionar algumas gotas da solução de NaOH 20% até solubilização completa do ativo.
- Completar, aos poucos, o volume até 60 mL com xarope.
- Agitar até homogeneização.
- Verificar o pH do produto e ajustar entre 8 a 9,5 com solução de NaOH 20%.
- Fazer uma inspeção visual ou seguir procedimento de controle de qualidade estabelecido na farmácia e, se estiver aprovado, envasar em frasco de vidro âmbar ou plástico âmbar ou leitoso, com copo dosador.
- Rotular e preencher os dados necessários na ordem de manipulação.
- Validade praticada: 3 meses.

Xampu anticaspa

Fórmula:

Componentes	Concentração	Quantidade	Finalidade
Cetoconazol	2%	3,0 g	ativo: antifúngico
D-pantenol	0,5%	0,75 g	adjuvante: agente condicionador
Ácido lático	qs (pH 3-4)	qs	adjuvante: corretivo de pH (acidificante)
Solução de NaCl 25 %	qs	qs	adjuvante: espessante
Xampu-base	qsp 100% (150 mL)	146,3 mL	veículo

Técnica de preparo

- Pesar o cetoconazol, transferir para um cálice e solubilizá-lo em qs de ácido lático ou glicólico.
- Adicionar o xampu-base aos poucos até 130 mL.
- Caso o cetoconazol precipite, adicionar solução de ácido lático se necessário.
- Pesar o D-pantenol e adicionar ao xampu, mantendo agitação constante.
- Caso o xampu perca viscosidade, adicionar qs da solução de NaCl 25%.
- Completar o volume para 150 mL com xampu-base.
- Verificar o pH com auxílio do pHmetro ou papel indicador de pH e ajustar entre 3 a 4 com ácido lático, para reduzir, ou solução de NaOH 20%, para aumentar.
- Fazer uma inspeção visual ou seguir procedimento de controle de qualidade estabelecido na farmácia e, se estiver aprovado, envasar em frasco PET leitoso, com tampa *flip-top* ou *disk-top*.
- Rotular e preencher os dados necessários na ordem de manipulação.
- Validade praticada: 3 meses.

A formulação cosmética desse xampu anticaspa utiliza um ativo que é insolúvel na base, sendo necessária a utilização de um corretivo de pH para sua solubilização. Como o cetoconazol é facilmente hidrolisável, alterando sua coloração de transparente para rosa, algumas farmácias ou indústrias usam corante azul ou vermelho para mascarar esse fenômeno de oxidação, que pode ocorrer por um armazenamento inadequado. Por isso o atendente, ao dispensar um xampu contendo cetoconazol, deve orientar o cliente para que não armazene o produto no banheiro ou na cozinha.

Outra informação importante para o manipulador é que, durante o preparo de xampus, a agitação precisa ser moderada, para evitar a formação de espuma. Se houver formação de espuma em abundância, a preparação perderá viscosidade, sendo necessário deixá-la reservada por 24 horas até a eliminação total da espuma. Caso queira fazer o xampu sem aquecimento, pode-se solubilizar o metilparabeno em dietanolamina e, em seguida, adicionar os outros componentes. Pode-se espessar o xampu utilizando polímero em vez de cloreto de sódio.

A hidroxietilcelulose, por exemplo, pode ser utilizada na concentração de 1% a 4% durante o preparo da base, para espessar. Uma outra matéria-prima muito utilizada é o Plantaren 2.000®, que pode ser adicionado no preparo da base, na concentração entre 4% a 12%. Caso o prescritor solicite xampu perolado, deve-se adicionar de 5% a 10% de uma matéria-prima denominada base perolada, após o xampu estar pronto.

Algumas formas líquidas têm percentual de álcool variado, como as tinturas, extratos alcoólicos e elixires. Cada elixir necessita de uma proporção etanol/água para manter todos os componentes dissolvidos, desse modo, nos elixires que contêm substâncias pouco solúveis em água purificada, a proporção de álcool etílico será maior, sendo que a elevação da graduação alcoólica pode promover a diminuição da viscosidade da forma líquida manipulada.

Manipulando formas farmacêuticas diferenciadas na forma líquida

Devido à baixa adesão no uso das formas farmacêuticas tradicionais, as bases farmacêuticas diferenciadas, inovadoras ou *gourmet* estão a cada dia ganhando o mercado – como pastilhas, pirulitos, picolés, sorvetes, chocolates, gomas, óleos trifásicos, entre outras –, sendo utilizadas para administração de fármacos de efeito local ou sistêmico. Por exemplo, as gomas e jujubas são preparações unitárias que contêm um ou mais fármacos que são liberados durante a mastigação. A proposta dessa forma medicamentosa é facilitar a adesão dos pacientes aos tratamentos; no entanto, o uso em crianças deve ser praticado com cautela, para que a criança não associe o uso de medicamentos com algo prazeroso, podendo levá-la à dependência, como a manipulação de ansiolíticos em balas, gomas de mascar ou em tabletes de chocolate. Outro cuidado a ser tomado é em relação à rotulagem, pois algumas dessas formas farmacêuticas diferenciadas não são oficialmente reconhecidas, devendo constar no rótulo uma forma farmacêutica consagrada, como "goma de mascar" em vez de "chiclete", "tablete" em vez de "chocolate", entre outros. A seguir seguem alguns exemplos.

Xarope flavorizado de chocolate ou cacau

Fórmula:

Componentes	Concentração	Quantidade	Finalidade
Chocolate em pó	18%	18,0 g	Adjuvante: flavorizante
Sacarose	50%	50,0 g	adjuvante: edulcorante
Glicose líquida	18%	18,0 g	adjuvante: edulcorante
Glicerina	5%	5,0 g	adjuvante: diluente/ edulcorante
Cloreto de sódio	0,2%	0,2 g	adjuvante: estabilizante
Benzoato de sódio	0,1%	0,1 g	adjuvante: conservante
Vanilina	0,02%	0,02 g	adjuvante: flavorizante
Água purificada	qsp 100 mL	8,7 mL	veículo

Técnica de preparo

- Pesar os componentes da fórmula e reservar.
- Dissolver o cloreto de sódio e o benzoato de sódio em 50 mL de água purificada, aquecida a 85 °C.
- Quando a água purificada atingir 85 °C, desligar o aquecimento, acrescentar a sacarose, a glicose líquida e a glicerina, e manter sob agitação.
- Quando a temperatura reduzir, ligar o aquecimento e acrescentar, aos poucos, o chocolate em pó, mantendo sob agitação.
- Desligar o aquecimento, aguardar a temperatura da mistura baixar até 40 °C, em seguida adicionar a vanilina solubilizada em qs de álcool.
- Fazer uma inspeção visual ou seguir procedimento de controle de qualidade estabelecido na farmácia e, se estiver aprovado, envasar em frasco de vidro ou plástico âmbar.
- Rotular e preencher os dados necessários na ordem de manipulação.
- Validade praticada: 1 ano.

A fórmula acima é um xarope de chocolate que pode ser usado para veicular ativos amargos. É muito importante que o atendente, ao dispensar, oriente o cliente que o produto deve ficar longe do alcance e visão das crianças, pois pode ser confundido com algum doce e consumido em quantidade maior que a prescrita, podendo levar a criança a uma intoxicação medicamentosa.

Melatonina solução sublingual

Fórmula:

Componentes	Concentração	Quantidade	Finalidade
Melatonina	5 mg/mL	0,15 g	ativo: indicado para distúrbios do sono
Glicerina	15%	4,5 mL	adjuvante: edulcorante
Sacarose	5%	1,5 g	adjuvante: edulcorante
Flavorizante	qs	qs	adjuvante: corretivo de sabor e odor
Corante	qs	qs	adjuvante: corretivo de cor
Solução de ácido cítrico 25 % ou solução de NaOH 20 %	qs (pH = 5)	qs	adjuvante: corretivo de pH
Água purificada	15%	4,5 mL	cossolvente
Álcool de cereais	qsp 30 mL	19,35 mL	veículo e conservante

Técnica de preparo

- Pesar a melatonina, transferir para um cálice e solubilizar em 4,5 mL de água purificada.
- Adicionar a sacarose e agitar até solubilização (caso a sacarose esteja em grânulos maiores, pode ser feita a trituração para acelerar o processo de solubilização).
- Pesar a glicerina e transferir para o cálice (lembrar de fazer a correção da massa correspondente ao volume por meio da densidade da glicerina).
- Adicionar o álcool de cereais até completar 30 mL.
- Adicionar o flavorizante e o corante, e agitar até homogeneizar.

- Verificar o pH, caso necessário corrigir até 5, com acidificante ou alcalinizante.
- Fazer uma inspeção visual ou seguir procedimento de controle de qualidade estabelecido na farmácia e, se estiver aprovado, envasar em frasco de vidro âmbar com copo dosador.
- Rotular e preencher os dados necessários na ordem de manipulação.
- Validade praticada: 30 dias.

A fórmula acima é uma solução sublingual de melatonina, indicada para distúrbios do sono. Pode ser manipulada na dosagem de 2 mg/mL a 10 mg/mL, e, geralmente, a posologia indicada é de 1 mL 1 hora antes de dormir. Esta solução é contraindicada para mulheres grávidas. A melatonina também pode ser manipulada em xarope, na mesma concentração da solução sublingual, no entanto a validade muda para 60 dias, em cápsulas, na concentração de 2 mg a 10 mg, e em solução capilar a 0,1% de melatonina, associada a 5% de extrato de ginkgo biloba e 5% de Minoxidil para crescimento capilar.

Controle de qualidade aplicado às formas líquidas

As matérias-primas e os materiais de embalagens devem ser testados antes de serem utilizados na manipulação das fórmulas, assim como as preparações devem ser analisadas durante a realização do processo magistral, para que sejam dispensados aos clientes medicamentos e cosméticos que estejam de acordo com parâmetros previamente estabelecidos, visando a qualidade, segurança e eficácia dos produtos.

A Anvisa preconiza quais são os testes mínimos que devem ser realizados na água purificada, nos insumos e nas formas farmacêuticas e cosméticas manipuladas. A água purificada, por ser uma matéria-prima muito importante e presente nas formulações líquidas e semissólidas, deve passar por testes físico-químicos e microbiológicos todos os meses. Todos os lotes de insumos recebidos devem ser testados, de acordo com sua natureza, incluindo-se aí a observação atenta do certificado de análise do fornecedor. As preparações magistrais e oficinais devem ser testadas de acordo com a forma farmacêutica manipulada.

É importante que a farmácia mantenha registro de todos os testes aplicados e seus respectivos resultados, que podem ser preenchidos na ordem de manipulação ou outro documento especificado pela empresa, como um certificado de análise interno.

No estoque mínimo – que são as bases líquidas manipuladas –, devem ser aplicados os testes de caracteres organolépticos, pH, viscosidade, grau ou teor alcoólico, densidade relativa, volume e pureza microbiológica. Esse último pode ser terceirizado e deve ser realizado por meio de monitoramento, ou seja, deve-se fazer uma análise mensal de pelo menos uma base ou produto acabado manipulado a partir da base galênica. É preciso ainda que seja adotado um sistema de rodízio, considerando o tipo de base, produto e manipulador. Outra exigência é que a farmácia tenha uma amostra de referência de cada lote de base manipulada, em quantidade suficiente para se realizarem duas análises completas, devendo ser armazenada durante quatro meses após o seu vencimento.

A seguir são apresentados os principais testes (análises ou ensaios), estabelecidos pela Anvisa, que devem ser efetuados nas formas farmacêuticas líquidas não estéreis e cosméticos.

- **Descrição**: visa descrever a forma farmacêutica ou cosmética analisada, como solução, xarope, suspensão, elixir.
- **Aspecto**: visa apresentar as características dos produtos como claro, transparente, xaroposo, oleoso, viscoso, límpido, opaco, incolor.

Esses parâmetros são avaliados pela observação do produto após finalizada a manipulação. O manipulador deve anotar o que foi observado na ordem de manipulação. Embora sejam de caráter meramente informativo, se apresentarem alguma não conformidade, será necessário comunicar ao farmacêutico, pois pode ter ocorrido algum problema durante o preparo, como contaminação cruzada.

- **Características organolépticas**: entre os parâmetros avaliados estão aspecto, cor, odor e sabor. Este último é pouco utilizado durante a manipulação dos lotes de produtos, sendo mais indicado no desenvolvimento farmacotécnico para escolha de edulcorantes e flavorizantes. Algumas farmácias realizam o teste de sabor apenas nas bases de xarope e elixir, pois experimentar produtos com ativos pode levar à intoxicação. No teste de cor os termos descritivos utilizados são branco, ou quase branco, alaranjado, azul, róseo, transparente, translúcido, opaco, entre outros. O teste de odor normalmente tem como resultado o termo *característico* ou o termo *inodoro*, mas pode ser vinculado a um odor específico, como *característico – essência capim-limão*.

- **Determinação do pH**: esse teste indica a acidez, neutralidade ou alcalinidade da matéria-prima ou do produto semiacabado ou acabado. Pode ser determinado por meio do papel indicador de pH, bastante utilizado em farmácias com manipulação, devido à praticidade e rapidez do teste. No entanto esse papel indicador fornece como resultados valores aproximados entre 0 e 14, representados como intervalos de números inteiros (entre 5 e 6, por exemplo), devido à correlação de cores analisada entre a fita que foi imersa na forma líquida e a legenda presente na escala. Uma forma mais exata de verificar o pH é por meio de um equipamento denominado pHmetro ou peagômetro de bancada, que permite leituras mais exatas, na faixa de duas casas após a vírgula, como 7,15. No entanto, dependendo da viscosidade da amostra, é necessário preparar uma solução na concentração de 1% ou 10% em água purificada. Outro ponto a ser verificado é que esse equipamento necessita de calibração inicial.
- **Peso ou volume antes do envase**: a massa ou o volume devem ser verificados antes do envase, e o manipulador deve anotar os valores obtidos na ordem de manipulação. Caso a quantidade obtida seja inferior à solicitada, será preciso manipular a quantidade faltante da fórmula completa e não apenas adicionar a base ao produto até completar o volume ou a massa, pois isso faria diminui todos os componentes presentes no produto, incluindo o ativo.

Rotulagem

A rotulagem das bases e dos medicamentos manipulados é um item obrigatório, segundo a Resolução RDC nº 67/2007, pois permite a rastreabilidade do produto e fornece informações importantes para os manipuladores e para o cliente, como posologia e concentração dos ativos.

Os rótulos das bases devem conter, no mínimo, a identificação do produto, a data da manipulação, o número do lote, a quantidade e o prazo de validade. Os rótulos das preparações magistrais e oficinais devem conter informações mínimas estabelecidas pela Anvisa. Na figura 7.3, temos um exemplo de rótulo de preparação magistral.

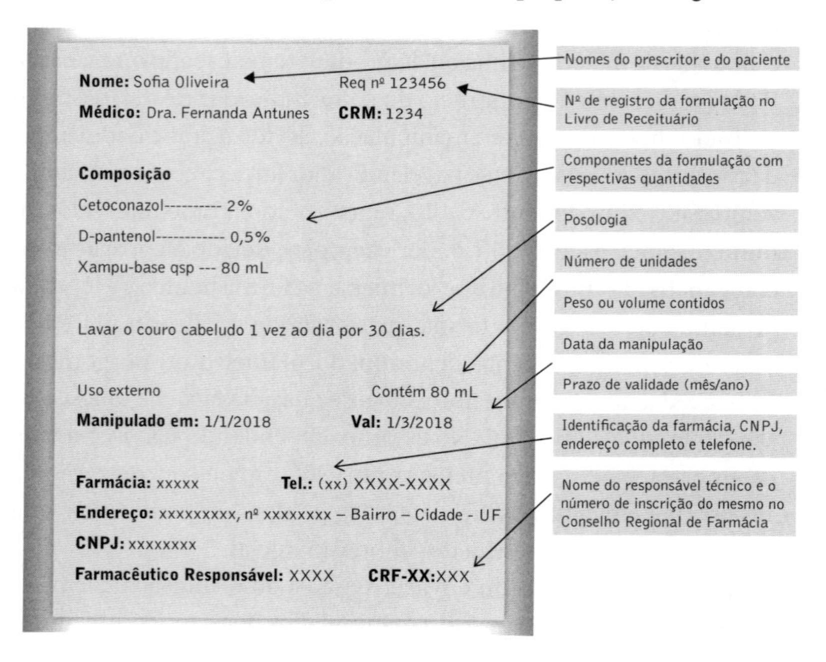

FIGURA 7.3. Exemplo de rótulo segundo a RDC nº 67/2007.

Os rótulos dos medicamentos sujeitos a controle especial, pertencentes às listas da Portaria nº 344/1998 e suas atualizações, além das informações obrigatórias especificadas pela Anvisa na RDC nº 67/2007, devem ter também informações específicas e, se necessário, advertências complementares, conforme apresentado no quadro 7.1.

QUADRO 7.1. Etiquetas para medicamentos sujeitos a controle especial e advertências complementares.

Etiqueta	Motivo do uso
(cor preta, escrito em branco) "Venda Sob Prescrição Médica" ATENÇÃO: Pode Causar Dependência Física ou Psíquica	Produto controlado pela Portaria nº 344/1.998 e suas atualizações – Listas A e B.
(cor vermelha, escrito em branco) "Venda Sob Prescrição Médica" Só pode ser vendido com retenção de receita	Produto controlado pela Portaria nº 344/1.998 e suas atualizações – Lista C.
(cor branca, escrito em preto ou vermelho) AGITE ANTES DE USAR	Utilizado em suspensão.
(cor branca, escrito em preto ou vermelho) PROIBIDO PARA DIABÉTICOS, CONTÉM AÇUCAR	Utilizado em xarope ou elixir que contém sacarose.
(cor branca, escrito em preto ou vermelho) USO VETERINÁRIO	Utilizado para medicamentos de uso veterinário.
(cor branca, escrito em preto) CONSERVAR EM GELADEIRA	Utilizado para produtos termolábeis ou que degradam em temperatura ambiente.

Fonte: elaborado pelos autores com base na Portaria nº 344/1998 e suas atualizações e RDC nº 67/2007.

8

Manipulação de bases galênicas, medicamentos e cosméticos na forma semissólida

As formas farmacêuticas semissólidas são normalmente prescritas para uso tópico, para exercer ação local, embora possam ser empregadas para uso sistêmico, em preparações transdérmicas, como alguns contraceptivos que são comercializados na forma de adesivo.

Compreendem as formas farmacêuticas semissólidas: cremes, géis, loções, pastas, géis-creme, ceratos, unguentos e cataplasmas.[1]

Essas preparações permitem a veiculação de ativos de uso tópico em diversas bases, adequadas ao tipo de pele do cliente. Por exemplo, para uma pessoa com pele oleosa é interessante utilizar um filtro solar em forma de gel, enquanto para uma pessoa com pele seca recomenda-se utilizar um filtro solar na forma de loção ou creme.

Para a manipulação das formas farmacêuticas semissólidas, o manipulador deve estar atento para algumas características relativas à compatibilidade entre o ativo e a base. Por exemplo, o ácido glicólico é incompatível com o gel de Carbopol®, devido ao pH ácido, mas pode ser incorporado em gel de Aristoflex®; o lactato de amônio, ao ser adicionado sobre o creme Lanette N®, faz com que as fases se separem, devido à incompatibilidade das cargas iônicas do ativo e da base, o que pode ser resolvido alterando a base do creme para Polawax®; e o pH da preparação, que talvez exija alguma condição específica para incorporar um dado ativo ou mistura de ativos na base galênica, como trituração ou solubilização prévias.

1 Vale relembrar que os supositórios e óvulos são classificados como formas sólidas devido ao seu aspecto final, mas como as operações farmacotécnicas envolvidas no preparo se assemelham às empregadas nas formas semissólidas, serão contemplados neste capítulo.

Operações farmacotécnicas aplicadas à manipulação de formas semissólidas

Para a incorporação dos ativos nas formas farmacêuticas semissólidas é necessário que o manipulador não só execute as operações farmacotécnicas apresentadas no capítulo 7 – como pesagem, aferição de volume, agitação, aquecimento, dissolução, homogeneização e pulverização –, mas também realize operações farmacotécnicas específicas, como dispersão, emulsificação e fusão, descritas a seguir.

- **Dispersão:** operação que consiste na divisão de um produto sólido em partes menores, que ficarão dispersas em um meio fluido. Desse modo, o sólido deve ser adicionado aos poucos sobre o meio. Essa operação é sempre seguida de agitação. Exemplo: carbopol (sólido), que é disperso em água purificada (meio fluido).
- **Emulsificação:** operação em que dois líquidos imiscíveis são intimamente misturados. Um dos líquidos representa a fase interna, adquirindo a forma de gotas ou glóbulos dispersos no outro líquido, que é contínuo e representa a fase externa. Para que ocorra é preciso, basicamente, uma fase aquosa, uma fase oleosa e agente emulsificante, que diminui a tensão superficial e interfacial entre as moléculas de óleo e água, permitindo a formação de micelas. Outras condições para que ocorra são o aquecimento e o controle da temperatura, bem como a mistura das fases aquosa e oleosa em temperaturas iguais, entre 70 °C e 80 °C, seguida de mistura. A fase aquosa deve ser aquecida primeiro, pois demora mais tempo para atingir a temperatura desejada; a fase oleosa aquece mais rapidamente. A mistura entre as fases respeita a seguinte ordem: adicionar a água sobre o óleo, sob agitação, para evitar a perda da parte oleosa na vidraria em que foi aquecida. Exemplo: elaboração de cremes.
- **Fusão**: operação que consiste na passagem da matéria-prima do estado sólido para o estado líquido por meio de aquecimento que, em alguns casos, deve ter a temperatura controlada. Exemplo: fusão da base para preparo de óvulos e supositórios (ver nota 1 na p. 171).

Calculando a quantidade de insumos para a manipulação de formas semissólidas

As concentrações dos ativos nos medicamentos e cosméticos prescritos na forma semissólida são expressas em porcentagem, unidade de massa (g) ou em outras unidades, como UI (unidade internacional) e UTR (unidade de turbidez). E a quantidade final a ser manipulada é dada em gramas. Por isso, na maioria das vezes, o processo de manipulação é realizado por pesagens, sendo necessário converter as unidades de medidas prescritas para grama.

Semelhante às formas farmacêuticas líquidas, o manipulador precisa verificar se o ativo necessita de correção de teor, de umidade e de equivalência, para que o cliente receba um produto seguro e eficaz.

Como já foram tratados no capítulo anterior, os cálculos de porcentagem e de veículo/excipiente (qsp) não serão contemplados nesse capítulo, mas é importante que o manipulador saiba que são bastante utilizados no preparo de formas semissólidas. Serão apresentados cálculos referentes aos fatores de correção (diluição de insumos), de equivalência e conversões de unidades internacionais (UI) e de turbidez (UTR).

Cálculo do fator de correção do teor

Há casos em que o insumo precisa ser diluído na própria farmácia, como o ácido retinoico, que é um pó e precisa ser diluído em um veículo antes de ser incorporado à fórmula. Mas há casos em que o produto já é comercializado diluído e será necessária a correção do teor para que a eficácia do medicamento seja assegurada. Vejamos os dois exemplos a seguir:

▶ Que quantidade de ácido retinoico será utilizada na fórmula abaixo?

Componentes	Concentração
Ácido retinoico (solução a 1%)	0,05%
Creme Polawax®	qsp 100% (30 g)

A manipulação de fórmulas contendo baixas concentrações de ativos requer a pesagem de pequenas quantidades, o que pode levar a erros. Como vimos no capítulo 6, alguns ativos requerem prévia diluição em excipientes específicos. Nessa fórmula, o ácido retinoico foi diluído em uma solução a 1% (1 parte de ativo em 100 partes de solução), sendo necessário aplicar o fator de correção (diluição) para calcular a quantidade correta a ser adicionada, de acordo com a seguinte fórmula:

FC = 100 / dil.

FC = 100 ÷ 1 = 100

Para pesar: 30 g x 0,05% = 0,015 g

0,015 g (massa) x 100 (FC) = 1,5 g a ser pesada da solução a 1%

Lembrando que as soluções auxiliares diluídas devem ser preparadas para o uso em um curto período de tempo, seguindo-se os cuidados para armazenamento, como a solução de ácido retinoico, que deve ser armazenada sob refrigeração (2 °C a 8 °C).

▶ Que quantidade de ácido glicólico será utilizada na fórmula abaixo?

Componentes	Concentração
Ácido glicólico 70%	5%
Gel de natrosol	qsp 100% (30 g)

O ácido glicólico é comercializado na concentração de 70% para ser incorporado em bases para o tratamento esfoliativo da pele. Para calcular a quantidade a ser utilizada, deve-se consultar o certificado de análise do fornecedor para verificar o exato teor do lote que está em uso.

Informação do certificado de análise: teor = 70%, logo:

FC = 100 / dil.

FC = 100 ÷ 70 = 1,43

Para pesar: 30 g x 5% = 1,5 g

Aplicando a correção: 1,5 x 1,43 = 2,14 g

Cálculo de unidade de medidas UI e UTR

Alguns produtos são prescritos nas unidades UI e UTR. Para se saber a quantidade de matéria-prima a ser pesada, essas unidades devem ser convertidas por meio de uma regra de três simples. É importante que o manipulador veja a correlação da unidade por grama. Por exemplo, a vitamina D3 usualmente é indicada como 40.000.000 UI/g. Para proceder ao cálculo, basta montar a regra de três simples, considerando as informações constantes no certificado de análise das matérias-primas:

Informação do certificado de análise: vitamina D3 = 40.000.000 UI/g.

Para montar a regra de três:

40.000.000 UI → 1 g
Quanto foi prescrito em UI → X g (a serem pesadas)

Esse mesmo raciocínio deve ser empregado para UTR, como no exemplo a seguir.

- Que quantidade de thiomucase será necessário pesar para se obter 8.000 UTR, sabendo-se que 350.000 UTR equivalem a 1g?

350.000 UTR → 1g
8.000UTR → X

350.000 X = 8.000 ⟶ X = 8.000 ÷ 350.000 ⟶ **X = 0,0228 g**

Manipulando bases galênicas de uso interno e externo na forma semissólida

A manipulação das bases semissólidas, assim como em outras formas, requer todos os cuidados das boas práticas de manipulação e as condições necessárias para evitar a contaminação cruzada, bem como a utilização de equipamentos, vidrarias e utensílios de acordo com o que e quanto será manipulado. Para exemplificar a manipulação de bases semissólidas, apresentamos algumas fórmulas e suas respectivas técnicas de preparo.

Preparo de gel de carbopol a 2%

Fórmula:

Componentes	Concentração	Quantidade	Finalidade
Carbopol 940	2,0%	2,5 g	adjuvante: espessante
Metilparabeno	0,2%	0,25 g	adjuvante: conservante
Solução de hidróxido de sódio 20%	qs (ajustar o pH)	-	adjuvante: corretivo de pH (alcalinizante)
Solução de ácido cítrico 25%	qs (ajustar o pH)	qs	adjuvante: corretivo de pH (acidificante)
Água purificada	qsp 100%	247,25 g	veículo

Técnica de preparo

- Verificar as quantidades necessárias de cada componente presente na ordem de manipulação ou, se necessário, fazer os cálculos considerando as especificidades dos insumos.
- Pesar o metilparabeno em um papel de pesagem e o carbopol 940 em um vidro de relógio e reservar.
- Pesar 248 g de água no béquer, adicionar o metilparabeno e aquecer até solubilização.
- Retirar o béquer da placa aquecedora, adicionar aos poucos o carbopol 940, mantendo agitação constante até atingir temperatura ambiente.
- Caso a mistura apresente grumos ou o carbopol não tenha sido totalmente disperso em água, pode-se aquecer a mistura novamente até 80 °C e repetir o passo anterior.
- Repetir o passo anterior até total dispersão do carbopol.
- Resfriar a mistura até temperatura ambiente.
- Medir o pH e ajustá-lo, adicionando algumas gotas de solução de hidróxido de sódio 20% (ou trietanolamina ou AMP 95) até a viscosidade desejada; geralmente em torno de pH 6,5 a 7,0.

- Agitar bem até atingir a viscosidade desejada.
- Medir novamente o pH; caso esteja maior que 7, recomenda-se reduzir com o auxílio da solução de ácido cítrico 25%.
- Fazer uma inspeção visual ou seguir procedimento de controle de qualidade estabelecido na farmácia e, se estiver aprovado, envasar a frio em pote plástico com capacidade suficiente.
- Rotular e preencher os dados necessários na ordem de manipulação.
- Validade praticada: 6 meses.

É importante que, antes de corrigir o pH do gel, o manipulador verifique se o carbopol está totalmente disperso, para evitar a presença de grumos. Pode-se preparar esse gel usando uma outra técnica, na qual o carbopol é adicionado, aos poucos, sobre a água purificada já contendo o metilparabeno previamente dissolvido. Essa mistura é mantida em repouso por 24 horas, para subsequente ajuste de pH, a fim de se atingir a viscosidade desejada. Algumas farmácias com manipulação, para otimizar o processo, substituem o Carbopol 940® pelo Carbopol Ultrez®, devido à praticidade de preparo. Esse gel se dispersa em água fria para posterior correção de pH. Para ajustar o pH é utilizada uma solução de hidróxido de sódio, AMP 95 (2-amino-2-metil-1-propanol) ou trietanolamina.

O preparo do gel de natrosol é semelhante, entretanto não é necessário corrigir o pH para que adquira viscosidade. A dispersão por meio do aquecimento da água já faz com que a formulação adquira viscosidade. Um outro gel bastante utilizado é o Aristoflex®, e sua técnica de preparo é bem simples e rápida, que requer a adição do insumo no estado sólido, aos poucos, sobre a água fria contendo os adjuvantes necessários, seguida de agitação até homogeneização. As principais diferenças entre os géis são as cargas iônicas e o preparo a quente ou frio.

Em todas as preparações é necessário que o manipulador verifique atentamente, na ordem de manipulação, quais são os componentes presentes na fórmula, suas quantidades e, conforme a base a ser manipulada, quais são os materiais utilizados (vidrarias e utensílios) para que sejam separados adequadamente. Caso necessário, o manipulador terá de realizar os cálculos das quantidades dos insumos, considerando suas especificidades.

Creme-base polawax

Fórmula:

Componentes	Fase	Concentração	Quantidade	Finalidade
EDTA	A	0,1%	1 g	adjuvante: quelante
Metilparabeno	A	0,1%	1 g	adjuvante: conservante
Glicerina bidestilada	A	3%	30 g	adjuvante: umectante
Polawax	0	12%	120 g	adjuvante: agente emulsificante não iônico
Propilparabeno	0	0,1%	1 g	adjuvante: conservante
Vaselina líquida	0	2%	20 g	adjuvante: emoliente
BHT	0	0,05%	0,5 g	adjuvante: antioxidante
Água purificada	A	qsp 100%	826,5 g	veículo

Técnica de preparo

- Identificar dois béqueres, sendo um A (fase aquosa) e outro O (fase oleosa).
- Pesar os componentes da fase aquosa (A) no béquer A.
- Pesar os componentes da fase oleosa (O) no béquer O.
- Aquecer inicialmente a fase A em chapa ou placa aquecedora até 75 °C a 80 °C.
- Assim que a fase A estiver na faixa de temperatura indicada, retirar do aquecimento.
- Aquecer a fase O até 75 °C a 80 °C em chapa ou placa aquecedora.
- Assim que a fase O atingir a temperatura necessária, conferir a temperatura da fase aquosa e manter as duas fases entre 75 °C e 80 °C.
- Verter a fase A sobre a fase O e retirar da placa aquecedora com o auxílio de uma pinça tenaz.

- Manter sob agitação constante para que ocorra a emulsificação, e continuar agitando até a mistura atingir 40 °C.
- Fazer uma inspeção visual ou seguir o procedimento de controle de qualidade estabelecido na farmácia e, se estiver aprovado, envasar a frio em pote plástico com capacidade suficiente.
- Rotular e preencher os dados necessários na ordem de manipulação.
- Validade praticada: 6 meses.

Por se tratar do preparo de emulsão, o manipulador deve verificar a temperatura da fase aquosa e oleosa, antes de fazer a mistura das fases, pois caso as fases não estejam entre 75 °C a 80 °C não ocorre a emulsificação. Outro ponto importante é a respeito da agitação, que não pode ser muito lenta, pois não favorece a emulsificação, mas também não pode ser muito rápida, por favorecer o aparecimento de espuma (aeração). Esses pontos, se não forem observados e praticados pelo manipulador, serão responsáveis pela quebra da formulação, sendo necessário descartar o material e iniciar o preparo novamente. A técnica de preparo descrita acima pode ser aplicada para outras emulsões, como o creme Lanette N®, creme MEG, *cold cream* e condicionador.

Pomada-base lanovaselina

Fórmula:

Componentes	Concentração	Quantidade	Finalidade
Lanolina anidra	30%	18 g	adjuvante: emoliente
BHT	0,2%	0,12 g	adjuvante: antioxidante
Vaselina líquida	qs	qs	cossolvente
Vaselina sólida	qsp 100%	500 g	excipiente hidrofóbico

Técnica de preparo

- Pesar o BHT, transferir para o béquer e adicionar qs de vaselina líquida.
- Aquecer a mistura até solubilização do BHT.
- Pesar a lanolina e a vaselina, separadamente, utilizando como suporte o vidro de relógio, papel de pesagem ou béquer.

- Transferir a lanolina e a vaselina sólida para o gral e misturar, com o auxílio do pistilo, até homogeneização.
- Transferir o BHT solubilizado para o gral e misturar até homogeneização.
- Fazer uma inspeção visual ou seguir o procedimento de controle de qualidade estabelecido na farmácia e, se estiver aprovado, envasar a frio em pote plástico com capacidade suficiente.
- Rotular e preencher os dados necessários na ordem de manipulação.
- Validade praticada: 6 meses.

A técnica utilizada na manipulação de pomadas é simples e pode ser feita por mistura de lanolina, vaselina e BHT em gral ou por aquecimento: adicionam-se a vaselina, a lanolina e o BHT em um béquer, eleva-se a temperatura dessa mistura até atingir a fusão e, em seguida, mantém-se sob agitação até voltar à temperatura ambiente. Algumas farmácias adicionam entre 2% e 5% de cera de abelhas a essa fórmula, para deixar com aspecto mais agradável. Nesse caso, a cera deve ser previamente fundida a quente, para depois ser misturada à lanolina e à vaselina.

Como essa fórmula é bem oleosa, o manipulador deve ficar atento para a limpeza dos materiais utilizados, pois em virtude de sua lipofilicidade esses insumos impregnam com facilidade a vidraria e são difíceis de remover. Uma técnica adotada é retirar o excesso com papel, antes de molhar a vidraria, e aquecê-la com água e detergente.

Incorporando ativos nas bases galênicas

Na farmácia com manipulação um dos processos mais comuns é a aditivação das bases medicamentosas e/ou cosméticas com os ativos prescritos ou solicitados. Para a incorporação dos ativos nas bases semissólidas, é necessário que o manipulador esteja atento para algumas condições importantes, como a *compatibilidade* do ativo com a base. Por exemplo, o ácido salicílico é incompatível com diadermina, pois o ácido reduz o pH da base, o que provoca quebra da viscosidade e sua fluidificação. A necessidade de *triturar* o ativo antes de incorporar, por exemplo, triturar o peróxido de benzoíla em qs de acetona antes de incorporá-lo na base de sepigel; e, dependendo da base na qual o ativo necessita ser incorporado, é preciso *levigar* antes da incorporação, devido à pouca solubilidade na base, por exemplo, a trituração, seguida de levigação, do ácido salicílico e ureia para incorporação na pomada de lanovaselina. As bases manipuladas passam a ser o qsp das fórmulas e são consideradas excipientes.

Seguem alguns exemplos de fórmulas e suas respectivas técnicas de preparo.

Creme para rachaduras dos pés

Fórmula:

Componentes	Concentração	Quantidade	Finalidade
Ureia	4%	2 g	ativo: hidratante
Ácido salicílico	4%	2 g	ativo: queratolítico
Álcool etílico 96%	qs	qs	cossolvente
Essência	qs	qs	adjuvante: corretivo de odor
Solução de ácido cítrico 25%	qs (pH 2 – 4)	qs	adjuvante: corretivo de pH (acidificante)
Creme Lanette N®	qsp 100%	46 g	excipiente

Técnica de preparo

- Pesar 46 g de creme Lanette N® e transferir para um béquer.
- Pesar a ureia e transferir para o béquer contendo o creme e agitar até homogeneização.
- Pesar o ácido salicílico, transferir para outro béquer e solubilizar em qs de álcool etílico 96%.
- Transferir a solução de ácido salicílico para o béquer contendo o creme e agitar até homogeneização.
- Adicionar algumas gotas de essência e agitar até homogeneização.
- Medir o pH com o auxílio do papel indicador de pH ou peagômetro e ajustar, se necessário, com a solução de ácido cítrico 25%, para pH 2 a 4.

- Fazer uma inspeção visual ou seguir procedimento de controle de qualidade estabelecido na farmácia e, se estiver aprovado, envasar em pote de plástico com capacidade para 50 g, acompanhado de espátula plástica.
- Rotular e preencher os dados necessários na ordem de manipulação.
- Validade praticada: 3 meses.

A ureia pode ser incorporada diretamente nos cremes O/A, sem necessidade de trituração, devido a sua alta solubilidade em água. Algumas farmácias com manipulação até preparam uma solução de ureia a 50% em água purificada para facilitar a manipulação.

LEMBRE-SE:
A ureia em concentrações superiores a 10% apresenta pH básico e pode comprometer a estabilidade em cremes não iônicos (Polawax, MEG); a utilização de ácido láctico como acidulante é feita para evitar a liberação de amônia por hidrólise durante a estocagem, o que facilmente acontece em pH acima de 6,0.

Creme despigmentante com hidroquinona

Fórmula:

Componentes	Concentração	Quantidade	Finalidade
Hidroquinona	4%	1,2 g	ativo: despigmentante
Extrato glicólico de camomila	2%	0,6 g	ativo: anti-inflamatório
Metabissulfito de sódio	0,5%	0,15 g	adjuvante: antioxidante
Sol. de ácido cítrico 25%	qs	qs	adjuvante: corretivo de pH (acidificante)
Propilenoglicol	qs	qs	cossolvente
Creme base Lanette N®	qsp 100%	28,05 g	excipiente

Técnica de preparo

- Pesar a hidroquinona, transferir para um gral e triturar até obter um pó fino.
- Adicionar qs de propilenoglicol sobre a hidroquinona e agitar até homogeneização (geralmente de 0,6 mL a 1 mL).
- Pesar o metabissulfito de sódio, transferir para o gral e solubilizar.
- Pesar 28,05 g de creme em um béquer.
- Transferir o creme, aos poucos, para o gral, sobre a hidroquinona e o metabissulfito, e agitar até homogeneização.
- Pesar o extrato glicólico, transferir para o gral e agitar até homogeneização.
- Medir o pH com o auxílio do papel de pH ou peagômetro e, se necessário, ajustar com algumas gotas de solução de ácido cítrico 25% para pH entre 5 a 5,5.
- Fazer uma inspeção visual ou seguir procedimento de controle de qualidade estabelecido na farmácia e, se estiver aprovado, envasar em pote de plástico com capacidade para 30 g, acompanhado de espátula plástica.
- Rotular e preencher os dados necessários na ordem de manipulação.
- Validade praticada: 1 mês, sob refrigeração entre 2 °C e 8 °C.

Por se tratar de um creme de hidroquinona, o manipulador precisa ficar atento à rotulagem e aos avisos complementares que são: "aplicar à noite", "lavar bem o rosto pela manhã e passar filtro solar". Esses avisos são colocados nas embalagens porque esse ativo pode manchar a pele, caso a pessoa se exponha ao sol sem ter removido o produto. Outro aviso importante é "armazenar em geladeira" ou "sob refrigeração", uma vez que a hidroquinona se oxida com facilidade. Para minimizar, as farmácias com manipulação habitualmente manipulam quantidades inferiores a 30 g dessa fórmula, pois, caso o cliente armazene esse produto no carro sob uma temperatura em torno de 60 °C, o creme passará de branco para marrom.

Além da hidroquinona, há outros despigmentantes manipulados, como o ácido mandélico, usado na concentração de 10% a 13%; o adenin, um agente clareador que recupera eficazmente as peles fotodanificadas, sem causar irritação, utilizado na concentração de 0,1% e não é fotossensível. Outro despigmentante comumente prescrito é a azeloglicina, utilizada na faixa de 5% a 10%.

Gel creme antiacne

Fórmula:

Componentes	Concentração	Quantidade	Finalidade
Peróxido de benzoíla 75%	4,0%	4,26 g	ativo: bactericida/ antiacnêico
Extrato glicólico de própolis	2%	1,6 g	ativo: antibacteriano
Acetona	qs	qs	cossolvente
Solução de NaOH 20%	qs (pH 6 a 7)	qs	adjuvante: corretivo de pH (alcalinizante)
Solução de ácido cítrico 25%	qs (pH 6 a 7)	qs	adjuvante: corretivo de pH (acidificante)
Gel-creme base Sepigel	qsp 100%	74,14 g	excipiente

* A massa do peróxido de benzoíla está a 4,26 devido à correção do teor, pois a matéria-prima está a 75% e a quantidade total dos componentes da fórmula foram calculados para preparo de 80 g do gel creme.

Técnica de preparo

- Pesar o peróxido de benzoíla e transferir para o gral.
- Adicionar qs de acetona ao gral sobre o peróxido de benzoíla e triturar até evaporação do solvente.
- Pesar o extrato glicólico de própolis em um béquer, transferir para o gral e homogeneizar.
- Adicionar o gel-creme sobre a mistura no gral e agitar até homogeneizar.

- Medir o pH e ajustar entre 6 e 7, usando as soluções de NaOH 20% ou ácido cítrico a 25%, conforme necessário.
- Fazer uma inspeção visual ou seguir procedimento de controle de qualidade estabelecido na farmácia e, se estiver aprovado, envasar em frasco PET cilíndrico com tampa *flip-top*.
- Rotular e preencher os dados necessários na ordem de manipulação.
- Validade praticada: 3 meses.

A formulação cosmética acima é de um gel-creme antiacne com peróxido de benzoíla. Devido à característica física desse insumo, é necessário triturá-lo e solubilizá-lo antes de ser incorporado ao restante da fórmula. O manipulador pode solubilizar o peróxido de benzoíla em um solvente comercializado como Transcutol®, na forma de uma solução a 50%, e incorporar diretamente na base desejada, como gel de carbopol, natrosol, sepigel e hostacerin.

Supositório com ibuprofeno

Fórmula:

Componentes	Concentração	Quantidade	Finalidade
Ibuprofeno	400 mg/un	2,8 g*	ativo: analgésico/ antitérmico
Silica-gel micronizada	25 mg/un	0,2 g*	adjuvante: agente suspensor
Base para supositório (Novatta®)	qsp 8 unidades de 1,5 g cada	9 g	excipiente

*Ao calcular a quantidade de ativo e base para supositório, sempre calcular 2 a 3 unidades a mais, devido à perda de matéria-prima no processo.

Técnica de preparo

- Pesar a sílica-gel micronizada e o ibuprofeno separadamente e reservar.
- Pesar 9 g da base para supositório e transferir para o béquer.

- Aquecer até fusão da cera.
- Transferir a sílica-gel micronizada para o béquer e agitar até homogeneização.
- Em seguida, adicionar o ibuprofeno e agitar até homogeneização.
- Deixar esfriar um pouco e verter a mistura ainda fluida para o molde embalagem (o molde é a embalagem primária), de forma que a base transborde ligeiramente das cavidades do molde.
- Deixar esfriar em temperatura ambiente por 15 a 30 minutos e retirar o excesso da massa sobre o molde com uma espátula.
- Colocar para solidificar em geladeira por 30 minutos.
- Assim que solidificar, selar os moldes com o auxílio de um soprador serigráfico ou seladora.
- Fazer uma inspeção visual ou seguir o procedimento de controle de qualidade estabelecido na farmácia. Se estiver aprovado, envasar em pote plástico leitoso com capacidade suficiente.
- Rotular e preencher os dados necessários na ordem de manipulação.
- Validade praticada: 3 meses, com armazenamento sob refrigeração.

A formulação acima é de um supositório com ação analgésica e antitérmica, indicado para pessoas que estão com dificuldade de deglutição. Durante o preparo do supositório é importante que os componentes ativos estejam devidamente triturados e que sejam levigados ou solubilizados antes da incorporação à base. Outro ponto a ser observado é que a base deve ser aquecida, preferencialmente, em banho-maria, para evitar o superaquecimento, o que altera a propriedade de fusão do supositório.

Manipulando formas farmacêuticas diferenciadas na forma semissólida

Atualmente, há uma demanda reprimida referente a formas farmacêuticas destinadas ao público pediátrico e idoso, uma vez que essas pessoas costumam apresentar maior dificuldade em deglutir cápsulas, comprimidos, drágeas ou aceitar a palatabilidade desagradável dos medicamentos. Para tal, foram desenvolvidas e são manipuladas as formas farmacêuticas diferenciadas também na forma semissólida, como gomas, géis orais, mousses, entre outras. Seguem algumas fórmulas e suas técnicas de preparo.

Base de goma (jujuba)

Fórmula:

Componentes	Concentração	Quantidade	Finalidade
Xilitol	10%	15 g	adjuvante: edulcorante
Sucralose	0,01%	0,015 g	adjuvante: edulcorante
Glicerina	20%	30 g	adjuvante: edulcorante
Sorbitol 70%	10%	15 g	adjuvante: edulcorante
Gelatina	9%	13,5 g	adjuvante: geleificante
Benzoato de sódio	0,1%	0,15 g	adjuvante: conservante
Aroma	0,4%	0,6 g	adjuvante: flavorizante
Corante	qs	qs	adjuvante: corretivo de cor
Água purificada	qsp 100%	75,73 g	veículo

Técnica de preparo

- Em um béquer pesar a glicerina, o sorbitol, o benzoato de sódio, a água purificada e aquecer.
- Pesar a gelatina e adicioná-la, lentamente e com agitação constante, à solução preparada acima, até que ela fique totalmente homogênea.
- Retirar a solução do aquecimento e deixar resfriar até 40 °C a 50 °C.
- Pesar o xilitol e a sucralose e adicioná-los ao béquer contendo a solução descrita acima; agitar até homogeneização.
- Pesar o flavorizante, adicioná-lo à mistura e colocar qs de corante; agitar até homogeneização.
- Fazer uma inspeção visual ou seguir procedimento de controle de qualidade estabelecido na farmácia e, se estiver aprovado, envasar nos moldes de goma ou em um pote de plástico leitoso e deixar esfriar em temperatura ambiente.
- Rotular e preencher os dados necessários na ordem de manipulação.

- Validade praticada: 3 meses, com armazenamento sob refrigeração.

A formulação descrita acima é de uma base de goma que pode ser utilizada para incorporação de medicamentos como nitrofurantoína 25 mg/goma, indicada para infecção urinária, ou lorazepam 1 mg/goma, utilizado para ansiedade, insônia.

Gel oral de miconazol

Fórmula:

Componentes	Concentração	Quantidade	Finalidade
Nitrato de miconazol	2%	1,6 g	ativo: antimicótico
Polaxamero 407	20%	16 g	adjuvante: geleificante
Óleo de rícino hidrogenado e etoxilado	10%	8 g	adjuvante: emulsificante
Glicerina	10%	8 g	adjuvante: edulcorante
Aspartame	0,2%	0,16 g	adjuvante: edulcorante
Polivinilpirrolidona	5%	4 g	adjuvante: espessante
Flavorizante	qs	qs	adjuvante: flavorizante
Água purificada	qsp 100%	42,24 g	veículo

Técnica de preparo

- Em um béquer, pesar o óleo de rícino hidrogenado e etoxilado e o polaxamero 407; aquecer levemente e misturar bem.
- Pesar o nitrato de miconazol e o flavorizante e incorporá-los à mistura acima.
- Pesar a polivinilpirrolidona e reservar.
- Em um outro béquer, pesar 40 g de água, a glicerina, o aspartame e aquecer até 90 °C.
- Verter lentamente a mistura acima no béquer contendo o miconazol, com agitação constante.
- Adicionar quantidade suficiente de água purificada até completar a quantidade final, permitir que as bolhas saiam e resfriar em temperatura ambiente.

- Fazer uma inspeção visual ou seguir procedimento de controle de qualidade estabelecido na farmácia e, se estiver aprovado, envasar em um pote de plástico leitoso.
- Rotular e preencher os dados necessários na ordem de manipulação.
- Validade praticada: 6 meses, com armazenamento sob refrigeração.

Controle de qualidade aplicado às formas semissólidas

Como citado no capítulo anterior, para garantir a eficácia e a segurança do medicamento e/ou cosmético manipulado, a Anvisa determinou os testes mínimos que devem ser aplicados às bases e preparações semissólidas. A seguir são apresentados os principais testes que devem ser aplicados.

- **Descrição:** visa descrever a forma farmacêutica ou cosmética semissólida analisada, como creme, loção, condicionador, pomada.
- **Aspecto:** apresenta as características da forma farmacêutica semissólida como translúcido, opaco, massa cerosa, compacta, massa homogênea, heterogênea, aerada ou não, com ou sem grumos.
- **Características organolépticas:**
    - *teste de cor*: descreve a cor da forma farmacêutica semissólida manipulada. Esse teste é importante para consultas futuras, em caso de contaminação do produto. Colocar a amostra em um vidro de relógio e levar até a linha dos olhos, observar a amostra transversalmente, contra um fundo branco e anotar o resultado obtido na ordem de manipulação.
    - *teste de odor*: normalmente tem como resultado os termos característico ou inodoro. Pode ser vinculado a um odor específico como característico, quando adicionada uma essência na formulação. Utilizando a mão semifechada, em formato de concha, levar o ar que está sobre a amostra contida no vidro de relógio até o nariz, aspirar e anotar o resultado obtido na ordem de manipulação.

- **Determinação do pH:** esse teste pode ser realizado por meio do papel indicador de pH ou com o equipamento peagômetro de bancada. Por se tratar de formas farmacêuticas semissólidas, algumas farmácias usam a medição direta pela imersão do bulbo do eletrodo na própria amostra; outras empresas preparam uma solução na concentração de 1% ou 10% do produto a ser analisado em água purificada ou adquirem um eletrodo especifico para semissólidos. Em pomada lipofílica não é necessário verificar o pH.
- **Densidade relativa:** é obrigatório para produtos manipulados em forma de estoque mínimo, como as bases para creme, gel, loção, entre outros. Para realização desse teste em semissólidos é necessário um picnômetro Hubbard-Carmick ou um picnômetro metálico.
- **Viscosidade:** é expressão da resistência de líquidos ao escoamento, ou seja, ao deslocamento de parte de suas moléculas sobre moléculas vizinhas, que é determinado pelo uso de um viscosímetro rotativo. No entanto, algumas farmácias usam o copo Ford para semissólidos fluidos, como é o caso de loções e leites. No caso de cremes, géis, géis-cremes e pomadas, normalmente é feita uma solução a 1% ou 10% e se usa o resultado apenas como parâmetro comparativo. Esse teste é obrigatório para as bases semissólidas manipuladas.
- **Peso ou volume final antes do envase:** esse teste determina o peso final envasado na embalagem antes de ser dispensada ao cliente (descrito no capítulo 7, na p. 167).
- **Peso médio:** teste aplicado a óvulos e supositórios pela pesagem de 20 unidades, ou da quantidade que foi manipulada, sendo a massa total obtida dividida pelo total de unidades pesadas. Deve ser calculado o desvio-padrão e o coeficiente de variação.
- **Espalhabilidade:** esse teste não é exigido pela Anvisa; no entanto, se a farmácia necessitar ou tiver interesse em padronizar a espalhabilidade de cremes, loções e géis, pode ser implementado na rotina do controle de qualidade. O teste é realizado com auxílio de uma placa de vidro onde se deposita, no centro, 0,1 g da forma farmacêutica a ser analisada. Sobre a amostra é colocada uma placa de vidro de peso conhecido e, após 1 minuto, medem-se a menor e a maior distância em que o creme se espalhou, com o auxílio de uma régua ou paquímetro. Depois, calcula-se o diâmetro médio, que deve ser inserido na fórmula a seguir:

$Ei = d2 \times (\pi \div 4)$

Onde:

Ei = espalhabilidade da amostra para um determinado peso (mm^2)

d^2 = diâmetro médio (mm)

$\pi = 3{,}1415$

- **Estanqueidade:** outro teste que não é exigido pela Anvisa, mas que a farmácia com manipulação pode realizar para verificar a vedação das embalagens, especialmente dos potes e bisnagas utilizados no envase de semissólidos.

Rotulagem

Conforme descrito no capítulo 7, a rotulagem é um parâmetro obrigatório, pois não só fornece informações importantes ao cliente como permite a rastreabilidade do produto. Na figura 8.1, temos exemplo de rótulo referente a produtos semissólidos com os campos necessários.

Nome: Joyce Fernandes Req. nº 127587
Médico: Dra. Rosa Antunes CRM: 1234

Uso tópico:
Hidroquinona------------------------- 5%
Extrato glicólico de camomila----- 5%
Creme-base---------------------------qsp 30 g
Aplicar à noite, lavar pela manhã e usar filtro solar.

Fab.: 1º/1/2019 Val.: 1º/2/2019 Contém 30 g
Farmácia xxxxx Tel.: (xx) 3232-0000
Endereço: xxxxxxxxxxxx, nº xxxxxxxx CNPJ: xxxxxxxx
Farmacêutico Responsável: XXXXXXX CRF-SP: XXX

FIGURA 8.1. Exemplo de rótulo para produtos semissólidos e informações que devem constar.

Além do rótulo, em alguns casos é necessário adicionar etiquetas complementares. Na tabela 8.1 há um modelo de etiqueta empregado em produtos semissólidos, manipulados com substâncias sujeitas a controle especial, de acordo com a Portaria nº 344/1998 e suas atualizações.

TABELA 8.1. Exemplo de etiqueta com advertência complementar para produtos semissólidos, manipulados com substâncias sujeitas a controle especial.

Etiqueta	Motivo do uso
(cor vermelha, escrito em branco) Venda sob prescrição médica Atenção - Não use este medicamento sem consultar o seu, médico, caso esteja grávida. Ele pode causar problemas ao feto.	Produto controlado pela Portaria nº 344/1998 – Lista C2 retinoicos.

Fonte: elaborada pelos autores com base na Portaria nº 344/1998 e suas atualizações.

9

Manipulação de excipientes, medicamentos e cosméticos na forma sólida

Entre as formas farmacêuticas sólidas estão as cápsulas duras, revestidas ou não; as cápsulas moles; os tabletes; os comprimidos; as drágeas; os grânulos; as pastilhas; os pellets e os pós para uso interno ou externo. Devido ao processo de obtenção, as farmácias com manipulação não preparam comprimidos e drágeas e são poucas as que trabalham com tabletes e grânulos.

Vários fatores são capazes de influenciar a biodisponibilidade de um fármaco, entre eles se destacam a forma farmacêutica sólida, a classe biofarmacêutica da substância ativa, a necessidade de revestimento entérico e a composição qualitativa e quantitativa dos adjuvantes presentes na fórmula.

De modo geral, as cápsulas são as formas farmacêuticas mais preparadas nas farmácias com manipulação, por isso o manipulador deve conhecer bem todas as etapas envolvidas na encapsulação, como a limpeza dos materiais e equipamentos, a quantidade, tamanho e cor da cápsula e a embalagem a ser utilizada. A pesagem é uma das etapas mais críticas da manipulação de sólidos, pois qualquer erro pode acarretar na obtenção de cápsulas com dosagens inadequadas, como o que ocorreu em Brasília, em 2005, quando dois idosos faleceram ao utilizar o medicamento colchicina, que foi manipulado com 30 mg, sendo que a dosagem correta era 0,5 mg.

Operações farmacotécnicas aplicadas à manipulação de formas sólidas

Apesar de a técnica de preparo de sólidos ser simples, deve ser realizada com especial atenção, uma vez que a homogeneização de pós não é fácil de ser visualizada como nas formas farmacêuticas líquidas e semissólidas, o que pode levar o usuário a ingerir concentrações variáveis de ativo por tomada, podendo ser menos ou mais que o prescrito, dependendo apenas da forma como os pós (ativo + excipientes + adjuvantes) foram misturados e preparados. Nesse caso, é provável que o medicamento não apresente a eficácia desejada nem a segurança esperada, e, na pior das hipóteses, poderá até ocorrer o óbito do cliente.

Independentemente da quantidade a ser manipulada, para que se obtenha um produto com doses precisas e exatas, a pesagem e a homogeneização correta dos componentes da fórmula são fundamentais. Os princípios ativos e os excipientes devem ser misturados de maneira eficiente, de modo que resulte em uma mistura homogênea. Para que haja uma distribuição adequada do fármaco em toda a mistura dos pós, o ideal é que a densidade e o tamanho das partículas de todos os pós de uma mesma fórmula sejam similares. Por isso, entre as operações farmacotécnicas envolvidas na manipulação das formas farmacêuticas sólidas estão:

- **Pesagem:** deve-se realizar pesagem individual dos componentes da fórmula a ser manipulada em balança semianalítica ou analítica, que deve ter sido instalada em local sem correntes de ar e vibrações, para evitar o comprometimento da precisão. Na pesagem, devem ser levadas em consideração as conversões (fatores de correção, como diluição, equivalência, teor e umidade) e as quantidades prescritas na ordem de manipulação.
- **Trituração:** operação realizada por meio de gral e pistilo, a fim de reduzir o tamanho da partícula, se aplicável, pois partículas desiguais favorecem a sedimentação dos fragmentos mais pesados, alterando a homogeneidade da mistura. No entanto, antes de triturar, o manipulador deve verificar se a matéria-prima pode ser triturada. Por exemplo, o omeprazol é comercializado em forma de pellet, se for triturado perde a proteção gástrica, assim como a vitamina C, que é comercializada revestida.

- **Tamisação:** operação que promove a separação e calibração das partículas sólidas, estando frequentemente associada à operação de trituração. Nas farmácias com manipulação utilizam-se tamis nº 40 (Tyler = 35 e abertura de 0,42 mm) ou 60 (Tyler = 60 e abertura de 0,25 mm) ou peneiras de plástico, sendo que esta última não é recomendada, pois os orifícios da malha são facilmente dilatáveis e a padronização do tamanho das partículas não é efetiva.
- **Mistura:** essa operação exige bastante cuidado devido à dificuldade de visualização da homogeneidade da mistura, diferentemente do que acontece com misturas líquidas ou semissólidas, especialmente quando a mistura for de pós de cor branca. As farmácias com manipulação misturam os insumos sólidos com o auxílio de gral e pistilo de porcelana, onde são adicionadas as matérias-primas. Essa operação geralmente é seguida de trituração. Para melhorar a homogeneização dos pós, a mistura pode ser feita por diluição geométrica, descrita no capítulo 6, empregando-se ainda um indicador de cor (vitamina B2, B12). Outra forma de efetuar a mistura dos insumos é usar um misturador automático; contudo, devido ao custo do equipamento e sua manutenção, são poucas as farmácias que o possuem. Além dessas técnicas, os insumos sólidos podem ser misturados utilizando-se um saco plástico, no qual os pós são pesados sobre papel, ou outro suporte, e, em seguida, são tamisados sobre o saco plástico. Posteriormente, o saco plástico é fechado e agitado para misturar os insumos adicionados, empregando movimentos circulares em forma de "oito" ou "infinito". No entanto, para a utilização dessa técnica é preciso conhecer a procedência dos sacos plásticos utilizados, fazer um controle microbiológico do mesmo e verificar se a vigilância sanitária local tem alguma restrição em relação ao uso de plásticos na homogeneização de sólidos.

Escolhendo os excipientes

Para o desenvolvimento da fórmula de um medicamento é necessário levar em consideração não só as características físicas, químicas e biológicas de todas as substâncias ativas e matérias-primas usadas na manipulação como também a anatomia e fisiologia do local de administração do produto e sua absorção. O fármaco e os excipientes utilizados devem ser compatíveis entre si e com a via de administração desejada.

A maioria dos fármacos administrados na forma sólida exigem excipientes para obter o volume desejado e a homogeneidade da mistura, facilitar a manipulação, aumentar a estabilidade da fórmula e permitir o efeito terapêutico. No caso das cápsulas, uma boa escolha dos excipientes facilita o enchimento dos invólucros vazios, além de permitir a liberação dos ativos e, consequentemente, promover o efeito terapêutico.

Dois importantes aspectos que precisam ser considerados nas fórmulas dos pós, para posterior enchimento das cápsulas, são o *fluxo do pó*, pois quanto mais facilmente ele escoar, mais fácil e eficiente será a encapsulação, e a *ausência de adesão*, ou seja, a mistura não deve aderir ao equipamento para facilitar o seu escoamento.

Na escolha do excipiente o farmacêutico analisa diferentes fatores, como a proteção do ativo na forma farmacêutica, a liberação do ativo a partir da forma farmacêutica, a velocidade de dissolução e sua absorção. Tendo considerado esses fatores, ele escolhe e padroniza os excipientes, ou mistura de excipientes, que são mais adequados aos fármacos.

Outro critério que tem sido empregado na escolha dos excipientes é o Sistema de Classificação Biofarmacêutica (SCB), que organizou os ativos em quatro classes, de acordo com sua solubilidade fisiológica (alta ou baixa) e permeabilidade intestinal (alta ou baixa) – condições que interferem diretamente na biodisponibilidade e, por conseguinte, no efeito terapêutico. Para tal, são selecionados os excipientes mais indicados para cada classe, como associação de diluente, dessecante e lubrificante para ativos da classe I, que apresentam poucos problemas de biodisponibilidade, uma vez que têm alta solubilidade e permeabilidade (exemplos: alprazolam e cloridrato de sertralina); para ativos da classe II é indicado usar diluente, dessecante, lubrificante e molhante, pois possuem baixa solubilidade e alta permeabilidade (exemplos: cetoprofeno e carbamazepina); para os da classe III, que possuem alta solubilidade e baixa permeabilidade, para melhorar sua absorção e biodisponibilidade, o excipiente indicado é semelhante ao utilizado para os fármacos de classe IV, mas com proporções diferentes (exemplos: ranitidina e atenolol), e, para a classe IV, dos ativos que apresentam baixa solubilidade e permeabilidade, faz-se necessário usar um excipiente padrão, composto por diluente, dessecante, desintegrantes e molhantes (exemplos: furosemida, eritromicina).

Algumas farmácias numeram os excipientes escolhidos como "excipiente 1", "excipiente 2" ou "excipiente para 'x ativo'", e essa informação vem impressa na ordem de manipulação. Esses excipientes são preparados previamente e ficam disponíveis para utilização. Por exemplo, se o ativo for hidrofóbico, precisa de um agente molhante, por exemplo, o lauril sulfato de sódio, na fórmula, como fluconazol, piroxicam, finasteride; se o ativo for higroscópico, precisa de um absorvente, como alguns extratos secos fitoterápicos e carnitina; se o ativo for sensível à umidade, precisa de um diluente não higroscópico, como a vitamina C e o ácido acetilsalicílico, que precisam de manitol. No quadro 9.1, temos alguns excipientes e suas funções.

QUADRO 9.1. Excipientes, concentrações e suas funções.

Excipiente	Função	Quantidade usual	Considerações
Lactose	Diluente	Até 90%	Não é indicado para pessoas intolerantes à lactose e diabéticas. É incompatível com alguns ativos.
Amido	Diluente	Até 90%	Não é indicado para pessoas diabéticas. Aumenta a absorção de fármacos. É úmido.
Dióxido de silício coloidal	Adsorvente e antiaderente	Até 3%	Não aplicável.
Crospovidona	Desagregante	2% a 5%	Pode reagir com o excipiente ou ativo, se muito hidratado.

(cont.)

Excipiente	Função	Quantidade usual	Considerações
Lauril sulfato de sódio (LSS)	Tensoativo	Até 2%	Pode irritar a mucosa intestinal, caso exceda a concentração máxima. É incompatível com alcaloides presentes em fitoterápicos.
Celulose microcristalina	Diluente e adsorvente Antiaderente Desintegrante	20% a 90% 5 a 20% 5 a 15%	Incompatível com oxidantes fortes. É insolúvel em água.

Um exemplo de excipiente-padrão para cápsulas, utilizado em várias fórmulas, é descrito na seguinte fórmula:

Componentes	Concentração	Finalidade
Estearato de magnésio	0,5%	excipiente: lubrificante
Dióxido de silício coloidal (Aerosil®)	1,0%	excipiente: absorvente
Celulose microcristalina	20,0%	adjuvante: diluente, adsorvente e antiaderente
Amido de milho	qsp 100 %	excipiente: diluente

Calculando a quantidade de insumos para a manipulação de formas sólidas

Nas formas sólidas, os ativos são prescritos, normalmente, em miligramas (mg), microgramas (mcg) ou gramas (g), embora também possam ser prescritos em unidades internacionais (UI), para vitaminas, e unidades formadoras de colônia (UFC), para lactobacilos. Mas mesmo nesses casos sempre haverá correlação da unidade com o grama, permitindo sua conversão, pesagem e manipulação correta.

Como a cápsula é a forma mais prescrita e manipulada, vamos apresentar todos os cálculos que são aplicados a essa forma farmacêutica.

As cápsulas duras apresentam forma cilíndrica, são arredondadas nas extremidades e constituídas por duas partes: a tampa, que é a parte mais curta e larga, e o corpo, que é mais longo e delgado

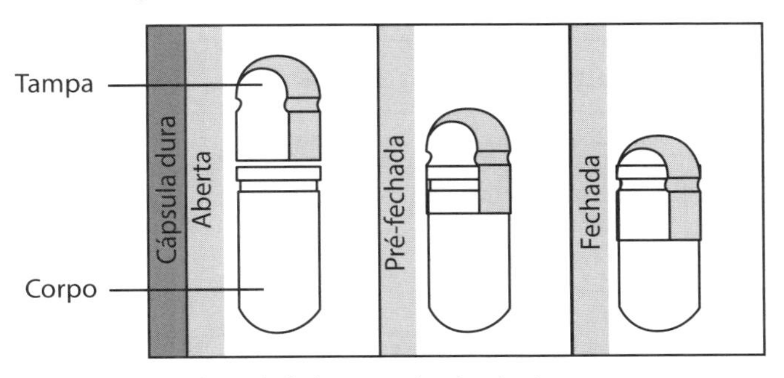

FIGURA 9.1. Partes e estágios de fechamento da cápsula dura.

As cápsulas são comercializadas em diversos tamanhos, identificados por algarismos. Quanto maior a classificação numérica, menor é a sua capacidade em volume ocupado. Como a capacidade em mL pode variar de acordo com o fabricante da cápsula, é importante consultar o certificado de análise do lote adquirido antes de realizar o cálculo do enchimento. A tabela 9.1 mostra a capacidade em volume, de acordo com o nº da cápsula a ser utilizada.

TABELA 9.1. Tamanho das cápsulas comercializadas e as capacidades em volume (mL)

Número	Capacidade (mL)
5	0,12-0,13
4	0,20-0,21
3	0,27-0,30
2	0,37
1	0,48-0,50
0	0,67-0,68
00	0,91-0,95

Para pesar uma fórmula em cápsulas, é necessário calcular a quantidade de cada componente presente na fórmula, considerando a dosagem prescrita, e multiplicar pela quantidade de cápsulas que serão manipuladas, sempre tendo em conta os fatores de correção do ativo, quando for aplicável. Vejamos um exemplo.

Fórmula:

Componente	Dose
Piridoxina	60 mg
Vitamina C	200 mg
Zinco glicina	20 mg
Vitamina B12	50 mcg
Manipular	20 cáps.

LEMBRE-SE:
Não triturar a vitamina C durante a homogeneização dos pés, devido ao revestimento que ela possui.

Cálculo da massa de ativo na cápsula:

Piridoxina 60 mg
60 mg ÷ 1.000 = 0,06 g (conversão de mg para g)
0,06 g x 20 cápsulas = **1,2 g**

Vitamina C 200 mg
200 mg ÷ 1.000 = 0,2 g (conversão de mg para g)
0,2 g x 20 cápsulas = **4 g**

Zinco glicina 20 mg
20 mg ÷ 1.000 = 0,02 g (conversão de mg para g)
0,02 g x 20 cápsulas = **0,4 g**
Considerando que a zinco glicina esteja em uma concentração de 11,9%, efetua-se então o cálculo do fator de correção (FC):

$$FC = \frac{100}{teor} \longrightarrow 100 \div 11,9 = 8,4$$

0,4 g x 8,4 (FC) = **3,36 g**

Portanto, devem ser pesadas 3,36 g de zinco glicina, que está na concentração de 11,9%.

Vitamina B12 50 mcg
50 mcg ÷ 1.000 = 0,05 mg (conversão de mcg para mg)
0,05 mg ÷ 1.000 = 0,00005 g (conversão de mg para g)
0,00005 g x 20 cápsulas = 0,001 g
Considerando que a vitamina B12 esteja em uma diluição 1:1.000, efetua-se a regra de três:

1 g concentrada → 1.000 g diluído
0,001g → X

1 × X = 0,001 × 1.000 = **x = 1 g**

Portanto, deve ser pesada 1 g de vitamina B12 na diluição 1:1.000.

Para escolher o tamanho de cápsula ideal que comporte a massa a ser encapsulada (ativo + excipiente + adjuvantes), pode-se optar por uma das técnicas existentes, que são: nomograma (método volumétrico, densidade aparente desconhecida); densidade aparente; e volume total do pó. Vamos conhecer cada uma:

NOMOGRAMA PARA SELEÇÃO DO TAMANHO DA CÁPSULA

O nomograma é uma representação gráfica que correlaciona o volume de pó necessário de acordo com o tamanho e a quantidade de cápsulas a ser manipulada. Segue um exemplo de cálculo, utilizando a consulta ao nomograma.

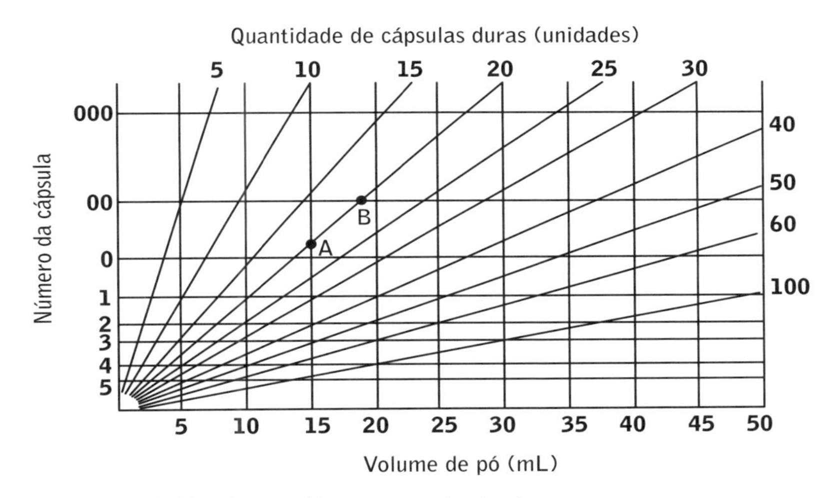

FIGURA 9.2. Gráfico de preenchimento para cápsulas duras.

No eixo vertical, à esquerda, verifica-se o número da cápsula, que varia de 5 a 000. No eixo horizontal, na parte de baixo do gráfico, verifica-se o volume de pó (ou dos pós, nos casos de mistura), registrado em mL. Nas diagonais consulta-se a quantidade de cápsulas a ser preparada (os números estão indicados na parte de cima do gráfico e também à direita).

Vejamos um exemplo:

Paracetamol -------------- 250 mg => Fazer 20 cápsulas

1. Volume do fármaco

Primeiro se faz a conversão de mg para g:

250 mg ÷ 1.000 = 0,25 g.

Como são 20 cápsulas, multiplica-se esse valor por 20:

0,25 x 20 cápsulas = 5 g.

Transfere-se 5 g de paracetamol para uma proveta e verifica-se o volume ocupado:

O volume ocupado pelo paracetamol identificado na proveta é de 15 mL.

2. Escolha da cápsula

No gráfico, a intersecção entre a reta do volume de pó (15 mL) e a diagonal para 20 cápsulas está representada no ponto **A**, que indica que a cápsula a ser usada é de número superior a 0, portanto 00.

3. Volume de excipiente

Para manipulação de 20 cápsulas, utilizando a cápsula de número 00, o volume necessário de pó indicado, aproximadamente, pelo ponto **B** no gráfico, é 19 mL (ativo + excipiente). Como temos 15 mL de volume do ativo, será necessário adicionar 4 mL de excipiente, medidos em uma proveta.

Cálculo: 19 mL – 15 mL = 4 mL

19 mL = volume total necessário para preencher 20 cápsulas número 00.

15 mL = volume total do fármaco.

4 mL = volume de excipiente a ser adicionado na fórmula.

DENSIDADE APARENTE

Segue um exemplo que emprega a técnica da densidade aparente. Nesse método, calcula-se o volume ocupado pelo fármaco e desconta-se do volume de cápsula. A diferença é o que deve ser complementado com o volume de excipiente.

Exemplo:

Paracetamol -------------------- 250 mg => (0,25 g) (d = 0,84 g/mL)

Excipiente padrão ------------ qsp 30 cápsulas => (d = 0,77 g/mL)

1. Volume do fármaco

$d = \frac{m}{v} \rightarrow 0{,}84 = \frac{0{,}25}{v}$

$v = 0{,}25 \div 0{,}84 = 0{,}29$ mL

A partir do cálculo acima é possível identificar que 250 mg de paracetamol ocupam 0,29 mL.

2. Escolha da cápsula

Como o fármaco ocupa 0,29 mL, podemos escolher a cápsula 2 ou 3 (ver tabela 9.1). Vamos supor que escolhemos a cápsula nº 2, que possui uma capacidade de 0,37 mL.

3. Volume de excipiente

Volume de excipiente = volume da cápsula – volume do fármaco
Vol. excipiente = 0,37 – 0,29 = 0,08 mL – (espaço vazio).

4. Massa de excipiente

(Usar a densidade do excipiente)

$d = \frac{m}{v} \rightarrow 0{,}77 = \frac{m}{0{,}08}$

$m = 0{,}77 \times 0{,}08 = 0{,}062$ g

5. Massa total

Descrição	Massa para 1 cáps.	Massa para 30 cáps
Paracetamol	0,25 g	7,5 g
Excipiente padrão	0,062 g	1,86 g

Terminado o cálculo, pesar as quantidades de cada fármaco e excipiente, tamisar, homogeneizar e encapsular.

VOLUME TOTAL DO PÓ

- Pesar a quantidade total dos fármacos, tamisar e homogeneizar.
- Transferir a massa total para a proveta.
- Verificar o volume aparente total do fármaco.
- Escolher a cápsula a ser utilizada de acordo com o volume.
- Analisar a necessidade do uso de excipiente e adicionar na proveta até completar o volume para enchimento das cápsulas.
- Transferir os pós (fármaco + excipiente) para o gral e homogeneizar.

EXEMPLO:

Carbonato de cálcio ---------------- 500 mg => Fazer 60 cápsulas

1. CALCULAR A QUANTIDADE TOTAL DO FÁRMACO

500 mg x 60 = 30.000 mg, convertendo em gramas = 30.000 ÷ 1.000 = 30 g

2. VOLUME TOTAL DO FÁRMACO

Transferir 30 g de carbonato de cálcio para uma proveta e bater três vezes sobre uma superfície plana e resistente para acomodar o pó, ou de acordo com os procedimentos definidos pela farmácia.

3. VOLUME DE FÁRMACO POR CÁPSULA

Supondo que após compactação observou-se que o carbonato de cálcio ocupou 32 mL na proveta.

32 mL ÷ 60 cápsulas = cada cápsula com 500 mg ocupa 0,53 mL.

4. ESCOLHA DA CÁPSULA

De acordo com a tabela 9.1, 0,53 mL é um volume compatível com a cápsula nº 0 (0,68 mL).

5. VOLUME DE EXCIPIENTE

0,68 mL x 60 = 40,8 mL

Como na proveta já estão os 32 mL de carbonato de cálcio, é necessário adicionar excipiente até o volume de 40,8 mL. Realizada essa adição, transferir o total de pó para um gral ou outro recipiente, tamisar, homogeneizar e realizar a encapsulação.

Manipulando formas sólidas

Entre as formas farmacêuticas sólidas mais manipuladas estão as cápsulas duras e os pós. Os pós podem ser simples ou compostos, para suspensão reconstituível ou sachês, muito prescritos nos tratamentos ortomoleculares.

Cápsulas

Para a manipulação de cápsulas duras em pequena escala existem duas metodologias, o método por nivelamento manual, com o auxílio do encapsulador, ou disco de encapsulação, e o método de pesagem individual, sendo este último praticamente não empregado na atualidade. Independentemente do método escolhido, a melhor maneira de garantir a eficácia do medicamento manipulado é pela realização de um controle de processo efetivo e fidedigno.

A encapsulação é o processo no qual os pós (ativo + excipiente) são transferidos para o interior das cápsulas gelatinosas duras, com o auxílio de um encapsulador manual (figura 9.3).

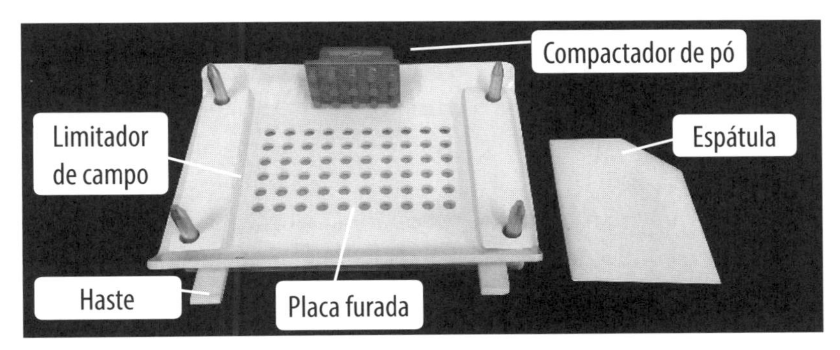

FIGURA 9.3. Encapsulador manual.
Fonte: arquivo pessoal dos autores.

Para a realização da encapsulação, os manipuladores deverão estar devidamente paramentados e o sistema de exaustão deverá estar ligado.

O manipulador precisa misturar os componentes (ativo + excipiente), montar o encapsulador, selecionando a base, a placa perfurada, as hastes adequadas ao tamanho da cápsula a ser utilizada, o limitador de campo, o compactador de pó e a espátula.

TÉCNICA DE ENCAPSULAÇÃO

- Encaixar sobre a base do encapsulador as hastes e a placa perfurada. Caso a quantidade de cápsulas seja inferior à capacidade do tabuleiro, pode-se verificar a necessidade de usar o limitador de campo.
- Virar as hastes para o sentido vertical e colocar as cápsulas com o corpo para baixo e a tampa para cima.

- Retirar as tampas das cápsulas, individualmente, encaixando uma sobre a outra para facilitar o fechamento.
- Colocar a mistura de pós na lateral do tabuleiro e espalhar de maneira uniforme, com o auxílio da espátula, executando movimentos retos tanto na horizontal como na vertical.
- Se necessário, compactar o pó batendo o tabuleiro sobre a bancada (não bater o tabuleiro de forma angulada). Algumas farmácias usam o compactador (socador), mas essa prática deve ser evitada.
- Em seguida, redistribuir o pó excedente de forma uniforme.
- Após o preenchimento das cápsulas, abaixar as hastes (sentido horizontal), colocar as tampas nas cápsulas e travar.
- Após o travamento, retirar as cápsulas e limpar, com o auxílio de papel-toalha ou outro.
- Fazer uma inspeção visual ou seguir procedimento de controle de qualidade estabelecido na farmácia e, se estiver aprovado, envasar em pote plástico inviolável, adicionar sachê de sílica e sachê de carvão, se aplicável.
- Rotular e preencher os dados necessários na ordem de manipulação.
- Colocar o rótulo de conferência na base da embalagem.

Pós

Os pós podem ser simples ou compostos, de uso oral ou tópico, efervescentes ou não efervescentes. As fórmulas dependem do pó prescrito, por exemplo, um pó simples ou composto têm na fórmula, basicamente, uma associação de diluente, agente flavorizante, agente secante e o ativo. De acordo com as características físico-químicas e a farmacocinética do fármaco, devem-se adicionar outros adjuvantes. Um pó efervescente terá em sua fórmula diluente, agente flavorizante, agente secante, agente acidificante ou alcalinizante (carbonatos ou bicarbonatos, que liberam dióxido de carbono quando o pó é dissolvido em água) mais o ativo.

LEMBRE-SE:
A mistura de pós, para ser encapsulada, foi previamente misturada em gral e depois tamisada (tamis nº 40 ou 60), para uniformizar o tamanho das partículas.

A manipulação de pós requer algumas considerações relativas ao tamanho das partículas, pois quanto menores, maior a homogeneização e maior a capacidade de absorção (especialmente na manipulação de antiácidos e antidiarreicos), sendo necessário empregar operações farmacotécnicas de pulverização e tamização, a fim de garantir a uniformidade do tamanho das partículas (tenuidade) e homogeneidade da mistura de pós.

A técnica de preparo básica envolve a pesagem, seguida de trituração em gral, para pulverizar os pós; a mistura, para homogeneização; a tamisação, para uniformizar o tamanho das partículas (tamis nº 40 ou nº 60); e o envase individual, de forma manual ou semiautomática, normalmente em sachês, flaconetes ou ainda em papéis dobrados. Em alguns casos, o pó simples ou composto requer a remoção da umidade em temperatura entre 40 °C e 105 °C. Segue exemplo de fórmula na forma pó, a ser envasada em sachê, para tratamento de verminose.

Fórmula:

Componentes	Concentração	Finalidade
Ivermectina	6 mg	ativo: vermífugo
Dióxido de silício coloidal	1%	adjuvante: secante
Ácido cítrico anidro	5%	adjuvante: acidificante
Ácido tartárico	10%	adjuvante: acidificante
Bicarbonato de sódio	15%	adjuvante: alcalinizante
Flavorizante de maçã	qs	adjuvante: flavorizante
Manitol	qsp 1 sachê	adjuvante: diluente e edulcorante

Manipulando formas sólidas diferenciadas

As formas farmacêuticas sólidas diferenciadas consistem em pastilhas, que podem ser duras ou gomosas, barras de cereais, chocolates, *shakes* para auxiliar no emagrecimento, chás, sopas e pirulitos.

Essas preparações foram desenvolvidas com a finalidade de melhorar a adesão ao tratamento, especialmente em virtude da palatabilidade, mas devem ser mantidas longe da visão e do alcance das crianças, devido à aparência e ao sabor agradáveis, que aumentam a possibilidade de ingestão acidental.

Podem-se veicular antifúngicos (nistatina), analgésicos (dipirona), anti-histamínicos, emagrecedores, entre outros. A seguir, alguns exemplos dessas fórmulas.

Base com açúcar para pastilhas duras e pirulitos

Fórmula:

Componentes	Concentração	Quantidade	Finalidade
Sacarose	42%	84 g	adjuvante: edulcorante, espessante e conservante
Sorbitol 70 %	16%	32 g	adjuvante: edulcorante
Flavorizante	1%	2 g	adjuvante: corretivo de sabor e odor
Corante (solução alcoólica)	1%	2 g	adjuvante: corretivo de cor
Água purificada	qsp 100%	80 mL	veículo

Técnica de preparo

- Em um béquer, dissolver a sacarose na água purificada, em seguida adicionar o sorbitol 70%.
- É importante que, durante o preparo, o béquer atinja praticamente sua capacidade máxima, pois a condensação de água nas paredes do béquer reduz a viscosidade do meio.
- Aquecer a mistura até levantar fervura e deixar atingir 150 °C. Monitorar com o auxílio do termômetro.
- Remover do aquecimento assim que atingir a temperatura de 150 °C e não agitar a mistura até atingir 125 °C.
- Assim que atingir a temperatura de 125 °C, adicionar os princípios ativos, pré-dissolvidos, o corante e o flavorizante. Agitar com bastão.
- Verter a mistura para o molde de pastilha ou pirulito (colocar o palito antes de a massa esfriar, se for pirulito), previamente calibrado.
- Levar à geladeira para esfriar.

- Fazer uma inspeção visual ou seguir procedimento de controle de qualidade estabelecido na farmácia e, se estiver aprovado, envasar em embalagem vedada, como as do tipo zip-lock®, papel alumínio ou sachê metalizado. Conservar em geladeira.
- Rotular e preencher os dados necessários na ordem de manipulação.

A formulação descrita acima pode ser usada para incorporar os seguintes fármacos nas doses indicadas: nistatina, 5.000 UI; fluoreto de sódio, 2,1 mg; paracetamol, 160 mg a 360 mg; ibuprofeno, 50 mg e 100 mg.

Base para chocolate medicamentoso

Fórmula:

Componentes	Concentração	Quantidade	Finalidade
Bentonita	1,5%	0,75 g	adjuvante: agente suspensor
Goma arábica	1,7%	0,85 g	adjuvante: agente suspensor
Sacarina	2%	1 g	adjuvante: edulcorante
Chocolate-base	qsp 100%	47,4 g	excipiente

Técnica de preparo

- Triturar e misturar a sacarina, a goma arábica e a bentonita em um gral.
- Fundir a base de chocolate (picada) em banho-maria (45 °C – 50 °C).
- Adicionar, aos poucos, com o auxílio de um tamis nº 40, a mistura de pós sobre o chocolate, mantendo agitação lenta e constante.
- Retirar a mistura do banho-maria e, sob agitação lenta e constante, deixar a temperatura baixar para 40 °C.
- Verter a mistura sobre o molde de chocolate, caso já tenha sido incorporado algum ativo à base. Se não tiver sido incorporado nenhum ativo, transferir para uma embalagem maior.
- Levar à geladeira até endurecer.
- Desenformar, fazer uma inspeção visual ou seguir procedimento de controle de qualidade estabelecido na farmácia e, se estiver aprovado, envasar.

- Rotular e preencher os dados necessários na ordem de manipulação.
- Prazo de validade praticado: 6 meses.

A formulação descrita acima pode ser usada para incorporar os seguintes fármacos nas doses indicadas: progesterona micronizada, 100 mg; triancinolona micronizada, 5 mg; caraluma, 500 mg e spirulina, 1 g.

Suspensão congelada (picolé)

Fórmula:

Componentes	Concentração	Quantidade	Finalidade
Fármaco	**mg/dose**	**-**	**ativo**
Sorbitol 70%	8%	4,8 g	adjuvante: edulcorante
Xarope simples	20%	12 g	adjuvante: edulcorante
Sacarina	0,1%	0,06 g	adjuvante: edulcorante
Flavorizante	1,7%	1,02 g	adjuvante: corretivo de sabor e odor
Água purificada	qsp 100%	42,12 g	veículo

Técnica de preparo

- Levigar o fármaco utilizando o solvente adequado. Nesse caso, sugerimos o sorbitol 70%.
- Adicionar o xarope simples e o flavorizante à mistura acima.
- Dissolver a sacarina separadamente em qs de água e verter no gral.
- Colocar o restante de água no gral, transferir a mistura para um cálice e completar o volume, se necessário.
- Transferir a mistura para os moldes e levar para o *freezer*.
- Após 2 horas colocar os palitos nos picolés e retornar ao congelador.
- Quando solidificarem, retirar do molde e fazer uma inspeção visual ou seguir procedimento de controle de qualidade estabelecido na farmácia e, se estiver aprovado, envasar em plástico tipo zip-lock®.
- Rotular e preencher os dados necessários na ordem de manipulação.
- Armazenar em *freezer* de –25 °C a –10°C,
- Prazo de validade praticado: 2 meses.

A formulação descrita anteriormente pode ser usada para incorporar nistatina 250.000 UI ou outra.

Controle de qualidade e monitoramento do processo de formas farmacêuticas sólidas

A Anvisa determina que a farmácia que manipula formas farmacêuticas sólidas deve monitorar o processo de manipulação. Entre os testes mínimos, aplicados às formas farmacêuticas sólidas, encontram-se a descrição, o aspecto, as características organolépticas (que foram detalhados nos capítulos 7 e 8), e, especialmente, o peso médio das cápsulas manipuladas, o desvio-padrão relativo e a variação do conteúdo teórico das cápsulas, que estão descritos, mais adiante, neste capítulo e são norteados pelo *Formulário nacional da farmacopeia brasileira*, 2ª edição, 2012.

Em algumas farmácias com manipulação, esse controle realizado nas cápsulas é chamado de controle de qualidade de cápsulas (CQC), e visa verificar a uniformidade de distribuição da mistura dos pós.

Para o monitoramento do processo dos medicamentos manipulados com fármacos de baixo índice terapêutico – ativos cuja dose terapêutica é próxima à dose tóxica –, é necessário realizar a análise de teor de ativo nas cápsulas, no mínimo de uma amostra a cada dois meses. As amostras devem ser coletadas em pelo menos três pontos do diluído e analisadas separadamente, para fins de avaliação da sua homogeneidade. Fórmulas na concentração igual ou inferior a 25 mg, sendo prioritárias as que comportam concentrações iguais ou inferiores a 5 mg, devem ser submetidas a análises de teor e uniformidade de conteúdo do princípio ativo. As cápsulas de hormônios, antibióticos, citostáticos e substâncias sujeitas a controle especial devem ser testadas, no mínimo, a partir de uma amostra a cada três meses. As amostras devem contemplar diferentes manipuladores, fármacos e dosagens, e formas farmacêuticas, podendo ser adotado sistema de rodízio. As análises das fórmulas devem ser realizadas em laboratório analítico próprio ou terceirizado (preferencialmente da Rede Brasileira de Laboratórios em Saúde – Reblas).

Peso médio (PMédio)

Pesar, individualmente, dez unidades de cápsulas manipuladas íntegras e determinar o peso médio, em gramas, conforme a equação a seguir, e comparar o valor obtido com a tabela 9.2:

$$P_{médio} = \frac{P_{cáps.1} + P_{cáps.2} + P_{cáps.3} + \dots + P_{cáps.10}}{10}$$

em que:

$P_{cáps.1}$, $P_{cáps.2}$, $P_{cáps.3}$, $P_{cáps.10}$ = pesos de cada unidade de cápsulas manipuladas

TABELA 9.2. Critérios de avaliação da determinação de peso para formas farmacêuticas sólidas em dose unitária.

Forma farmacêutica	Peso médio	Limites de variação
Cápsulas duras	menos que 300 mg	± 10,0%
	300 mg ou mais	± 7,5%

Fonte: elaborada pelos autores com base em informações do *Formulário nacional da farmacopeia brasileira*, 2012, p. 26.

Desvio-padrão relativo (DPR)

O desvio-padrão relativo é dado em porcentagem e é calculado conforme as equações que seguem:

$$DPR = \frac{DP}{PM} \times 100$$

Onde:
DP = desvio-padrão do PMédio
PM = peso médio

O desvio-padrão do peso médio (PMédio) é calculado aplicando-se a seguinte equação:

$$DP = \sqrt{\frac{\sum_{i=1} (P_{cáps.i} - P_{Médio})^2}{n-1}}$$

Onde:
Pcáps.i = peso de cada unidade de cápsulas manipuladas.
n = número de cápsulas duras manipuladas empregadas na determinação do peso médio.

- Especificação: o desvio-padrão relativo (DPR) calculado não deve ser maior que 4%.

Variação do conteúdo teórico das cápsulas

Os valores teóricos máximo e mínimo do conteúdo das cápsulas permitem obter uma estimativa da variação aceitável de peso das cápsulas, supondo que a massa de pós encapsulada é homogênea. Assim, se seguidas as Boas Práticas de Manipulação, no que se refere à mistura de pós, pode-se concluir que a quantidade de fármaco esteja distribuída uniformemente entre as cápsulas e, portanto, a variação aceitável de conteúdo deve estar contida no intervalo entre 90% e 110%.

Para se determinar a variação do conteúdo teórico das cápsulas, é necessário saber o peso médio das cápsulas vazias (PMédio-cáps. vazias) e o peso teórico das cápsulas (Pteórico).

O peso médio das cápsulas vazias (PMédio-cáps.vazias) é obtido pesando-se 20 cápsulas vazias e dividindo-se a massa total por 20, para se obter a média aritmética. O peso teórico (Pteórico) é obtido pela soma do peso médio das cápsulas vazias mais as massas dos excipientes e ativos que compõem a fórmula, conforme a equação:

$$P_{\text{teórico}} = P_{\text{médio - cáps. vazias}} + P_{\text{excipientes}} + P_{\text{fármacos}}$$

Variação teórica de conteúdo

É estimada determinando-se a quantidade teórica mínima de pó (Qteor.mín.) e a quantidade teórica máxima de pó (Qteor.max.), conforme a equação abaixo, considerando os extremos de pesos obtidos na pesagem das cápsulas, ou seja, o peso da cápsula mais leve e o peso da cápsula mais pesada entre as 10 cápsulas testadas:

$$Q_{\text{teór.mín.}} = \frac{P_{\text{cápsula mais leve}}}{P_{\text{teórico}}} \times 100 \quad \text{e} \quad Q_{\text{teór.mín.}} = \frac{P_{\text{cápsula mais pesada}}}{P_{\text{teórico}}} \times 100$$

- Especificação: as quantidades teóricas mínima e máxima calculadas de conteúdo das cápsulas deverão estar contidas no intervalo entre 90% e 110%.

Todos os resultados obtidos devem ser registrados na ordem de manipulação ou no certificado de análise e ser comparado com a especificação.

É importante salientar que algumas farmácias utilizam um processador estatístico acoplado a uma balança semianalítica, e para a realização desse teste basta que o manipulador pese individualmente 10 cápsulas e acione o equipamento, que imprime automaticamente todos os resultados dos cálculos apresentados. Outras empresas desenvolveram planilhas em Excel que fazem os cálculos, bastando que o manipulador digite as massas individuais das 10 cápsulas.

EXEMPLO DE CÁLCULO PARA CÁPSULAS DE 200 MG
PESO MÉDIO:

a) Peso médio:

Cápsula fármaco "X" 200 mg	
Nº cápsula	**Peso individual**
1	0,205 g
2	0,203 g
3	0,198 g
4	0,210 g
5	0,215 g
6	0,207 g
7	0,209 g
8	0,198 g
9	0,209 g
10	0,217 g

Cápsula fármaco "X" 200 mg	
Peso médio	0,2071 g
Limite de variação = 10%	0,02071 g
Média + 10%	0,228 g
Média - 10%	0,186 g
Cápsula mais pesada	0,217 g
Cápsula mais leve	0,198 g

As duas cápsulas estão dentro do limite de variação permitido, e o lote está aprovado no peso médio.

b) Desvio-padrão relativo (DPR)

Para calcular o DPR, é necessário, primeiro, calcular o desvio-padrão – DP.

TABELA 9.3. Cálculo do desvio-padrão.

Nº cápsula	**Peso individual Pi**	**Peso médio**	**Pi - PMédio**	**(Pi - PMédio)²**
1	0,205	0,2071	–0,0021	0,0000044
2	0,203	0,2071	–0,0041	0,0000168
3	0,198	0,2071	–0,0091	0,0000828
4	0,210	0,2071	0,0029	0,0000084
5	0,215	0,2071	0,0079	0,0000624
6	0,207	0,2071	–0,0001	0,0000000
7	0,209	0,2071	0,0019	0,0000036
8	0,198	0,2071	0,0091	0,0000828
9	0,209	0,2071	0,0019	0,0000036
10	0,217	0,2071	0,0099	0,0000980
	Soma = 2,071			Somátorio = 0,00036289

Aplicando a fórmula:

$$DP = \sqrt{\frac{\sum_{i=1}(P_{cáps.1} - P_{Médio})^2}{n-1}} \longrightarrow DP = \frac{\sqrt{0{,}00036289}}{10-1}$$

$$DP = \sqrt{0{,}0004032} = 0{,}00635$$

$$DP = 0{,}00635$$

$$DPR = \left\{ \frac{DP}{PM} \times 100 \right. \longrightarrow DPR = \frac{0{,}00635}{0{,}2071} = 0{,}03066 \times 100 = 3{,}066\%$$

DPR = 3,066%

De acordo com os cálculos, o lote manipulado está aprovado quanto ao desvio-padrão relativo, pois a especificação determina como aceitável um valor de até 4%, e o resultado obtido foi de 3,066%.

c) Variação do conteúdo teórico das cápsulas

Peso médio da cápsula vazia: 0,035 g.

Peso do fármaco pesado: 6,02 g para 30 cápsulas (0,200 g por cápsula).

Excipiente: não foi usado.

Peso teórico = 0,200 + 0,035 = 0,235 g.

$$Q \text{ teór mín.} = \left(\frac{0,198}{0,235}\right) \cdot 100 => 84,2\%.$$

$$Q \text{ teór máx.} = \left(\frac{0,217}{0,235}\right) \cdot 100 => 92,3\%.$$

De acordo com os cálculos, o lote manipulado está reprovado na variação do conteúdo teórico, pois a especificação permite uma variação de 90% a 110%, e o lote analisado variou entre 84,2% e 92,3%. Nesse caso, o manipulador terá que refazer o lote de cápsulas encapsulado, iniciando nova pesagem dos componentes da fórmula. Esse lote reprovado deverá ser descartado como grupo B – resíduo químico.

Envase e acondicionamento de formas sólidas

Para a manutenção da estabilidade do medicamento, a escolha da embalagem (detalhada no capítulo 4) é um parâmetro importante.

Os medicamentos sólidos na forma de pó, como talcos, shakes, sopas, são normalmente envasados em sachês metalizados, ou em talqueiras, no caso dos talcos; mas alguns medicamentos podem vir em flaconetes, como a glucosamina e a condroitina.

As cápsulas, por sua vez, necessitam vir na cor adequada. Por exemplo, os fármacos fotossensíveis, como a ranitidina e a vitamina C, não podem ser manipulados em cápsulas transparentes; os anti-histamínicos precisam ser encapsulados em cápsulas brancas; no caso de idosos que solicitam mais de uma fórmula, é recomendado que a farmácia dispense cada fórmula em cápsula de cor diferente, para evitar trocas de medicamentos; veganos e vegetarianos não utilizam cápsulas de origem animal, sendo necessário manipular o medicamento em cápsulas de origem vegetal. Todas essas informações estão contidas na ordem e manipulação; cabe ao manipulador realizar a leitura, interpretação e correção, caso seja necessário. Além da cor da cápsula, é preciso verificar, antes do envase, se elas estão devidamente travadas e limpas, para só depois transferir para a embalagem com tampa inviolável e colocar os acessórios da embalagem, como o sachê de sílica, para reduzir a umidade do frasco, e o sachê de carvão ativo, que é colocado quando o medicamento possui fármacos com odor desagradável, como a ranitidina, a cisteína e a arginina.

Rotulagem

Conforme descrito no capítulo 7, a rotulagem é um parâmetro obrigatório, pois não só fornece informações importantes ao cliente como também permite a rastreabilidade do produto. A seguir, um exemplo de rótulo referente a produtos sólidos com os campos que nele devem constar, bem como a indicação de etiqueta complementar, nos casos em que isso for necessário.

Nome: Meire Silva — Req nº 444.321
Médico: Dr. Expedito Dias — CRM: 1.234

Composição
Piroxicam-------------10 mg
Paracetamol----------300 mg
Famotidina------------20 mg
Manipular 60 cápsulas

Consumir 1 cápsula à noite.

Uso interno — Contém 60 cápsulas
Fab.: 10/1/2019 — Val.: 10/6/2019

Farmácia xxxxx — Tel.: (xx) 3232-0000
Endereço: xxxxxxxxxxxx, nº xxxxxxxx — CNPJ: xxxxxxxx
Farmacêutico responsável: xxxxxxx — CRF-SP:XXX

FIGURA 9.4. Exemplo de rótulo para produtos sólidos e informações que devem constar.

Quadro 9.2. Exemplos de etiquetas com advertência complementar para produtos sólidos.

Etiqueta complementar	Motivo do uso
(cor branca escrito em preto) Por motivos técnicos, foram feitas ___ cápsulas em vez de ___. Portanto, tomar______, em vez de ____ cápsula.	Quando a quantidade de ativo é superior ao volume da cápsula, tecnicamente conhecido como meia dose, ou seja, o cliente precisará consumir duas ou mais cápsulas para ter uma dose do medicamento.
(cor branca, escrito em preto) Esta preparação constitui um medicamento, não devendo ser ingerida inadvertidamente como alimento. Manter longe do alcance e da visão das crianças	Etiqueta de advertência que precisa ser colocada em medicamentos manipulados em forma de pirulito, picolé, chocolate, para evitar que crianças ou idosos consumam inadvertidamente.
(cor branca, escrito em preto) 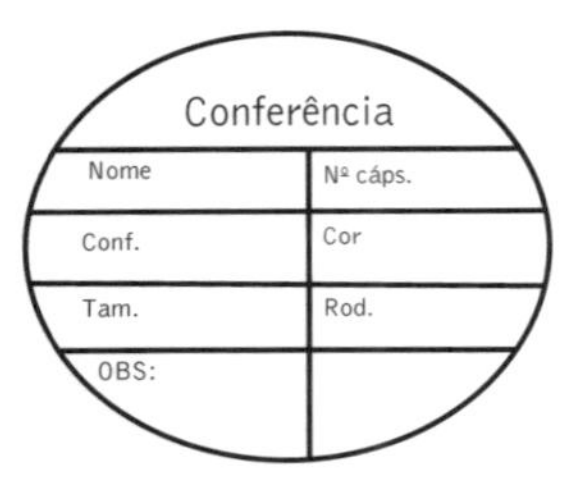	Rótulo de conferência para cápsulas. É localizado abaixo da embalagem e contém informações como nome de quem encapsulou, quantidade de cápsula, cor, tamanho, rotulagem e observação.

10 Conhecendo os medicamentos homeopáticos

De acordo com a Política Nacional de Práticas Integrativas e Complementares (PNPIC), desenvolvida pelo Ministério da Saúde para implantação no Sistema Único de Saúde (SUS) no Brasil, a homeopatia representa uma especialidade médica e farmacêutica que consiste no diagnóstico, prescrição, manipulação e uso de medicamentos de acordo com a *lei dos semelhantes* e a totalidade sintomática apresentada pela pessoa atendida, visando a promoção, recuperação ou prevenção da saúde por estimular a reação do organismo para a cura e evitar outros agravos. Como terapêutica é uma forma de tratamento prescrita por médicos homeopatas e farmacêuticos de acordo com seus limites de atribuição profissional e os medicamentos utilizados podem ser industrializados ou manipulados, mas a maioria são preparados em farmácia com manipulação seguindo regras e técnicas específicas.

Fundamentos da homeopatia

A homeopatia é um método terapêutico oficial, reconhecido pela medicina, que foi desenvolvido e praticado pelo médico alemão Samuel Hahnemann, no século XVIII, após ter estudado e experimentado em si, e em outras pessoas, os efeitos da quina, utilizada no tratamento de malária. Hahnemann observou que essa substância causava, em pessoas sadias, sintomas semelhantes aos manifestados pelas pessoas que haviam contraído malária e que, após a suspensão do uso, todas recuperavam a saúde. Esse resultado chamou sua atenção para a lei dos semelhantes *(similia similibus curantur)*, de Hipócrates – que defendia que uma substância, utilizada no tratamento de uma dada doença podia causar sintomas semelhantes aos promovidos por essa mesma doença em pessoas sadias – e também para os relatos do médico Paracelso – que administrava, aos seus pacientes, substâncias que tivessem características (cor, forma, odor e sabor) semelhantes aos sintomas e órgãos afetados dos doentes. Após esse experimento, Hahnemann fez muitos outros com pessoas doentes e sadias e relatou suas observações em vários artigos, relatos clínicos e em 21 livros, sendo um dos mais importantes o *Organon da arte de curar*.

Essa forma de medicina teve grande expansão por várias regiões do mundo, estando hoje implantada na Europa, nas Américas e na Ásia. No Brasil, foi introduzida em 1840 pelo médico francês Benoit Jules Mure, tornando-se uma nova opção de tratamento. Foi consolidada com a fundação da Associação Médica Homeopática Brasileira (AMHB), em 1979, e reconhecida como especialidade médica pelo Conselho Federal de Medicina em 1980. Em 1990, foi criada a Associação Brasileira de Farmacêuticos Homeopatas (ABFH) que, em 1992, foi reconhecida como especialidade farmacêutica pelo Conselho Federal de Farmácia (CFF).

Um marco importante para a manipulação dos medicamentos homeopáticos foi a publicação da primeira *Farmacopeia homeopática brasileira*, em 1976. Desde 2011, até o momento, está em vigor a terceira edição desse compêndio oficial, cuja abreviatura é FHB3. Também pode ser destacada a publicação, em 1992, do *Manual de normas técnicas para farmácia homeopática*, pela Associação Brasileira de Farmacêuticos Homeopatas (ABFH), que, desde 2007, circula em sua quarta edição.

A homeopatia, como atividade farmacêutica, pode ser realizada em qualquer farmácia (com ou sem manipulação); no entanto, para manipular o medicamento homeopático, a farmácia deve ser estritamente homeopática, ou estar inserida em uma farmácia com manipulação, que deverá ter um de seus laboratórios exclusivamente dedicado ao preparo dos medicamentos homeopáticos. Ambos os tipos de empresa deverão seguir as regras sanitárias estabelecidas pela Anvisa, na Resolução RDC nº 67/2007, em particular o que está presente no Regulamento Técnico, no Anexo I, que trata das boas práticas de manipulação em farmácias, no que for aplicável, e no Anexo V, que é específico para as boas práticas de manipulação de preparações homeopáticas, além do roteiro de inspeção.

Como atendimento médico, a homeopatia foi introduzida nos serviços públicos de saúde em 1988, tendo sido a consulta médica homeopática introduzida pelo Ministério da Saúde, em 1999. Desde 2006 integra a Política Nacional de Práticas Integrativas e Complementares, estando presente nos atendimentos públicos, nos convênios médicos e em hospitais, clínicas e consultórios particulares.

Hahnemann estabeleceu quatro fundamentos, pilares ou princípios básicos para a homeopatia, que são:

- **Lei dos semelhantes** (princípio da similitude): segundo Hahnemann "o *mesmo agente* capaz *de causar uma moléstia é capaz de curá-la*", ou seja, uma substância capaz de provocar determinados sintomas em pessoas sadias, quando preparada em doses adequadas, é capaz de curar uma pessoa doente que apresente um quadro clínico semelhante ao observado nas pessoas sadias submetidas a essa mesma substância. Para exemplificar, quando estamos resfriados, apresentamos um quadro de nariz escorrendo ou entupido, espirros, olhos lacrimejando e ardendo, dor de cabeça, entre outros. Quando descascamos e cortamos uma cebola, apresentamos esses mesmos sinais e sintomas, sendo a substância *Allium cepa* (presente na cebola) utilizada, assim, como medicamento homeopático para tratar resfriados. Portanto, a missão dos prescritores é indicar substâncias que causem, em pessoas sadias, sinais e sintomas iguais aos causados pela doença, e os farmacêuticos e manipuladores devem manipular os medicamentos observando os preceitos da farmacotécnica homeopática. Os registros das alterações observadas (sinais e sintomas), provocadas pelo uso das substâncias, é denominado *patogenesia*, ou seja, representa um conjunto de sinais e sintomas, objetivos (físicos) e subjetivos (emocionais e mentais), que um organismo sadio apresenta ao experimentar determinada substância, e estão presentes nos livros com a denominação *matéria médica*.
- **Experimentação no homem sadio** (experimentação patogenética, homeopática ou pura): para identificar os efeitos farmacológicos causados por uma dada substância, a única forma é pela experi-

mentação em pessoas sadias, ou seja, administra-se para pessoas saudáveis uma dada substância, devidamente preparada, e se observam quais serão os sinais e sintomas que elas manifestarão. A experimentação em animais não é praticada, pois cada espécie ou raça apresenta uma reação própria, muito diferente da reação dos seres humanos, por terem diferentes constituições orgânicas e não permitirem uma observação mais profunda, visto que não podem verbalizar o que estão sentindo.

- **Doses mínimas (ou infinitesimais):** durante seus estudos, Hahnemann observou que quando as substâncias eram administradas de forma pura, sem nenhuma diluição, causavam reações violentas nas pessoas, especialmente as tinturas. Desse modo, antes que o organismo doente começasse a reagir, ocorria uma agravação inicial dos sintomas – somatório dos sintomas naturais provocados pela doença mais os sintomas artificiais provocados pelo uso da substância –, levando as pessoas a abandonarem o tratamento. Como a reação esperada tinha relação com o retorno da energia vital para o equilíbrio, além de diluir as substâncias em determinadas proporções, Hahnemann começou a manipular usando mais força, ou seja, imprimindo agitações violentas (sucussões) e observou que os medicamentos preparados dessa forma proporcionavam resultados terapêuticos positivos, sem agravações. Desse modo, os medicamentos passaram a ser manipulados empregando-se *diluições progressivas* e *agitação*, técnica chamada de *dinamização*.
- ***Simillimum*:** para Hahnemann, o medicamento deve ser a imagem do doente vista no espelho, ou seja, apenas uma substância (medicamento) tem as mesmas características da totalidade dos sintomas apresentados pela pessoa doente. Na atualidade, é praticamente impossível encontrar uma substância que represente integralmente tudo o que uma pessoa manifesta, pois estamos submetidos simultaneamente a vários agentes hostis, diferentemente do que ocorria na época dos estudos de Hahnemann, portanto esse pilar está praticamente obsoleto.

Esses quatro pilares fundamentam o diagnóstico, a manipulação e o tratamento homeopático, uma vez que a lei dos semelhantes, a experimentação no homem sadio e o *simillimum* são fundamentos que norteiam a avaliação clínica, a escolha do medicamento e a prescrição; já as doses mínimas norteiam tanto a "concentração" desejada como a manipulação dos medicamentos homeopáticos.

Os medicamentos homeopáticos

A homeopatia se baseia no vitalismo, ou seja, cada pessoa tem uma energia ou força vital que mantém os sistemas orgânicos e suas funções em harmonia, como em um eixo em equilíbrio; mas, dependendo da susceptibilidade individual e de ações do meio exterior, como presença de microrganismos, alimentação inadequada, situações de estresse, alterações de temperatura, contato com agentes químicos, entre outras, esse equilíbrio pode ser modificado, levando ao adoecimento. Assim, na homeopatia, a doença é vista como um estado de desequilíbrio da energia ou força vital de cada indivíduo frente à ação de influências hostis; por isso, o médico homeopata e o farmacêutico analisam a pessoa de forma integral, observando, além dos sinais da doença, os relatos dos sintomas, os aspectos psicológicos, comportamentais, sociais, as atitudes e expectativas do paciente.

Para manter o equilíbrio, a energia/força vital precisa ser resistente, mas também flexível, vencendo ou adaptando-se às condições hostis a que os indivíduos são submetidos diariamente. Por exemplo, quando estamos em uma sala em que há uma pessoa gripada, nem todas as demais pessoas que estão nesse ambiente manifestarão gripe, mas as que já estão fora do equilíbrio – com princípio de anemia, por exemplo, ou estressadas, mal alimentadas, etc. – estão mais propensas a desenvolver a infecção causada pelo vírus da gripe. Quando a energia/força vital de um organismo apresenta um nível eficiente, sua reação é rápida, suave e completa, manifestando no máximo uma doença aguda, pois foi submetido a uma força externa que tentou tirá-lo do eixo. Apesar de ter sofrido um desequilíbrio, rapidamente voltou ao estado normal (saúde). Contrariamente, quando a energia vital não está em um nível de eficiência, a reação será incompleta e o organismo manifestará uma doença crônica, que foi a melhor condição encontrada para manter a vida. Nesse caso, o organismo é incapaz de restabelecer-se por si só, sendo necessário utilizar outros recursos, como os medicamentos. Dessa forma, a terapêutica leva em conta a pessoa doente (como um todo) e não apenas os sintomas da doença.

Os medicamentos homeopáticos são formas farmacêuticas ministradas para uso interno ou externo, segundo o princípio da semelhança e/ou da identidade, com finalidade curativa e/ou preventiva, sendo preparados pela técnica de dinamização. São constituídos, basicamente, de insumos ativos, que promovem o efeito terapêutico, e de insumos inertes, que representam substâncias utilizadas para obter a forma farmacêutica e para carrear o ativo (solução hidroalcoólica em diferentes concentrações, água purificada, lactose, glóbulos, pastilhas, cremes, etc.), sendo que o preparo está diretamente relacionado às proporções utilizadas de insumo ativo e insumo inerte. Para que o manipulador saiba o que está preparando, vamos conhecer mais algumas particularidades dos medicamentos homeopáticos.

Origem dos medicamentos

Os medicamentos homeopáticos originam-se de alguns reinos ou substâncias, como apresentados a seguir.

- **Reino vegetal:** é o que fornece maior número de substâncias ativas, podendo ser utilizadas plantas inteiras ou suas partes (flores, folhas, sementes, cascas), seus produtos extrativos ou de transformação, bem como os seus produtos patológicos. Exemplos: *Paullinia cupana* e *Matricaria chamomilla*.
- **Reino mineral:** é o segundo que mais fornece substâncias para os medicamentos homeopáticos, seja em estado natural, seja como produtos extraídos, purificados e produzidos por laboratórios químico-farmacêuticos. Podem ser simples (*Aurum metallicum*) ou compostos (*Natrium chloratum*). Exemplos: sulphur, graphites.
- **Reino animal:** é menos prescrito, podendo ser utilizados animais inteiros, recentemente sacrificados ou dessecados, como também em partes, produtos de extração e/ou transformação ou seus produtos patológicos. Também são usados produtos opoterápicos (obtidos a partir de glândulas, outros órgãos, tecidos e secreções

animais). Exemplos: *Apis mellifica* (abelha europeia), *Formica rufa* (formiga ruiva).

- **Produtos de origem química, farmacêutica e biológica:** têm sido bastante empregados, especialmente soros, vacinas, medicamentos alopáticos (ácido acetilsalicílico), cosméticos (perfumes, desodorantes), domissaneantes (água sanitária, detergente), praguicidas (venenos para plantações). Também são utilizadas secreções e excreções humanas (como urina e queloide), fumaça de cigarro e pó caseiro, denominados *bioterápicos.*
- **Reino Monera** (bactérias): são utilizadas as bactérias e suas toxinas, como Streptococcinum (originado do *Streptococcus pyogenes*) e Colibacillinum (*Escherichia coli*) ou culturas bacterianas.
- **Reino Fungi** (fungos): *Agaricus muscarius* (agárico mosqueado).
- **Reino Protista** (protozoários e algas): *Fucus vesiculosus* (alga).

Nomenclatura dos medicamentos

Os medicamentos homeopáticos são classificados por nomes científicos, de acordo com as regras internacionais das áreas de botânica, biologia, zoologia, química e farmacologia, e nomes tradicionais presentes nas farmacopeias homeopáticas, matéria médica e literaturas específicas. São adotados preferencialmente nomes latinos ou científicos.

Normalmente, os medicamentos são prescritos por gênero e espécie, sendo primeiro o gênero, escrito em letra maiúscula, seguido de espécie, em letra minúscula. Exemplo: *Calcarea carbonica*, em que *Calcarea* corresponde ao gênero e *carbonica* à espécie. Em alguns casos omite-se o gênero – como a prescrição de *Belladona*, que representa a *Atropa* (gênero) *belladona* (espécie) – ou a espécie – como o *Lycopodium*, que representa o *Lycopodium clavatum*. Também podem ser prescritos por nomes químicos, como os ácidos e sais de natureza inorgânica ou orgânica, em que se emprega, preferencialmente, o nome do elemento ou íon de valência positiva (cátion) primeiro, seguido do íon de valência negativa (ânion), como o *Acidum nitricum*. Mas também é aceito *Nitric acidum*, pois é um nome homeopático tradicional. Outro exemplo é o *Barium carbonicum* ou *Baryta carbonica.*

O uso de abreviaturas também é aceito, desde que não gere dúvidas e impeça a manipulação, sendo necessário contatar o prescritor. Exemplo: Acon. ou Aconit., referência ao *Aconitum* ou *Aconitum napellus*. No entanto, se na prescrição vier apenas Merc., por exemplo, será necessário contatar o prescritor, pois existem vários medicamentos que podem ser assim abreviados, como *Mercurius corrosivus*, *Mercurius dulcis*, *Mercurius solubillis*, entre outros. Adota-se também o uso de símbolos que já estão consagrados, como dil. para diluição; TM, Tint. Mãe ou Ø, para tintura-mãe; e a letra M, em substituição aos três zeros da potência, como 1.000 CH, que na receita pode constar como 1M CH.

Outra situação utilizada pelos prescritores é o uso de sinonímia, e o manipulador deve estar atento para separar a matriz correta do medicamento que foi prescrito. No mercado há livros específicos de sinônimos e muitos *softwares* operacionais têm essa informação em seus bancos de dados. Alguns exemplos estão presentes na FHB3, como *Luesinum* por *Syphilinum*, *Pulsatilla nigricans*, como sinônimo de *Anemone pratensis*, ou ainda *Nux vomica*, no lugar de *Strychnos colubrina*.

Os placebos são prescritos usando-se o nome do medicamento, segundo a regra de nomenclatura, acrescido no número zero (0), de uma barra (/) e do volume ou peso a ser dispensado. Exemplos: *Lycopodium clavatum* 30 CH 0/20 mL (líquidos); *Sulphur* 60 CH 0/15 g (glóbulos, comprimido e tabletes); *Allium sativum* 100 CH 2/10 papéis.

Prescrição dos medicamentos

Não é incomum o manipulador observar que algumas receitas apresentam apenas um medicamento homeopático em potência alta (como 1.000 FC) ou baixa (como 6 CH), enquanto outras trazem várias substâncias juntas, em um mesmo medicamento. Também poderá observar que, às vezes, em uma receita constam vários medicamentos para serem utilizados em horários iguais ou diferentes. Isso ocorre pois existem correntes ou escolas médicas homeopáticas diferentes, e cada uma segue um determinado princípio ao escolher o medicamento e a posologia a ser utilizada (unicista, pluralista, complexicista). Vale lembrar que algumas indústrias farmacêuticas elaboraram fórmulas homeopáticas compostas pela associação de substâncias que têm efeitos terapêuticos similares para o tratamento de doenças específicas, como gripe, sinusite ou nervosismo, sem considerar a individualidade e integridade de cada pessoa.

Métodos, escalas e potências

A manipulação dos medicamentos homeopáticos difere da empregada nos medicamentos alopáticos, por isso existe a farmacotécnica homeopática que contempla todas as informações e condições necessárias para que os medicamentos sejam preparados.

De acordo com um dos pilares da homeopatia, os medicamentos homeopáticos devem ser diluídos e agitados. A esse processo dá-se o nome de *dinamização*, que consiste exatamente na diluição ou atenuação do insumo ativo em um insumo inerte adequado, seguida de sucussão e/ou trituração sucessiva:

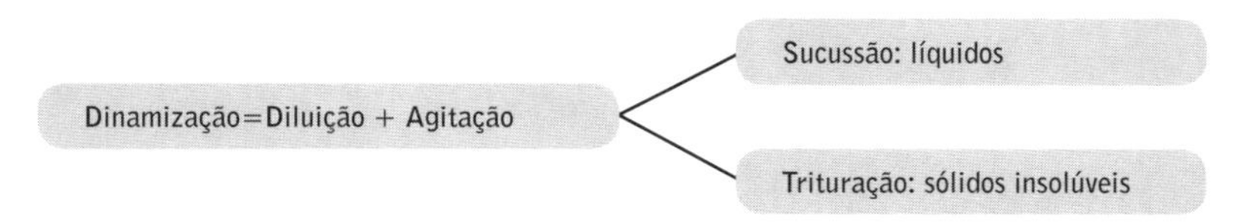

A *sucussão* representa a fase da dinamização de líquidos solúveis em um insumo inerte adequado, sendo responsável pela liberação da energia medicamentosa latente do fármaco. Dá-se por meio da agitação vigorosa e ritmada do frasco de vidro contendo o insumo ativo e o inerte por 100 vezes, em um ângulo de 90º, contra um anteparo semirrígido, que pode ser uma almofada dinamizadora/contadora, uma almofada com densidade de espuma específica (técnica manual) ou um braço mecânico (dinamizador Denise). O volume ocupado do frasco deve ser sempre entre ½ a 2/3 da capacidade total do frasco, para que haja espaço livre suficiente para a movimentação das moléculas dos insumos.

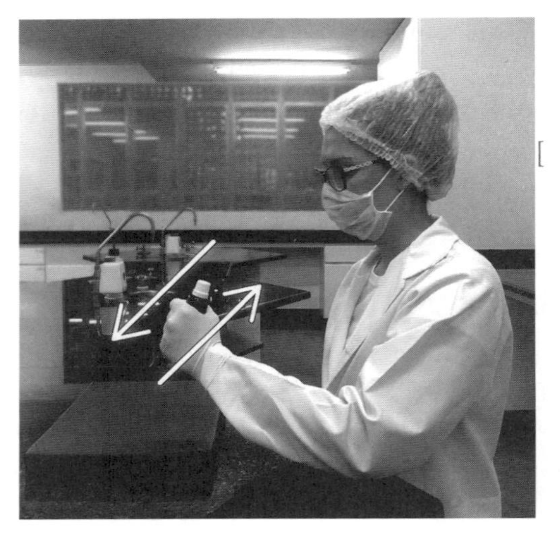

FIGURA 10.1. Dinamização manual.
Fonte: arquivo pessoal do autor.

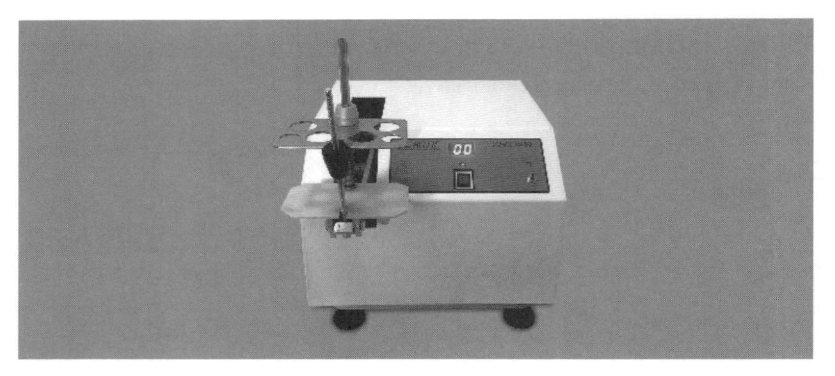

FIGURA 10.2. Dinamizador mecânico Denise – Autic.
Fonte: arquivo pessoal do autor.

A *trituração* representa a fase da dinamização de sólidos, por meio de processo automatizado (industrial) ou manual (farmácia), que consiste na redução do insumo ativo a partículas menores, utilizando lactose (pó) como insumo inerte, para que seja liberada a energia medicamentosa latente do fármaco ou droga.

Diferentemente dos medicamentos alopáticos – cujos ativos são prescritos em concentração dada em grama (g), miligrama (mg), porcentagem (%) ou outra –, os medicamentos homeopáticos são prescritos considerando-se três informações importantes: a potência (similar à concentração), a escala (diluição) e o método (agitação, a técnica de preparo). Sem essas informações, não é possível fazer a manipulação do medicamento. Vamos entender o que significam, observando a prescrição abaixo:

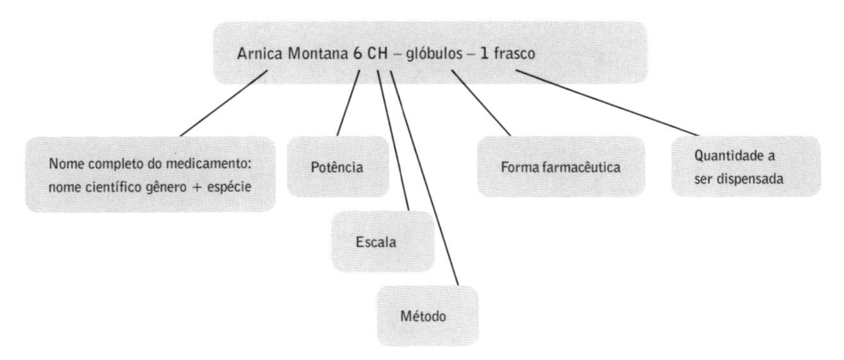

FIGURA 10.3. Exemplo de prescrição de medicamento homeopático e sua interpretação.

Outra forma de leitura desse medicamento é que foi prescrita a 6ª potência do insumo ativo Arnica montana, preparado na escala de diluição centesimal, pelo método Hahnemanniano, para a obtenção da forma farmacêutica glóbulos.

A agitação, na homeopatia, acontece de acordo com três métodos diferentes: o Hahnemanniano, o Korsakoviano e o de Fluxo Contínuo, cada qual com técnicas e particularidades que devem ser aplicadas durante a manipulação dos medicamentos. Vamos conhecer cada um.

Método Hahnemanniano (símbolo H)

Desenvolvido por Hahnemann, baseia-se na agitação do insumo ativo com um insumo inerte apropriado, empregando-se sucussão ou trituração. De modo geral, divide-se em três métodos de preparo, que são:

- **Método clássico ou dos frascos múltiplos**: é assim denominado pois a cada nova diluição, seguida de agitação (sucussão), utiliza-se um novo frasco. Empregado no preparo de medicamentos a partir de insumos ativos líquidos (tinturas-mães) ou sólidos solúveis em insumos inertes na forma líquida, nas escalas centesimal (C) e decimal (D). Exemplo: manipulação do medicamento Arnica montana 6 CH, em que o insumo ativo é a tintura-mãe dessa planta (líquido) e o insumo inerte, uma solução hidroalcoólica (líquida). Vejamos o esquema para obter o medicamento 6 CH a partir da matriz 4 CH, que deverá ser manipulada na seguinte sequência:

4 CH ——— 5 CH ——— 6 CH:

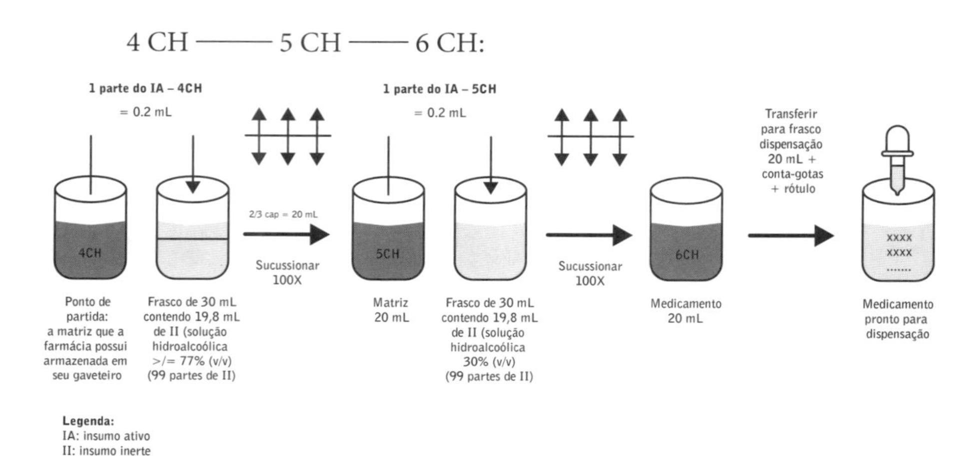

FIGURA 10.4. Sequência para obtenção de medicamento 6 CH a partir de matriz 4 CH.

- **Método da trituração**: desenvolvido para preparar insumos ativos (substâncias ou drogas) que são insolúveis nos insumos inertes (água ou álcool etílico) nas escalas centesimal e decimal, ou que tenham solubilidade inferior a 10% (DH) ou 1% (CH) em água ou etanol em diferentes graduações alcoólicas. Esse método é aplicado nas três primeiras triturações para a escala centesimal (1º, 2º e 3º triturado), e nas seis primeiras para a escala decimal (1º, 2º, 3º, 4º, 5º e 6º triturado), sendo também utilizado no preparo da escala cinquenta milesimal para substâncias solúveis ou não. A agitação se dá pela trituração, que tem um tempo determinado, seguida de raspagem da mistura de pós (insumo ativo + insumo inerte), também durante um tempo determinado, e que se repete sucessivas vezes. Vejamos, como exemplo desse método, a manipulação do medicamento *Graphites* 5 CH, a partir do insumo ativo (IA = mineral grafite) mais insumo inerte (II = lactose, sólido em pó). O manipulador deve:

- calcular a quantidade de insumo ativo *Graphites* (substância insolúvel) e de insumo inerte (lactose), que devem ser pesados de acordo com a escala e com a quantidade a ser manipulada. Normalmente são preparadas 10 g, sendo 0,1 g do IA e 9,9 g do II (para a escala centesimal) ou 1 g do IA e 9,0 g do II (na escala decimal);
- pesar, em balança semianalítica, o insumo ativo e o insumo inerte, sendo este dividido em três partes iguais, ou seja, 3 porções de 3,3 g cada, para a escala centesimal, e 3 porções de 3,0 g cada, para a escala decimal;
- executar as etapas a seguir.

1ª ETAPA:

- colocar o primeiro terço de lactose (3,0 g – decimal ou 3,3 g – centesimal) no gral de porcelana e misturar com o pistilo, distribuindo a lactose por todos os lados para tampar os poros do gral, geralmente por 2 minutos;
- adicionar 1 gota de corante líquido ou um pouco de corante sólido (0,1 g) e misturar novamente até homogeneizar, visando facilitar a visualização da homogeneidade da mistura.

2ª ETAPA:

- sobre essa mistura, adicionar o insumo ativo previamente pesado (1,0 g – decimal ou 0,1 g – centesimal) e homogeneizar com uma espátula de porcelana, plástico ou inox;
- triturar a mistura vigorosamente com o auxílio do pistilo de porcelana, durante 6 minutos;
- raspar o triturado aderido às paredes e ao fundo do gral com o auxílio de espátula, durante 4 minutos;
- triturar vigorosamente durante mais 6 minutos;
- raspar novamente o triturado aderido às paredes e ao fundo do gral com a espátula, durante 4 minutos. Até essa etapa, passaram-se cerca de 20 minutos.

3ª ETAPA:

- acrescentar o segundo terço de lactose (3,0 g ou 3,3 g) e iniciar novamente o procedimento anterior, repetindo 6 minutos de trituração seguida de 4 minutos de raspagem e, novamente, 6 minutos de trituração seguida de 4 minutos de raspagem, totalizando o tempo de 40 minutos.

4ª ETAPA:

- acrescentar o terceiro terço de lactose (3,0 g ou 3,3 g) e reiniciar o procedimento executado na 1ª e 2ª porções de lactose, repetindo 6 minutos de trituração, seguida de 4 minutos de raspagem, e novamente 6 minutos de trituração, seguida de 4 minutos de raspagem, totalizando o tempo de 60 minutos. Essa manipulação equivale ao 1º triturado, devendo ser envasado em frasco de vidro ou plástico, e rotulado com o respectivo nome homeopático e a designação de 1º (primeiro) triturado. Tempo utilizado: 60 minutos (1 hora).
  Para se obter o 2º triturado nas escalas decimal ou centesimal, devemos pesar 1 g do 1º triturado para a escala decimal ou 0,1 g para a escala centesimal e as três porções de lactose, conforme a escala manipulada (3 porções de 3,0 g cada para a decimal e 3 porções de 3,3 g para a centesimal). Repetimos então o procedimento de trituração e raspagem apresentado anteriormente. Tempo: 2 horas (1 hora do 1º triturado + 1 hora para o 2º triturado).
  Para se obter o 3º triturado nas escalas decimal ou centesimal, devemos pesar 1 g do 2º triturado para a escala decimal ou 0,1 g para a escala centesimal e as três porções de lactose, conforme a escala manipulada, e novamente repetimos o procedimento de trituração e raspagem apresentado anteriormente. Tempo empregado: cerca de 3 horas (1 hora para cada triturado).
  Na escala centesimal, a trituração termina no 3º triturado, devendo ser solubilizado em veículo adequado. Para a escala decimal, devemos continuar o procedimento até a obtenção do 6º triturado, para depois ser solubilizado, aplicando um tempo de 6 horas.

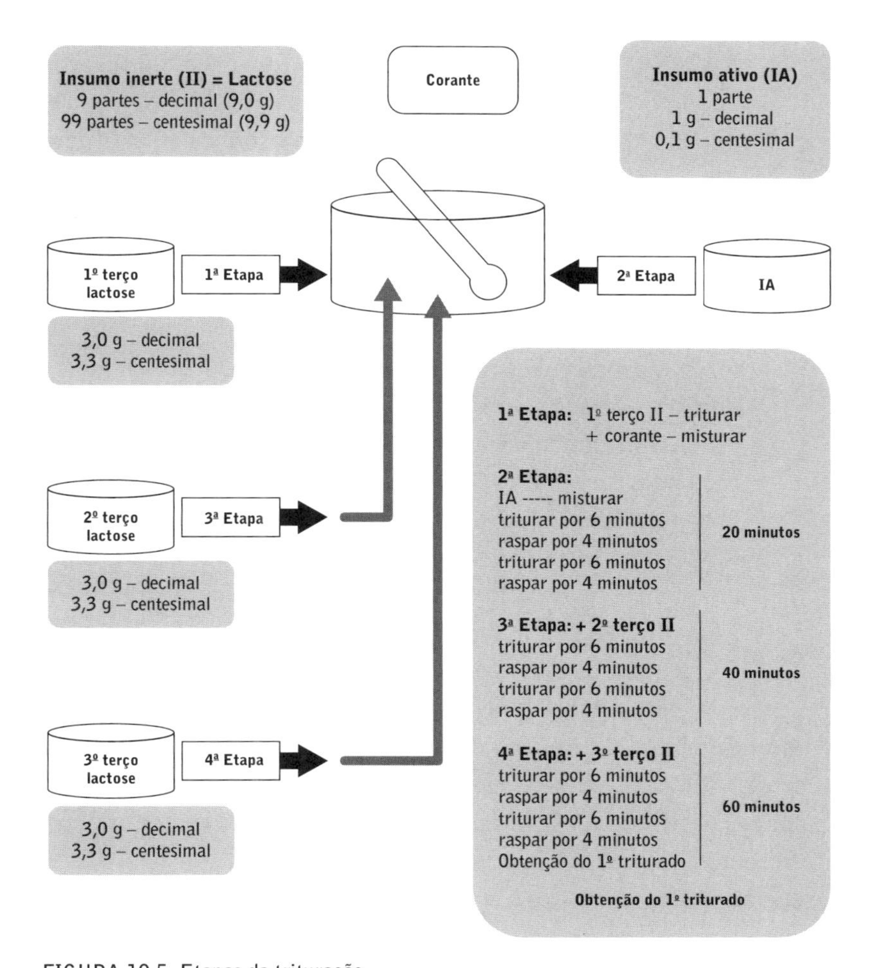

FIGURA 10.5. Etapas da trituração.

A solubilização do triturado é diferente, dependendo da escala manipulada.

- *Escala decimal*: considerando que a lactose não é solúvel a frio na proporção 1/10 (p/v), deve-se então aquecer 10 mL de água purificada em béquer de vidro à temperatura de 40 ºC – 45 ºC (10 partes), adicionar 1 g (= 1 parte) do 6º triturado e homogeneizar até completa solubilização. Resfriar à temperatura ambiente. Em seguida, sucussiona-se 100 vezes para obter a dinamização 7 DH, sendo que esta, por ser preparada em água, não deve ser estocada nem dispensada. A dispensação das substâncias preparadas nessa escala deve ser feita a partir da dinamização 8 DH, que é obtida pela diluição de 1 parte da 7 DH em 9 partes de solução hidroalcoólica a 30% (para dispensação) ou 77% (v/v) ou 70% (p/p) (intermediária para outras potências), seguida de 100 sucussões. Se for para dispensação, transferir para o frasco adequado, com conta-gotas, gotejador ou batoque e tampa, e rotular.

- *Escala centesimal*: dissolve-se 1 parte do 3º triturado em solução hidroalcoólica a 20% (20 partes de álcool etílico 96% + 80 partes de água purificada) e procede-se às 100 sucussões, obtendo a dinamização 4 CH. Essa potência não deve ser estocada. Para obter a 5 CH, coloca-se 1 parte da 4 CH em 99 partes de solução hidroalcoólica a 30% (para dispensação) ou 77% (v/v) ou 70% (p/p) (intermediária para outras potências) em um frasco de vidro âmbar, de capacidade compatível com a quantidade a ser manipulada, e procede-se às 100 sucussões. Se for para dispensação, transferir para o frasco adequado, com conta-gotas, gotejador ou batoque e tampa, e rotular.

▶ **Método Hahnemanniano da cinquenta milesimal (LM, L)**: desenvolvido para preparar medicamento na escala cinquenta milesimal a partir de substâncias vegetais e animais (em estado fresco), minerais e, excepcionalmente, tinturas-mães. É composto por duas etapas, utilizando lactose, solução hidroalcoólica e microglóbulos como insumos inertes. A agitação se dá pelo emprego da sucussão.

Método Korsakoviano (símbolo K)

Desenvolvido em 1832 pelo oficial russo Korsakov para simplificar o método Hahnemanniano, a fim de preparar medicamentos quando estavam em situação de batalhas, pois os recursos tinham que ser otimizados, sendo também conhecido como *método do frasco único*. Korsakov desenvolveu o método utilizando um único frasco no preparo, em que podiam ser obtidos medicamentos a partir da potência 31 K até a 100.000 K. O ponto de partida, no Brasil, é a matriz na potência 30 CH, que deve ser colocada em quantidade suficiente em um frasco, de forma a ocupar de ½ a 2/3 de sua capacidade. Depois disso, o frasco deve ser virado de cabeça para baixo, deixando o insumo ativo (IA= líquido) escorrer livremente, pelo tempo de cinco segundos. Retornar o frasco para a posição correta. Com isso, o frasco reteve 1 parte do insumo ativo, ao qual se adiciona o insumo inerte (II) – respeitando a proporção de 1/100 entre o insumo ativo e o insumo inerte – e agita-se, empregando a sucussão, por 100 vezes contra um anteparo semirrígido, em movimentos rítmicos, obtendo assim a potência 31 K. Para manipular a 32 K, repete-se o mesmo procedimento e assim por diante. É um método considerado sem escala definida, pois o tamanho e a porosidade do frasco utilizado, a viscosidade do insumo ativo e a força empregada na dinamização interferem na sua precisão.

Esquema do método Korsakoviano:

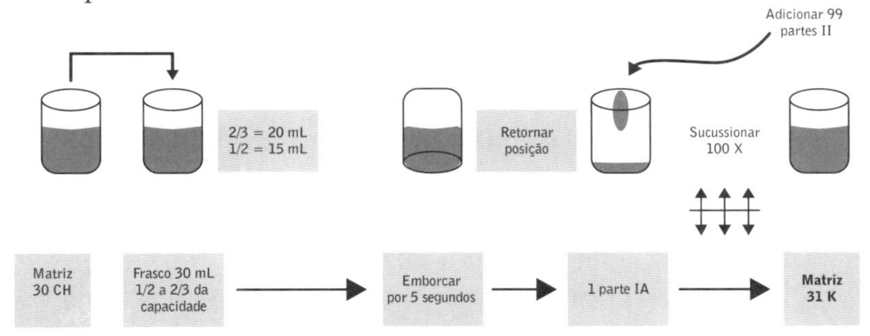

FIGURA 10.6. Etapas do método Korsakoviano.

Método de Fluxo Contínuo (símbolo FC)

Desenvolvido pelo médico norte-americano James Tyler Kent, que projetou um aparelho chamado dinamizador para preparar medicamentos em altíssimas potências, como 1.00 0FC, 10.000 FC ou 100.000 FC. Esse dinamizador, batizado de Fluxo Contínuo, é um equipamento mecânico que permite, simultaneamente, a agitação e a diluição, e, conhecendo as especificações do equipamento, pode-se calcular o tempo necessário para obter a dinamização desejada. São poucas as farmácias homeopáticas no Brasil que possuem esse aparelho; normalmente compram a matriz na potência solicitada de fornecedor qualificado. É importante salientar que não tem equivalência com o método Hahnemanniano, não podendo substituir-se um método pelo outro. Ou seja, se foi prescrito um medicamento na potência 1.000 CH (Hahnemanniano), ele deverá ser manipulado até essa potência, e não pode ser substituído pelo 1.000 FC (Fluxo Contínuo), a menos que o médico autorize.

Um segundo ponto a ser observado na manipulação dos medicamentos homeopáticos é a diluição, pois os medicamentos são prescritos e manipulados de acordo com uma dada **escala**, ou seja, há uma relação de proporção entre o insumo ativo (IA) e o insumo inerte (II). Utilizam-se, basicamente, três escalas oficiais, que são: decimal, centesimal e cinquenta milesimal. No Brasil, porém, há ainda uma escala experimental, denominada SD.

- **Escala decimal ou de Hering (D, DH, X ou DX):** a diluição é preparada na proporção 1/10, ou seja, 1 parte do insumo ativo (IA) é diluída em 9 partes do insumo inerte (II), totalizando 10 partes, seguida da agitação com 100 sucussões. Exemplo: manipular 10 mL do medicamento *Matricaria chamomilla* 1 DH a partir da tintura-mãe de camomila. Para tal, será necessário separar um frasco de vidro âmbar de 20 mL (1/2) ou de 15 mL (2/3), adicionar 9 mL de solução hidroalcoólica e 1 mL do insumo ativo (tintura-mãe), totalizando 10 mL; fechar o frasco com batoque e sucussionar 100 vezes, obtendo a dinamização 1 DH.

ESCALA DECIMAL (D, DH, X OU DX)
Proporção: 1 parte IA + 9 partes II – 100 sucussões

- **Escala centesimal (C ou CH):** a diluição é preparada na proporção 1/100, ou seja, 1 parte do insumo ativo (IA) é diluída em 99 partes do insumo inerte (II), totalizando 100 partes, seguida da agitação com 100 sucussões. Exemplo: manipular 10 mL do medicamento *Atropa belladona* 1 CH a partir da tintura-mãe de beladona. Para tal, será necessário separar um frasco de vidro âmbar de 15 mL (2/3) ou de 20 mL (1/2), adicionar 9,9 mL de solução hidroalcoólica e 0,1 mL do insumo ativo (tintura-mãe), totalizando 10 mL, fechar o frasco com batoque e sucussionar 100 vezes, obtendo a dinamização 1 CH. Essa é a escala mais prescrita. Uma observação importante é que a graduação alcoólica da tintura-mãe deve ser mantida no preparo da escala decimal a partir desta até a 6 DH e até a 3 CH para a escala centesimal.

ESCALA CENTESIMAL (C, CH)

Proporção: 1 parte IA + 99 partes II – 100 sucussões

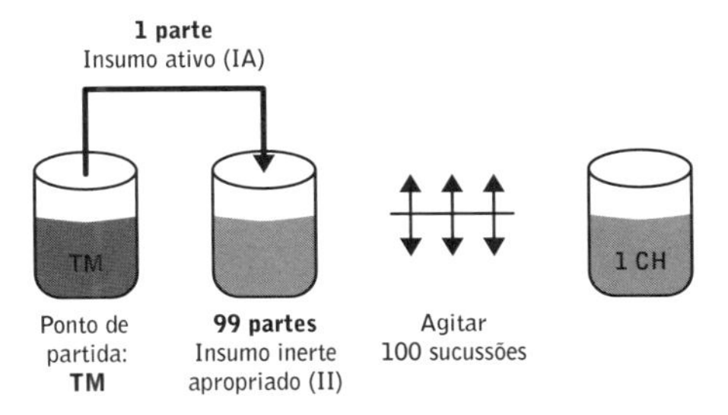

FIGURA 10.7. Etapas de preparo de medicamento homeopático na escala centesimal.

- **Cinquenta milesimal (LM, L, Q):** a diluição é preparada na proporção 1/50.000, ou seja, 1 parte do insumo ativo diluído em 50 mil partes de insumo inerte, mantendo-se a cada passo a proporção 1/50 mil, sendo para tal empregadas 3 etapas. No entanto, muitas farmácias compram a matriz na 1 LM, ou na potência solicitada, na forma de microglóbulos, para prepararem a forma líquida a ser dispensada para o cliente.
  - *Preparo da matriz*: quando a farmácia não tiver a matriz LM na potência solicitada, o manipulador deve primeiramente subir a matriz até a potência solicitada (ou correr) a partir da imediatamente anterior, guardada no gaveteiro, para depois preparar o medicamento para dispensação. Para subir, precisa transferir 1 microglóbulo na potência que tiver para um frasco de vidro âmbar com capacidade adequada (de modo que após a adição do insumo inerte, o volume total não exceda 2/3 da capacidade total do frasco) mais 1 gota de água purificada para dissolver o microglóbulo. Após a dissolução, deve acrescentar 100 gotas de álcool etílico a 96% (que pode ser calculado em massa ou volume), tampar com batoque, sucussionar 100 vezes e reservar. Em um frasco de vidro de

5 mL deve pesar 500 microglóbulos inertes (0,315 g, pois 100 microglóbulos pesam 0,063 g), adicionar 1 gota da solução preparada anteriormente e misturar até secar. Repetir esse procedimento quantas vezes forem necessárias para obter a matriz na potência solicitada. Por exemplo, se o microglóbulo utilizado como ponto de partida correspondesse a 30 LM, o resultado da operação acima seria a 31 LM.

- *Preparo do medicamento em LM para dispensação*: ver mais adiante em preparo de medicamentos líquidos.

▶ **Escala Special Dinamization (SD):** desenvolvida no Paraná, em 1995, representa a diluição preparada na proporção de 1/100 mil, com duplo passo de preparo a partir da matriz 4 DH. Atualmente, ainda é experimental e não está oficializada. Nessa escala, prepara-se a matriz com diluição centesimal e emprego de técnica de sucussão. Exemplo: preparo do medicamento *Formica rufa* 1 SD:

- transferir 1 parte do IA *Formica rufa* 4 CH (0,1 mL) para um frasco de vidro de 20 mL, adicionar 99 partes de solução hidroalcoólica a 77% v/v (9,9 mL), acrescentar o batoque e sucussionar por 100 vezes, obtendo a solução intermediária.
- retirar 1 parte (0,01 mL), transferir para outro frasco de 20 mL, adicionar 999 partes de solução hidroalcoólica a 77 % v/v (9,99 mL) e sucussionar 100 vezes, obtendo a dinamização 1 SD. Observação: se for necessário subir a matriz até a potência SD solicitada, repetir essas etapas.

É importante que o manipulador saiba que não há equivalência entre as escalas, sendo que não deve substituir uma matriz na escala decimal por outra na escala centesimal ou vice-versa, uma vez que a correspondência numérica (diluição) pode até ser igual, mas o número de agitações (sucussões) é diferente. Observe na tabela 10.1 que, matematicamente, a 4 DH representa 1/10.000, mas foram necessárias 400 sucussões para chegar a essa diluição, enquanto na 2 CH temos a mesma proporção matemática, 1/10.000, mas com apenas 200 sucussões.

TABELA 10.1. Comparativo entre as escalas decimal e centesimal em relação à proporção de insumo ativo e inerte e número de sucussões.

Escala decimal			Escala centesimal		
Potência	**Proporção**	**Nº de sucussões**	**Potência**	**Proporção**	**Nº de sucussões**
1 DH	1/10	100	1 CH	1/100	100
2 DH	1/100	100	2 CH	1/10.000	100
3 DH	1/1.000	100	3 CH	1/1.000.000	100
4 DH	1/10.000	100	4 CH	1/100.000.000	100
		400 sucussões			400 sucussões

Outra informação importante para o preparo do medicamento homeopático é a potência prescrita, que se assemelha à "concentração" do medicamento. A **potência** é a indicação quantitativa do número de dinamizações que um medicamento homeopático ou matriz receberam, ou seja, o poder dinâmico de cura, de acordo com a quantidade de medicamento que foi diluído e dinamizado. Normalmente varia de 1 a 1.000.000 (1 milhão), sendo as mais prescritas: 5 CH, 6 CH, 12 CH, 18 CH, 30 CH, 100 CH, 200 CH, 1.000 CH, 10.000 CH ou 5 DH, 6 DH, 30 DH ou ainda 5 LM, 6 LM, 30 LM. Exemplo: *Lachesis muta* 30 CH (ou CH 30) equivale à 30ª potência.

Calculando a quantidade de insumos ativos e inertes

Muitas farmácias utilizam *softwares* operacionais que já calculam, automaticamente, as quantidades de insumo ativo e de insumo inerte, conforme a quantidade a ser manipulada. E todas as informações já são impressas na ordem de manipulação. No entanto, em qualquer uma das escalas de diluição, é importante que o manipulador respeite e mantenha a proporção entre o insumo ativo (IA) e o insumo inerte (II), além da quantidade da matriz ou do medicamento a ser manipulado. O cálculo da quantidade de cada insumo a ser utilizada no preparo de uma dada matriz, ou medicamento homeopático, pode ser feito de duas maneiras: por meio da regra de três simples ou pela aplicação de fórmulas específicas. Vamos entender o cálculo usando essas duas maneiras.

- **Cálculo utilizando a regra de três:** nesta forma de cálculo, basta substituir os valores da quantidade total que será manipulada e a respectiva proporção da escala prescrita. Acompanhe o cálculo para o preparo de 20 mL de medicamento na escala centesimal:

Quantidade total a ser manipulada (100 partes) .... 20 mL
1 parte de insumo ativo (IA) .... X mL

Multiplicando em cruz, temos:

100 partes x X mL = 1 parte x 20 mL
X (mL) = 20 / 100 → X = 0,2 mL de insumo ativo

Para calcular a quantidade necessária de insumo inerte basta montar outra regra de três substituindo por 99 partes:

Quantidade total (100 partes) ———— 20 mL
99 partes de insumo inerte (II) ———— X mL
X = 19,8 mL

ou subtrair da quantidade total o que foi calculado de insumo ativo: 20 mL (total) – 0,2 mL (IA) = 19,8 mL de insumo inerte (II).

É importante ressaltar que a soma das quantidades calculadas de insumo ativo e insumo inerte deve totalizar a quantidade de medicamento a ser manipulada. Nesse exemplo: 0,2 mL (IA) + 19,8 mL (II) = 20 mL de medicamento.

- **Cálculo utilizando fórmulas**: para calcular as quantidades de insumo ativo e insumo inerte a serem utilizadas. Podem-se aplicar as seguintes fórmulas:

Insumo ativo: IA = V / E

Onde: IA = insumo ativo

V = volume total a ser manipulado

E = escala centesimal (100)

Para manipular 20 mL na escala CH:
IA = V / E
IA = 20 / 100
IA = 0,2 mL de insumo ativo

Insumo inerte: II = V – IA

Onde: II = insumo inerte

IA = insumo ativo

V = volume total a ser manipulado

Para manipular 20 mL na escala CH:
II = V - IA
II = 20 – 0,2
II = 19,8 mL de insumo inerte

Normalmente os volumes mais prescritos são 10 mL, 20 mL, 30 mL, 50 mL, 60 mL e 100 mL, situações nas quais as proporções de insumo ativo (IA) e insumo inerte (II) permanecem sempre iguais, de acordo com a escala a ser manipulada, independentemente de qual insumo ativo foi prescrito, pois o que deve ser sempre mantida é a proporção entre IA/II. Na tabela 10.2, temos as quantidades padrão normalmente manipuladas. Somente como alerta, se a farmácia usar o preparo por pesagem em vez da medição de volume, a densidade deve ser considerada, uma vez que o álcool é mais leve do que a água. Como no rótulo a quantidade será expressa em volume, deve-se ter certeza de que será envasada a quantidade descrita no rótulo.

TABELA 10.2. Volume de insumo ativo e insumo inerte utilizado na manipulação de medicamentos homeopáticos – escalas decimal e centesimal.

Escala decimal				**Escala centesimal**			
Proporção 1/10	Quantidade total (em volume)	Insumo ativo	Insumo inerte	Proporção 1/100	Quantidade total (em volume)	Insumo ativo	Insumo inerte
1 IA + 9 II	10 mL	1 mL	9 mL	1 IA + 99 II	10 mL	0,1 mL	9,9 mL
1 IA + 9 II	20 mL	2 mL	18 mL	1 IA + 99 II	20 mL	0,2 mL	19,8 mL
1 IA + 9 II	30 mL	3 mL	27 mL	1 IA + 99 II	30 mL	0,3 mL	29,7 mL
1 IA + 9 II	50 mL	5 mL	45 mL	1 IA + 99 II	50 mL	0,5 mL	49,5 mL
1 IA + 9 II	60 mL	6 mL	54 mL	1 IA + 99 II	60 mL	0,6 mL	59,4 mL
1 IA + 9 II	100 mL	10 mL	90 mL	1 IA + 99 II	100 mL	1 mL	99 mL

Preparando as soluções hidroalcoólicas

Os insumos inertes mais utilizados na manipulação de medicamentos homeopáticos são as soluções hidroalcoólicas, em diferentes concentrações. A tabela 10.3 mostra as principais.

TABELA 10.3. Soluções hidroalcoólicas utilizadas na manipulação de medicamentos homeopáticos.

Solução hidroalcoólica	Uso
30% (v/v)	Utilizada no preparo do medicamento para ser dispensado.
70% (p/p) ou 77% (v/v)	Utilizada no preparo das matrizes de estoque.
Igual ou superior a 70% (p/p) ou 77% (v/v) normalmente > 90%	Utilizada no preparo de formas sólidas, como na impregnação de glóbulos.

Além dessas, outras soluções hidroalcoólicas, de concentrações diferentes, podem ser utilizadas na manipulação, de acordo com o que está prescrito na receita. Essas concentrações também são utilizadas para o preparo da matriz LM, ou ainda para manter a graduação alcoólica da tintura-mãe, pois, tendo como ponto de partida a tintura-mãe, o manipulador terá que manter a mesma graduação alcoólica da tintura usada nas três primeiras dinamizações na escala centesimal e nas seis primeiras para a escala decimal. Por exemplo, se for utilizada como ponto de partida a tintura-mãe de *Aesculus hippocastanum* com teor alcoólico 65 °GL, para preparar a 1 CH, 2 CH e 3 CH, o manipulador precisa preparar e utilizar o insumo inerte nesse grau alcoólico. Da mesma forma, da 1 DH até a 6 DH, pois o uso de solução hidroalcoólica em proporção diferente, nessas primeiras preparações, pode precipitar o ativo ou turvar a solução.

As soluções hidroalcoólicas são obtidas a partir da mistura de álcool etílico 96% (ou outra graduação) ou álcool de cereais com água purificada, até a obtenção do teor alcoólico desejado, sendo permitido, pela FHB3, o preparo pelo critério volumétrico v/v (volume do álcool etílico por volume de água purificada) ou pelo critério ponderal p/p (peso do álcool etílico por peso de água purificada). Basicamente, a fórmula empregada no cálculo da quantidade de álcool a ser utilizada é **Ci x Vi = Cf x Vf**, em que C é a concentração e V, o volume.

Exemplo: preparo de 1.000 mL de solução hidroalcoólica a 30% v/v, sendo que a farmácia tem o álcool etílico a 96%.

> Ci x Vi = Cf x Vf
> 96% x Vi = 30% x 1.000
> Vi = 30.000/96 = 312,5 mL
> Esse volume corresponde ao álcool etílico a 96% necessário para preparar a solução hidroalcoólica a 30%. Desse modo, serão adicionados 687,5 mL de água purificada (1.000 mL – 312,5 mL).

Técnica de preparo

A técnica de preparo da solução hidroalcoólica, independentemente da sua graduação, envolve as seguintes etapas:

- Calcular as quantidades necessárias de álcool etílico e de água purificada (caso necessário).
- Separar as matérias-primas (água purificada e álcool etílico a 95% ou 96%, conforme o que a farmácia adquirir) e os materiais necessários (proveta, bastão de vidro, etc.).
- Paramentar-se adequadamente, higienizar as mãos e sanitizar os materiais e bancada.
- Medir o volume de álcool etílico, numa proveta de capacidade compatível com o desejado, e transferir para outra proveta, de capacidade compatível com a quantidade a ser preparada, exemplo: proveta de vidro de 1.000 mL.
- Medir o volume desejado de água purificada em uma proveta e transferir para a proveta contendo o álcool etílico ou completar o volume da proveta contendo o álcool etílico com água purificada até a quantidade total a ser preparada (qsp).
- Misturar a solução com o auxílio de um bastão de vidro (bagueta) até formar um turbilhonamento.
- Manter em repouso por alguns minutos para completa eliminação das bolhas.

- Conferir o teor alcoólico conforme explicado a seguir.
- Quando estiver na graduação desejada, transferir para um frasco de vidro âmbar, para um frasco plástico ou para o repipetador e rotular.

DETERMINAÇÃO DO TEOR ALCOÓLICO

Para se determinar corretamente a concentração, em volume de álcool, da solução preparada, faz-se necessário utilizar um alcoômetro centesimal a 20 °C, que é utilizado para determinar o grau alcoólico das misturas de água e álcool etílico. Essa concentração é expressa pela unidade de medida grau Gay-Lussac (°GL). A técnica envolve as seguintes etapas:

- Separar o alcoômetro e o termômetro.
- Medir a temperatura da solução hidroalcoólica que está na proveta com o auxílio de um termômetro, mergulhando a ponta do mesmo e mantendo em contato com a solução preparada; anotar.
- Mergulhar o alcoômetro, limpo e seco, na proveta, girando em sentido anti-horário, em uma rotação de 360°.
- Deixar o alcoômetro flutuar, sem encostar nas paredes laterais nem no fundo.
- Quando o alcoômetro parar de oscilar, proceder à leitura do menisco, fixando o olhar em linha reta abaixo do plano da superfície do líquido.
- Proceder à leitura da graduação alcoólica em graus Gay Lussac (°GL) e anotar.
- Caso necessário, corrigir o teor alcoólico, adicionando mais álcool etílico 95% ou 96% ou água purificada.
- Essa leitura determina o grau alcoólico aparente contido na amostra, em centésimos e em volume. Para obter a determinação exata da graduação alcoólica, deve-se fazer a interseção entre as leituras aparentes obtidas de temperatura e graduação alcoólica, cruzando as informações com as da tabela "Força real de líquidos espirituosos", presente no *Formulário nacional da farmacopeia brasileira*, 2ª ed.

Todas as soluções preparadas devem ter uma ordem de manipulação e um número de lote (ou número de requisição), bem como devem ser devidamente rotuladas. Em relação ao prazo de validade, varia de acordo com a graduação alcoólica da solução manipulada, sendo que as soluções hidroalcoólicas a 30% (v/v) têm validade média de dois anos, ou conforme a validade do lote do álcool etílico utilizado no preparo, e a solução a 77% (v/v) ou 70% (p/p) têm validade média de cinco anos.

Manipulação de medicamentos homeopáticos

No Brasil são manipulados medicamentos homeopáticos tanto para uso interno, nas formas farmacêuticas líquidas e sólidas (como os medicamentos em gotas ou em glóbulos), como para uso externo, nas formas líquidas, semissólidas e sólidas (como uma preparação nasal, um creme ou um pó medicinal).

A manipulação homeopática, assim como na alopática, requer o seguimento das boas práticas de manipulação, além de técnicas específicas que serão apresentadas a seguir.

Além da manipulação, o controle de qualidade também é importante, pois os produtos (insumos ativos, insumos inertes, matrizes e medicamentos) e os materiais de embalagens devem ser minimamente testados para averiguar sua qualidade em relação às especificações que foram previamente estabelecidas para que possam ser manipulados e dispensados.

Farmacotécnica homeopática

A farmacotécnica homeopática requer do manipulador o conhecimento claro de alguns termos ou conceitos, além de algumas informações utilizadas no preparo do medicamento:

- **Ponto de partida**: tintura-mãe, fármaco ou droga utilizados como ponto inicial para obtenção das formas farmacêuticas derivadas.
- **Forma farmacêutica básica**: preparação que constitui o ponto inicial para obtenção das formas farmacêuticas derivadas.

- **Forma farmacêutica derivada**: preparação proveniente da forma farmacêutica básica ou a própria droga, representando desconcentrações obtidas por meio de diluições seguidas de sucussões e/ou triturações sucessivas.
- **Formas farmacêuticas de dispensação**: preparações resultantes da manipulação de insumos ativos e inertes, de acordo com as regras da farmacotécnica homeopática.
- **Tintura-mãe**: solução extrativa hidroalcoólica ou hidroglicerinada resultante do contato, de longo período, de vegetais ou animais secos, dessecados, ou naturais, pelos processos de maceração e percolação. É utilizada como ponto de partida de matrizes e também para uso interno, como a *Mikania glomerata*, ou guaco, normalmente diluída em água, ou para aplicação tópica, como a *Arnica montana*. Normalmente o líquido extrator é uma solução hidroalcoólica em graduações diversas, geralmente de 60 °GL a 70 °GL.
- **Matriz**: representa o insumo ativo que está em estoque e foi manipulado em solução hidroalcoólica igual ou superior a 70% (p/p) ou 77% (v/v), utilizado no preparo de formas farmacêuticas derivadas ou medicamentos homeopáticos.
- **Quantidades de insumos utilizados**: as quantidades utilizadas dos insumos ativos e inertes no preparo das matrizes e formas farmacêuticas dependem da quantidade a ser manipulada, sempre mantendo a proporção de acordo com a escala. Podem ser obtidas por pesagem ou por medição de volume, conhecidas como critério ponderal (p/p), volumétrico (v/v) ou, ainda, misto (v/p) ou (p/v), desde que o critério escolhido seja utilizado até o fim do preparo. Algumas farmácias utilizam um repipetador para armazenar as soluções hidroalcoólicas a 77% (v/v) ou 30% (v/v). O repipetador é um frasco de vidro incolor, ou âmbar, com um dispositivo que permite descarregar no frasco de vidro de preparo a quantidade exata de insumo inerte desejado, agilizando, dessa forma, a medição do volume do insumo inerte para preparo por volumetria (v/v) ou pelo critério misto (p/v).
- **Dose**: representa a quantidade que o cliente deve utilizar do medicamento, podendo ser prescrito em dose única ou repetida, o que faz com que a quantidade manipulada e a embalagem mudem, de

acordo com a dose solicitada. Na dose única (D.U.) o medicamento é utilizado de uma só vez e, na dose repetida, será administrado em intervalos de tempo regulares. Há ainda o "método plus", muito usado na escala LM.

De modo geral, a preparação de medicamentos homeopáticos também requer o cumprimento das boas práticas de manipulação, o uso de POPs e que o manipulador trabalhe com concentração e criticidade. Também requer total ausência de odores fortes, ou seja, os manipuladores não podem usar desodorantes, perfumes, produtos capilares ou saneantes que deixem odor na pessoa, nas vestimentas ou mesmo na limpeza do laboratório.

Os medicamentos homeopáticos, as soluções hidroalcoólicas e as matrizes devem ter um número de lote ou de requisição e ordem de manipulação, e os dados, quando forem registrados, devem ser legíveis.

A técnica de preparo das formas líquidas, semissólidas e sólidas requer que o manipulador tenha, em alguns casos, a matriz já na potência solicitada, ou na anterior à solicitada, para que possa subir um passo no veículo prescrito ou conforme constar na ordem de manipulação. Mesmo as matrizes precisam de ordem de manipulação, ou outro registro, contemplando cada passo aplicado e os materiais utilizados em seu preparo. Caso a farmácia não tenha a potência ou a anterior no gaveteiro, o manipulador deverá subir (ou correr) as matrizes até a potência solicitada a partir da potência anterior mais próxima que tiver, ou então preparar a partir da tintura-mãe ou do próprio insumo ativo por trituração.

Para facilitar a manipulação dos medicamentos homeopáticos, recomendamos seguir o fluxo da página seguinte:

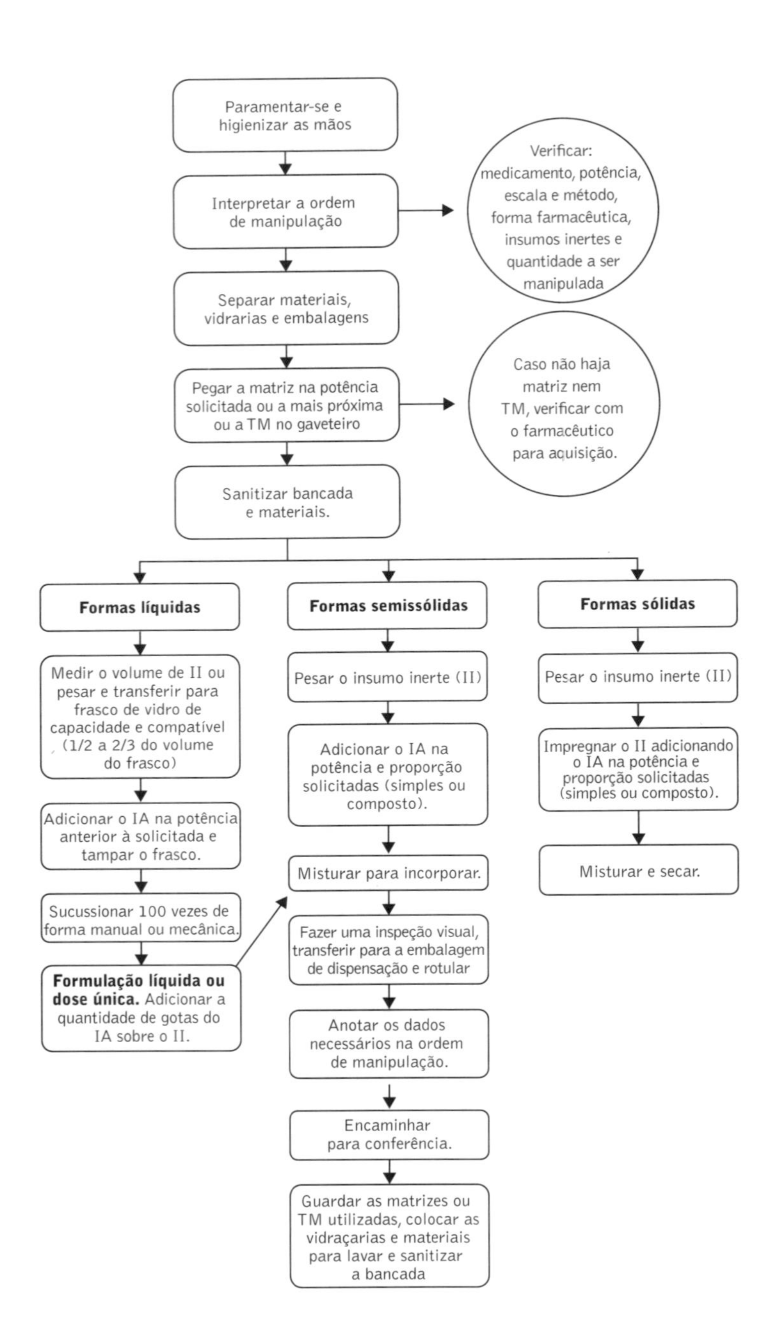

FIGURA 11.1. Fluxo para manipulação dos medicamentos homeopáticos.
Fonte: arquivo pessoal dos autores.

Manipulando matrizes

A técnica básica empregada na manipulação de matrizes envolve as etapas descritas a seguir.

- Verificar qual é a matriz e potência solicitadas.
- Pegar no gaveteiro a matriz que esteja na potência anterior (e mais próxima) à solicitada, ou seja, se foi solicitado o medicamento na potência 30 CH, o ideal é escolher a 29 CH para prepará-lo; mas caso não possua, pode ser usado a 28 CH ou 27 CH, ou ainda a própria tintura-mãe, dependendo de qual medicamento e potência serão manipulados. De acordo com o medicamento, o manipulador também pode pegar a matriz na própria potência solicitada.
- Separar os materiais a serem utilizados, incluindo os frascos de vidro conta-gotas ou cânula (para pegar a matriz), batoque, tampa e, se necessário, proveta (para medir o volume). A quantidade de material depende do método empregado e da quantidade de passos a subir.
- Sanitizar a bancada com solução sanitizante apropriada.
- Para preparo por *volumetria*: medir o volume do insumo inerte com o auxílio de uma proveta ou medir no repipetador e transferir para um frasco de vidro âmbar. Para preparo por *pesagem*: pesar o insumo inerte diretamente em um frasco de vidro âmbar. Em ambos os casos, o frasco de vidro âmbar selecionado deve ter capacidade para que o volume total a ser preparado ocupe de ½ a ⅔ da sua capacidade.
- Adicionar a matriz (insumo ativo) obtida por volume (medição em proveta, conta-gotas ou pipeta) ou pesagem (uso da balança semianalítica).
- Tampar o frasco com batoque ou batoque e tampa, e sucussionar por 100 vezes, manualmente ou no braço mecânico, mantendo o movimento contínuo e ritmado em um ângulo de 90°.
- Repetir os passos até a obtenção da potência solicitada.
- Caso as matrizes preparadas sejam armazenadas, adicionar batoque e tampa ou conta-gotas e rotular.
- Anotar os dados necessários na ordem de manipulação.

Estando com a matriz na potência solicitada ou anterior a esta, o manipulador poderá preparar os medicamentos homeopáticos nas formas líquidas, semissólidas e sólidas. Em alguns casos, deverá preparar, separadamente, as matrizes em insumo inerte, conforme a graduação alcoólica solicitada, e fazer uma mistura em partes iguais para somente depois incorporá-las nas formas semissólidas ou impregnar nas sólidas.

Normalmente as matrizes mais armazenadas no gaveteiro são as de potência 1 a 30, acima dessas as de finais 4 e/ou 9, 100, 200, 1.000, entre outras. As quantidades guardadas dependem do fluxo de vendas da farmácia, podendo ser 5 mL, 10 mL, 20 mL, 30 mL, 50 mL, 100 mL ou mais, e para facilitar a sua localização são guardadas no gaveteiro em ordem alfabética, pelos nomes dos ativos e, dentro de um mesmo ativo, em ordem numérica crescente da potência.

Manipulando medicamentos homeopáticos líquidos

Basicamente, são manipulados os seguintes medicamentos homeopáticos na forma líquida:

- *formas farmacêuticas líquidas para uso interno*: gotas, dose única líquida e formulações líquidas;
- *formas farmacêuticas líquidas para uso externo*: linimentos, preparações oftálmicas, otológicas e nasais.

Cada uma dessas formas farmacêuticas tem suas particularidades para o preparo; mas, geralmente, quando estamos manipulando formas líquidas, o ideal é sempre subir a matriz da potência anterior até a potência solicitada, salvo exceções, como a dose única, que pode ser preparada gotejando a matriz na própria potência que foi solicitada no insumo inerte. Como os medicamentos em gotas (= líquido) é uma das formas farmacêuticas mais prescritas no Brasil, vamos acompanhar em detalhes a sua manipulação.

Podem ser preparados medicamentos líquidos obtidos pelos métodos Hahnemanniano, Korsakoviano e de Fluxo Contínuo nas escalas decimal, centesimal ou cinquenta-milesimal, estando o insumo ativo sempre na forma líquida. O ponto de partida é o insumo ativo na potência anterior à prescrita, e o insumo inerte, normalmente, é a solução hidroalcoólica a 30% (v/v), ou conforme solicitado pelo prescritor. No caso de medicamentos nas potências até 3 CH ou 6 DH, deve ser utilizado o mesmo teor alcoólico do ponto de partida. Na receita são indicados a forma farmacêutica (gotas ou líquido) e o volume total a ser dispensado (quando não indicado, são 20 mL). Vamos primeiramente acompanhar a forma de preparo para medicamentos para uso interno.

Preparo de gotas nas escalas decimal e centesimal

Para exemplificar, vamos preparar o medicamento em gotas, conforme a prescrição abaixo e dados constantes na ordem de manipulação. Essa técnica pode ser usada tanto para a escala decimal como para a centesimal, mantendo a proporção entre insumo ativo e inerte:

Clínica Samuel Hahnemann
Rua XXXX, nº XX – Bairro – Cidade – Estado
Tel.: xxxxxxxx

Paciente: Claudia Caresatto
Uso oral
Matricaria chamomilla 5 CH – líquido – 1 frasco
Tomar 5 gotas 3 vezes ao dia por 20 dias.
Dra. YYYYYY CRM nº ZZZ

Data: XX/XX/XXXX

FIGURA 11.2. Exemplo de prescrição para medicamento homeopático em gotas.

Técnica de preparo

- Verificar qual é o medicamento (*Matricaria chamomilla*), potência, escala e método (5 CH), forma farmacêutica (líquido) e quantidade a ser manipulada (1 frasco = 20 mL).

- Verificar qual potência do gaveteiro está mais próxima da solicitada na ordem de manipulação e separar. Nesse exemplo, vamos preparar a partir da 2 CH.
- Calcular a quantidade de insumo ativo e de insumo inerte a serem utilizados, ou verificar as quantidades constantes na ordem de manipulação.
- Separar os frascos de vidro a serem utilizados (2 frascos de 10 mL – subir matriz + 1 frasco de 30 mL – preparar na potência solicitada + 1 frasco de 20 mL – para dispensação).
- Enfileirar os 2 frascos de vidro âmbar de 10 mL, seguidos de um de 30 mL e identificar (3 CH, 4 CH, 5 CH). *Observação*: dois frascos de vidro separados são de 10 mL, pois serão manipuladas as intermediárias nas potências 3 CH e 4 CH na quantidade de 5 mL, e um frasco é de 30 mL, pois serão manipulados 20 mL da 5 CH para dispensação, respeitando o volume do frasco ocupado.
- Preparar inicialmente os frascos com os insumos inertes a serem utilizados, sendo dois frascos de 10 mL contendo 4,95 mL ou 4,95 g de solução hidroalcoólica a 77% (v/v) e um frasco de 30 mL contendo 19,8 mL ou 19,8 g de solução hidroalcoólica a 30% para dispensação. Para tal, medir o volume do insumo inerte com o auxílio de uma proveta e uma pipeta, e transferir para um frasco de vidro de 10 mL, ou medir diretamente no repipetador, ou pesar em gramas na balança semianalítica.
- Manter os frascos enfileirados com batoque até a utilização.
- No primeiro frasco de 10 mL contendo 99 partes do insumo inerte, adicionar 1 parte do insumo ativo, que é a matriz 2 CH (0,05 mL ou g), adicionar o batoque e sucussionar manualmente ou no braço mecânico por 100 vezes, obtendo a 3 CH. *Observação*: a regra para preparo das três primeiras potências na escala centesimal e seis primeiras na escala decimal é manter a graduação alcoólica da tintura-mãe. Nesse caso, apesar de termos partido da 2 CH, essa matriz foi preparada em insumo inerte com a mesma graduação da tintura-mãe, sendo que o manipulador deve respeitar essa mesma graduação alcoólica para preparar a 3 CH. Essa informação deve constar no rótulo da matriz armazenada no gaveteiro. Nesse exemplo, a TM foi preparada em solução hidroalcoólica a 77 % (v/v), e foi mantida no preparo da 3 CH.

- Transferir 0,05 mL ou g da matriz 3 CH para o segundo frasco de 10 mL contendo 99 partes do insumo inerte (4,95 mL ou g), adicionar o batoque e sucussionar manualmente ou no braço mecânico por 100 vezes, obtendo a 4 CH.
- Transferir 0,2 mL ou g da matriz 4 CH para o terceiro frasco, agora de 30 mL, contendo 99 partes do insumo inerte (19,8 mL ou g de solução hidroalcoólica a 30%), adicionar o batoque e sucussionar manualmente ou no braço mecânico por 100 vezes, obtendo a 5 CH que será dispensada.
- Transferir o medicamento manipulado na potência 5 CH para um frasco de vidro âmbar de 20 mL, adicionar conta-gotas ou gotejador, fazer uma inspeção visual, rotular e encaminhar para a conferência.

Técnica de preparo de gotas na escala LM

O ponto de partida é 1 microglóbulo na potência solicitada.

- Diluir 1 microglóbulo na potência solicitada em 1 gota de água purificada, em um frasco de vidro âmbar de 30 mL.
- Após dissolução, adicionar 20 mL ou a quantidade prescrita de solução hidroalcoólica a 30% (v/v), acrescentar o conta-gotas e misturar até homogeneização.
- Fazer uma inspeção visual, rotular e encaminhar para conferência.
- *Observação*: como o volume dispensado deve ocupar apenas ⅔ da capacidade do frasco, apesar de serem manipulados 20 mL, o medicamento será dispensado em frasco de 30 mL, para que o cliente possa agitar o medicamento todas as vezes antes da administração. Essa forma de dispensação é uma particularidade dessa escala, e o cliente deve ser bem informado sobre a necessidade de agitar o medicamento.

Preparo de dose única líquida

Medicamentos homeopáticos em dose única são manipulados na potência solicitada, em veículos com baixa concentração alcoólica (solução hidroalcoólica a 5% v/v) ou em água purificada. O ponto de partida para o preparo é a matriz na própria potência solicitada, nas escalas decimal ou centesimal, e caso a farmácia não tenha a potência indicada, deve subir a partir da imediatamente abaixo, ou adquirir de fornecedores específicos na potência que preferir, como uma matriz na potência 1.000 CH, 10M FC. O preparo consiste na diluição do insumo ativo (na potência solicitada) no insumo inerte prescrito, ou, na sua ausência, em água purificada na proporção de 2 gotas por mL, em frasco de vidro âmbar ou flaconete com batoque e tampa. Quando não há quantidade especificada na receita, preparam-se 2 mL (usando 4 gotas da matriz) até uma quantidade máxima de 10 mL. Exemplo:

Nux vomica 200 CH – DU – líquido

Preparo de formulações líquidas

Formulações líquidas são medicamentos homeopáticos manipulados com um só insumo ativo ou mistura de insumos ativos, nas escalas decimal ou centesimal, preparados por técnica de diluição, e são prescritos para serem tomados de uma só vez ou em doses repetidas. Vamos acompanhar:

COM UM INSUMO ATIVO

Consiste na diluição do insumo ativo em um certo volume e determinado teor alcoólico de insumo inerte, conforme foi prescrito. Exemplo:

Mikania glomerata 6 CH XX/20 mL – 1 frasco

Na prescrição acima, o primeiro número (em algarismos romanos) representa a quantidade de matriz em gotas na potência solicitada e o segundo (em algarismos arábicos), a quantidade total a ser completada com o insumo inerte. Normalmente, quando não for prescrito em outro insumo inerte, deve ser manipulado em água purificada, sendo esse medicamento prescrito para ser tomado de uma só vez e envasado com batoque e tampa. No entanto, há médicos que solicitam que seja manipulado em solução hidroalcoólica com graduações diversas, como 5%, 10%, 20% e 30%, e, nesses casos, a forma de tomar é em doses repetidas, sendo necessário o envasamento com conta-gotas ou gotejador. Esse medicamento também poderia ser prescrito da seguinte forma:

Mikania glomerata 6 CH ....XX gotas
Água purificada ....20 mL

Outra forma de prescrição bastante comum é X/V/30 mL ou XX/X/20 mL. Nesse caso, o manipulador deve ter ciência de que sempre o primeiro algarismo romano representa o insumo ativo adicionado em gotas, o do meio é o insumo inerte em álcool etílico 96%, também em gotas, e o último (em algarismo arábico), a água purificada. Para preparar, o manipulador precisa colocar primeiramente os insumos inertes no frasco de vidro compatível com a capacidade solicitada, seguido da quantidade de gotas do insumo ativo. Para fechar o frasco, deve seguir as orientações da ordem de manipulação, se será com batoque e tampa ou conta-gotas. Depois deverá rotular e encaminhar para conferência. Exemplo de prescrição:

Lycopodium clavatum 30 DH X/V/30 mL – 1 frasco

Ou

Lycopodium clavatum 30 DH .... X gotas
Etanol a 96% (v/v) .... V gotas
Água purificada .... 30 mL
Mande 1 frasco.

Há médicos que preferem prescrever as formulações líquidas na forma de porcentagem, como exemplificado a seguir. A única coisa que muda é a forma de prescrição da quantidade do insumo ativo. A técnica de preparo é a mesma, ou seja, medir ou pesar a quantidade de insumo inerte no frasco de dispensação e adicionar o insumo ativo na quantidade prescrita. Fechar o frasco com conta-gotas, misturar, rotular e encaminhar para conferência. Exemplo de prescrição:

COM MAIS DE UM INSUMO ATIVO

Lycopodium clavatum 30 CH 1%
Etanol a 30% (v/v) qsp.... 30 mL

A técnica de preparo consiste em manipular, separadamente, os medicamentos nas potências solicitadas em solução hidroalcoólica a 30% (v/v), ou graduação de acordo com o especificado na ordem de manipulação, e, depois, misturar em partes iguais ou conforme solicitado. O preparo será o mesmo que o aplicado para medicamentos com um único insumo ativo, independentemente da quantidade de matrizes a serem utilizadas, duas ou mais de trinta, como é o caso dos medicamentos prescritos para tratamento de alergias, que são vacinas. Vale lembrar que os medicamentos prescritos nas potências até 3 CH ou 6 DH devem ser preparados no mesmo teor alcoólico do ponto de partida. Vamos observar três exemplos:

a)

Prescrição

Mercurius solubilis 6 CH
Phytolacca decandra 6 CH } ãã..............30 mL – 1 frasco

Nesse primeiro exemplo, foram prescritas duas matrizes na mesma potência, em partes iguais (ãã), que devem estar presentes em um volume total de 60 mL, pois serão misturados 30 mL de cada matriz na potência solicitada e solução hidroalcoólica apropriada, nesse caso 30% (v/v).

b)

Prescrição

Mercurius solubilis 6 CH
Phytolacca decandra 6 CH } ãã qsp........30 mL – 1 frasco

Observe que na segunda prescrição houve a mudança de ãã (partes iguais) para qsp (quantidade suficiente para); portanto, o volume total a ser preparado será 30 mL, sendo necessário manipular separadamente 15 mL ou 20 mL de cada matriz, na potência e insumo inerte solicitados, e transferir 15 mL de cada uma para um frasco de 30 mL, adicionar conta-gotas e misturar para dispensar.

c)

Prescrição

Apis melifica 6CH
Pulsatilla nigricans 5CH
Mercurius corrosivus 5CH } qsp.......... 30 mL – 1 frasco
Atropa belladona 6CH
Lachesis muta 12CH

Nessa terceira prescrição, a fórmula é composta por cinco matrizes diferentes, e o volume total a ser dispensado é 30 mL. O manipulador precisa, portanto, preparar 10 mL (ou conforme estabelecido na farmácia) de cada matriz, separadamente, na potência solicitada em solução hidroalcoólica a 30% (v/v), e depois misturar todas elas em partes iguais, podendo ser 10 mL de cada uma em um frasco de 50 mL ou 60 mL. Depois de misturadas, deve transferir para o frasco de 30 mL para dispensação, mais conta-gotas. Outra maneira é retirar 6 mL de cada matriz preparada e transferir para o frasco de dispensação de 30 mL. O importante é que o manipulador sempre misture em partes iguais, mesmo que o volume total manipulado exceda o solicitado. Nesse caso, fará a mistura completa e dispensará apenas o que consta da ordem de manipulação, desprezando o restante. Observe que, no exemplo, as matrizes estão em potências diferentes, mas isso não altera em nada a técnica de preparo.

Da mesma forma que para os medicamentos com um só insumo, os prescritores podem solicitar fórmulas compostas de várias matrizes em porcentagem. Nesse caso, basta que o manipulador siga as quantidades solicitadas conforme a porcentagem de cada matriz presente na formulação.

Entre as formas farmacêuticas líquidas prescritas para uso externo estão os linimentos, as preparações oftálmicas, otológicas e nasais, sabonetes líquidos e xampus. Cada uma requer uma proporção específica de insumo ativo em relação ao insumo inerte, além de apresentar insumos inertes diferentes.

QUADRO 11.1. Informações para manipulação de outros medicamentos homeopáticos para uso externo.

Forma farmacêutica	Insumo ativo (IA) e inerte (II)	Proporção IA/II	Envase	Validade	Observação
Linimento (líquido) Uso na pele com fricção	Matriz na potência solicitada, preparada em solução hidroalcoólica > ou = 70% (v/v), incorporada em óleos, soluções alcoólicas e bases emulsionáveis	10% (p/v) ou (v/v)	Frasco de vidro âmbar com batoque e tampa + rótulo	6 meses, ou conforme o II usado	Rótulo: "Agite antes de usar"
Preparação nasal (líquida ou semissólida) Aplicação na mucosa nasal em gotas ou aplicação sobre o local (gel ou pomada)	Matriz na potência solicitada, incorporada em água purificada, solução isotônica (cloreto de sódio 0,9%), soluções hidroglicerinadas. Pode ser gel ou pomada	1% a 5% (p/v) ou (v/v)	Frasco de vidro âmbar esterilizado com conta-gotas ou nebulizadores + rótulo	7 dias ou conforme o II usado e conservante	Preparo: dissolução no insumo inerte no ativo e filtração em papel de filtro – recomendado para membranas com porosidade 0,22 micra. Para pH próximo do fisiológico, adicionar tampões à base de sais de fosfato e conservantes
Preparação otológica (líquida ou semissólida) Aplicação na cavidade auricular em gotas, creme ou gel	Matriz na potência solicitada, incorporada em água purificada, solução isotônica (cloreto de sódio 0,9%), soluções hidroalcoólicas, soluções hidroglicerinadas	10% (p/v) ou (v/v)	Frasco de vidro âmbar ou plástico com conta-gotas + rótulo	Conforme o II usado e conservante	Ajustar o pH entre 5,5 – 6,0 com adição de ácidos orgânicos (ex.: ácido cítrico). Pode ser adicionado conservante

(cont.)

Forma farmacêutica	Insumo ativo (IA) e inerte (II)	Proporção IA/II	Envase	Validade	Observação
Preparação oftálmica (líquida ou semissólida) Aplicação na mucosa ocular em forma líquida ou pomada	Matriz na potência solicitada, incorporada em água purificada, solução isotônica (cloreto de sódio 0,9%), derivados de celulose (ex.: CMC) ou bases semissólidas (ex.: pomadas)	0,5% a 1,0% (p/v) ou (v/v)	Frasco de vidro âmbar de elevada resistência hidrolítica ou plástico de polietileno de alta densidade, polipropileno e policarbonato com conta-gotas + rótulo	Conforme o II usado e conservante	- Preparo em ambiente estéril. - Ajustar pH (ex.: adição de tampão fosfato.) - Ajustar osmolaridade (ex.: adição de cloreto de sódio 0,9%). - Usar conservantes apropriados (ex.: cloreto de benzalcônio 1:5.000). - Filtrar para manter limpidez e/ou esterilidade e isenção de partículas. - Não serão permitidos os métodos de esterilização por calor úmido, calor seco, radiação ionizante e gás esterilizante
Sabonetes líquidos e xampus (líquido) Uso no corpo – sabonete; couro cabeludo – xampu	Matriz na potência solicitada ou tinturas-mãe incorporados em insumos inertes, como o lauril éter sulfato de sódio, amidos, anfóteros, com espessantes, corretivos de pH e outros adjuvantes	2% a 5%	Frasco de plástico com tampa *flip-top* ou outra + rótulo	6 meses a 1 ano	

(cont.)

Forma farmacêutica	Insumo ativo (IA) e inerte (II)	Proporção IA/II	Envase	Validade	Observação
Pseudo-hidrolato	Tintura-mãe solicitada, incorporada em solução hidroalcoólica a 10% (v/v).	Mistura de 10% de TM + 5% de glicerina em 100 mL de solução	Frasco de vidro âmbar ou plástico com conta-gotas + rótulo.	30 dias ou 2 dias em temperatura ambiente e uma semana sob refrigeração	
Gliceróleo	Tintura-mãe solicitada, incorporada em solução hidroglicerinada	Mistura de 10% de tintura-mãe, 45% de glicerina e 45% de água purificada	Frasco de vidro âmbar ou plástico com conta-gotas + rótulo	6 meses	

Fonte: elaborada pelos autores com base na *Farmacopeia homeopática brasileira*, 2011.

A técnica de preparo de medicamentos para uso externo envolve basicamente a incorporação da matriz na potência solicitada, ou da tintura-mãe, no insumo inerte apropriado nas quantidades especificadas na ordem de manipulação, seguida de mistura para homogeneização, análise visual, envase, rotulagem e conferência. Quando for prescrito mais de um insumo ativo, o manipulador precisa preparar, separadamente, cada matriz nas potências solicitadas, fazer a mistura em partes iguais e proceder à homogeneização para somente depois incorporar essa mistura ao insumo inerte apropriado. Alguns desses medicamentos exigem condições específicas, como ajuste de pH, condições de esterilidade, entre outras. Exemplos de prescrição:

Linimento - Uso externo
Arnica montana 5 CH .... 10 mL
Óleo de amêndoa doce.......qsp..... 100 mL
Mande 1 frasco
Friccionar o local afetado 3x/dia.

Preparação nasal - Uso externo
Euphorbium 1 CH................1%
Soro fisiológico...qsp...........30 mL
Pingar 2 gotas em cada narina 3x/dia.

Preparação otológica - Uso externo
Cyrtopodium punctatum TM..............1,0 mL
Glicerina.........qsp.................................10,0 mL
Pingar 2 gotas em cada ouvido 2x/dia.

Preparação oftálmica - Uso externo
Belladonna 4 DH 1%
Veículo isotonizado e tamponado..... qsp.... 20 mL
Pingar 2 gotas em cada olho 4x/dia.

Manipulando medicamentos homeopáticos semissólidos

Entre as formas farmacêuticas semissólidas prescritas nos tratamentos homeopáticos estão os géis, os cremes, os géis-creme e as pomadas, além dos supositórios e óvulos que, apesar de terem aparência física de produto sólido, são tecnicamente preparados como semissólidos, portanto estão incluídos neste grupo.

De forma geral, os medicamentos homeopáticos semissólidos são preparados pela incorporação de insumos ativos líquidos, sólidos ou líquidos e sólidos, na potência solicitada, ao insumo inerte apropriado (base gel, gel-creme, creme, pomada ou outro), na proporção de 10% (v/p ou p/p), seguindo-se a mistura até homogeneização. Essa incorporação não pode ser realizada em temperatura superior a 50 °C. Quando for prescrito mais de um insumo ativo ou tintura-mãe, eles devem ser, a princípio, preparados separadamente, para depois serem misturados em partes iguais. Somente depois de misturados é que serão incorporados à base. Se for utilizado algum *insumo ativo líquido*, este pode ser a matriz na potência solicitada, manipulada em solução hidroalcoólica igual ou superior a 77% (v/v), ou a tintura-mãe. Exemplo de prescrição:

> Uso externo:
> *Arnica montana* TM
> *Hamamelis virginiana* TM
> *Aesculus hippocastanum* TM
> Creme ....qsp......50 g – 1 pote
> Aplicar na região afetada 2x/dia.

Se for utilizado um *insumo ativo sólido*, a potência solicitada será preparada por trituração e a incorporação à base será em p/p. Exemplo de prescrição:

> Uso externo:
> *Graphites* 3 DH triturado........................10 g
> Creme base ....qsp............................100 g
> Aplicar nas mãos 2x/dia.

Se forem prescritos *insumos ativos líquidos e sólidos*, incorporados em uma mesma base semissólida, o manipulador precisa preparar os insumos ativos da fase sólida, separadamente, por trituração, na potência desejada. Depois, deve misturar os triturados em partes iguais e suficientes para manter a proporção da incorporação. À parte, deve preparar, separadamente, os insumos ativos líquidos, nas potências solicitadas, e misturá-los em partes iguais até homogeneização. A soma dos insumos ativos sólidos e líquidos deve corresponder a 10% do produto final. Inicialmente deve ser incorporada a fase líquida na base semissólida, conforme consta na ordem de manipulação, e após a mistura e homogeneização desses insumos ativos líquidos é que deve ser adicionada a mistura de insumos ativos sólidos e proceder à nova mistura até homogeneização. Finalmente, deve ser realizada uma inspeção visual e, se estiver aprovada, o medicamento deve ser envasado em pote ou bisnaga plástica e rotulado. Normalmente a validade é de 6 meses a 1 ano. Exemplo de prescrição:

> Uso externo:
> *Sulphur* 8 DH .... 2,5 mL
> *Acidum salicylicum* 6 DH.................... 2,5 g
> Gel creme base ....qsp...................... 50 g
> Aplicar no rosto 2x/dia.

Os óvulos e supositórios são preparados pela incorporação dos insumos ativos líquidos (matriz preparada em solução hidroalcoólica igual ou superior a 77% v/v ou tintura-mãe), sólidos (matriz triturada) ou líquidos e sólidos na base prescrita (óvulos = gelatina glicerinada, manteiga de cacau, polióis e outras bases sintéticas / supositórios = manteiga de cacau, polióis e outras bases sintéticas) na proporção de no mínimo 5% (v/p ou p/p), seguida de mistura até homogeneização e transferência para a forma de moldagem até solidificação. *Observação*: a incorporação do insumo ativo ao insumo inerte deve ser em temperatura inferior a 50 °C.

Cada óvulo pesa em média de 5 g a 7 g, e os supositórios entre 2 g e 3 g (adultos) e 1,5 g e 2,0 g (crianças). As fôrmas utilizadas no preparo dos óvulos e supositórios podem ser de metal, de acrílico ou de plástico, sendo que dessas últimas estão disponíveis no mercado modelos que são descartáveis e já servem para acondicionar a forma farmacêutica preparada para dispensação. Uma dica é que o manipulador, ao preparar óvulos e supositórios, faça sempre uma ou duas unidades a mais para o caso de haver alguma não conformidade. Exemplos de prescrição:

> Uso externo:
> *Stryphnodendron barbatimao* 5 CH
> Excipiente para óvulos ......qsp.....1 óvulo
> Mande 5 óvulos
> Aplicar 1 óvulo via vaginal 1x/dia a noite ao deitar.

Para a dispensação, cada óvulo ou supositório deve ser envolvido em papel-alumínio ou acondicionado em moldes descartáveis específicos, colocados em pote plástico devidamente rotulado. Devem ser mantidos preferencialmente sob refrigeração, e o prazo de validade é de cerca de 1 a 3 meses.

Uso externo:
Paeonia officinalis 5 CH 5%
Hamamelis virginiana 6 CH..................5%
Manteiga de cacau ......qsp..................1 supositório
Mande 10 supositórios. Aplicar 1 supositório via retal 1x/dia.

Manipulando medicamentos homeopáticos sólidos

Entre as formas farmacêuticas sólidas manipuladas, as mais frequentes são os glóbulos e os pós, mas também podem ser prescritos papéis, flaconetes, sachês, comprimidos e tabletes na forma simples ou composta, tanto para dose única como para doses repetidas.

De forma geral, a operação farmacotécnica utilizada é a *impregnação* do insumo inerte com o insumo ativo líquido, na potência solicitada, ou a mistura de matrizes manipuladas em solução hidroalcoólica igual ou superior a 77% (v/v) ou 70% (p/p), sendo mais recomendado o uso de solução hidroalcoólica superior a 90%, pois seca mais facilmente e não "mela" a forma sólida impregnada. Também pode ocorrer a mistura do insumo ativo sólido em um insumo inerte também sólido, que é pouco praticada na farmácia com manipulação.

Quando for prescrito mais de um insumo ativo, devem ser, inicialmente, preparados separadamente, para depois serem misturados em partes iguais. Só então a mistura será impregnada no insumo inerte.

Glóbulos

Os glóbulos são formas farmacêuticas sólidas esféricas, à base de sacarose ou sacarose e lactose. São ligeiramente porosos e encontrados no mercado de forma inerte em três tamanhos diferentes (nº 3 = 30 mg, nº 5 = 50 mg e nº 7 = 70 mg) para serem impregnados na farmácia com o insumo ativo. Este insumo deverá ser preparado em solução hidroalcoólica igual ou superior a 77% (v/v) ou 70% (p/p) (sendo melhor a solução superior a 90%), na potência solicitada, nas escalas decimal ou centesimal, na proporção de no mínimo 5% (v/p), pela FHB3, e de 2% a 5% pela ABFH, sendo que muitas empresas adotam a impregnação de 10% (v/p). Quando a prescrição não especifica a quantidade, são aviados 15 g ou 20 g, em frasco de vidro âmbar de 20 mL, com batoque conta-glóbulos, tampa e rótulo. A quantidade de glóbulos presentes em um frasco individual muda de acordo com o tamanho e lote utilizados; portanto, o manipulador precisa contar, ao menos uma vez, quantos glóbulos estão presentes nas 15 g ou 20 g do lote para informar à equipe do atendimento, ou para o farmacêutico, a fim de que essa informação seja lançada no sistema, visando permitir que sejam calculados quantos frascos serão necessários para o tratamento prescrito.

É importante saber que alguns fatores – como proporção utilizada de IA/II, tipo de impregnação empregada (simples ou tríplice), recurso utilizado na manipulação (frasco de vidro, placa e Petri, saco plástico, saco de papel), temperatura de secagem (20 °C a 50 °C) e tempo de experiência do manipulador – proporcionam a obtenção de glóbulos mais uniformes. Alguns estudos isolados mostram que a tríplice impregnação com o insumo ativo, manipulado em solução hidroalcoólica > ou = a 90% (v/p), seguida de secagem em temperatura até 50 °C, é mais eficiente, obtendo glóbulos impregnados de forma mais homogênea e mantendo sua integridade física (não mela e não deforma). Outra informação que deve ser considerada é que a quantidade utilizada de insumo ativo não deve deformar, nem grumar, nem solubilizar os glóbulos; por isso, quanto maior o teor alcoólico usado, mais difícil esses problemas acontecerem. E se o manipulador dividir a quantidade total de insumo ativo para impregná-lo em partes, a probabilidade de "melar" os glóbulos é menor.

Como dito acima, a impregnação pode ser *simples* (única) ou *tríplice*. Na técnica simples, a quantidade total de insumo ativo é adicionada sobre os glóbulos em uma só etapa, seguida de secagem, e, na tríplice, a quantidade total de insumo ativo é dividida em três porções, praticamente iguais; cada porção é adicionada aos glóbulos, seguindo-se o procedimento de secagem a cada porção. Ou seja, o processo é efetuado em três etapas. Por exemplo: a quantidade de insumo ativo de 1,5 mL deve ser dividida em três porções de 0,5 mL cada, a serem adicionadas, por etapas, sobre 15 g de glóbulos – proporção de 10%.

Sugere-se também que a farmácia utilize um indicador visual para validar a técnica a ser utilizada na impregnação e capacitar o colaborador. Entre os corantes utilizados nas farmácias estão o azul de metileno 0,2%, safranina 0,2% e violeta de genciana 0,2% (p/v) ou 0,3% (p/v), preparados em solução hidroalcoólica igual ou superior a 70% (p/p) ou a 90% (p/p).

PREPARO DE GLÓBULOS COM UM SÓ INSUMO ATIVO

- Separar os componentes, materiais e vidrarias a serem utilizados.
- Calcular as quantidades de insumo ativo e insumo inerte a serem utilizados, de acordo com a proporção praticada na farmácia (10%, por exemplo) ou verificar o que consta na ordem de manipulação.
- Sanitizar a bancada e os materiais.
- Pesar 15 g de glóbulos em balança semianalítica, com o auxílio de uma espátula, em um vidro pilfer de 30 mL ou placa de Petri, ou conforme técnica adotada pela empresa.
- Adicionar a matriz na potência solicitada (total de 1,5 mL – proporção 10%), previamente manipulada em solução hidroalcoólica igual ou superior a 77% (v/v), em impregnação única (volume total de 1,5 mL) ou tríplice (três porções de 0,5 mL cada) – volumes medidos em v/p.
- Ver os procedimentos de impregnação descritos a seguir.

Impregnação única ou simples

- Gotejar a quantidade de gotas equivalente a 1,5 mL (cerca de 30 gotas, ou conforme a densidade) sobre os glóbulos de uma só vez.
- Tampar o frasco ou a placa de Petri e homogeneizar até a impregnação.
- Secar em temperatura ambiente ou estufa, em temperatura não superior a 50 °C (FHB3) ou 40 °C (ABFH).

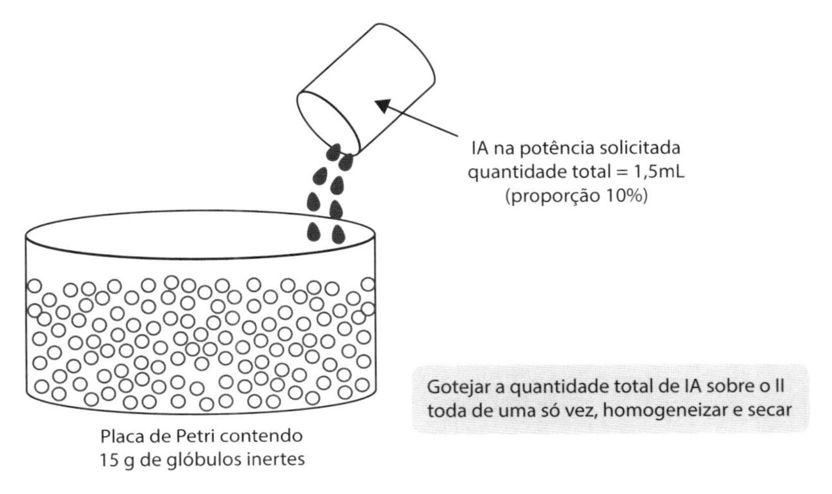

FIGURA 11.3. Esquema de impregnação única.

Impregnação tríplice

- Gotejar a quantidade equivalente a 1,5 mL de insumo ativo dividida em três porções iguais, cerca de 0,5 mL, ou 30 gotas (conforme a densidade do IA), sobre 15 g de glóbulos contidos em frasco de vidro de 30 mL ou placa de Petri.
- Adicionar uma parte do total de gotas por vez (0,5 mL = cerca de 10 gotas).
- Tampar o frasco com batoque ou tampa, ou a placa de Petri, e misturar levemente até impregnar os glóbulos.
- Secar em temperatura ambiente ou estufa em temperatura não superior a 50 °C, de acordo com a FHB3, ou 40 °C, pela ABFH.
- Abrir o frasco ou a placa e adicionar a segunda porção da matriz (0,5 mL = cerca de 10 gotas) sobre os glóbulos.
- Tampar novamente o frasco com batoque ou tampa, ou a placa de Petri, e agitar levemente para impregnar os glóbulos.
- Secar em temperatura ambiente ou estufa em temperatura não superior a 50 °C, de acordo com a FHB3, ou 40°C, pela ABFH.
- Abrir o frasco ou a placa e adicionar a terceira porção da matriz (0,5 mL = cerca de 10 gotas) sobre os glóbulos.
- Tampar novamente o frasco com batoque ou tampa, ou a placa de Petri, e agitar levemente para impregnar os glóbulos.

- Secar em temperatura ambiente ou estufa em temperatura não superior a 50 °C, de acordo com a FHB3, ou 40 °C, pela ABFH.
- Transferir os glóbulos para um frasco de vidro de 20 mL, fazer uma inspeção visual, adicionar o batoque conta-glóbulos e a tampa e rotular.

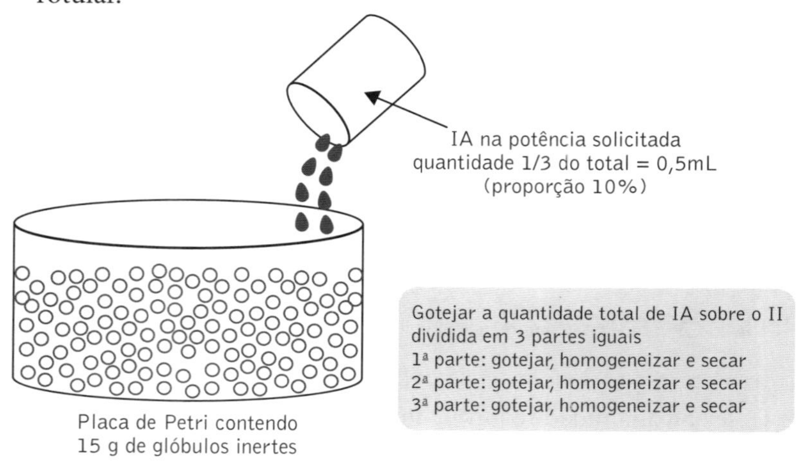

FIGURA 11.4. Esquema de impregnação tríplice.

PREPARO DE GLÓBULOS COM DOIS OU MAIS INSUMOS ATIVOS

Prescrição:

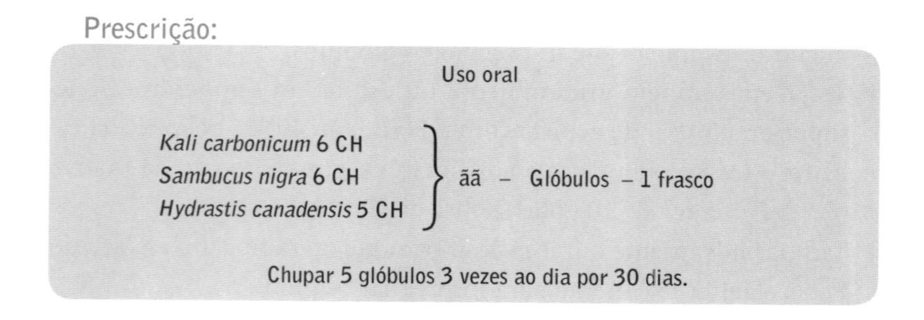

Uso oral

Kali carbonicum 6 CH
Sambucus nigra 6 CH
Hydrastis canadensis 5 CH
} ãã – Glóbulos – 1 frasco

Chupar 5 glóbulos 3 vezes ao dia por 30 dias.

Nessa prescrição estão presentes três substâncias ativas, que devem ser preparadas, separadamente e na potência solicitada, no insumo inerte apropriado (solução hidroalcoólica igual ou superior a 77% (v/v) ou 70% (p/p), sendo mais recomendada solução superior a 90%). Depois devem ser misturadas em partes iguais para que essa mistura seja utilizada para impregnar os glóbulos pela técnica simples ou tríplice.

Pós

Os pós são formas farmacêuticas de uso interno ou externo, com peso variável, constituídos pela impregnação do insumo inerte (lactose) com o insumo ativo líquido, manipulado em solução hidroalcoólica igual ou superior a 77% (v/v) ou 70% (p/p), ou com insumo ativo sólido insolúvel, na proporção de, no mínimo, 10% (v/p ou p/p), pela FHB3, ou 15%, de acordo com o *Manual de normas técnicas para farmácia homeopática*, 4ª ed., da ABFH.

Como os demais medicamentos, os pós podem ser preparados com um só insumo ativo ou mais. Neste último caso, basta fazer, inicialmente, a mistura das matrizes na potência solicitada, para depois proceder à impregnação do insumo inerte. A *Farmacopeia homeopática brasileira*, 3ª ed. (FHB3), recomenda que depois da impregnação os pós sejam secos em temperatura igual ou inferior a 50 °C, enquanto o *Manual de normas técnicas* especifica que essa temperatura seja igual ou inferior a 40 °C.

> **LEMBRE-SE:**
> Independentemente da quantidade de matrizes prescritas em um só medicamento, o manipulador sempre deve pegar ou subir separadamente as matrizes até as potências solicitadas, fazer a mistura de todas em partes iguais para depois impregnar os glóbulos, pós, comprimidos ou tabletes.

Essa forma farmacêutica é dispensada em papéis, flaconetes, sachês ou cápsulas de gelatina dura incolor, pesando unitariamente entre 300 mg e 500 mg. Caso em uma ordem de manipulação sejam solicitados 15 papéis, por exemplo, o manipulador não precisa preparar um por um, basta que pese a quantidade total de insumo inerte, 7,5 g (15 papéis × 500 mg = 0,5 g), e adicione a quantidade de insumo ativo, mantendo sempre a proporção de acordo com a quantidade total que será preparada (10% = 0,75 mL), misture bem e leve para secar nas temperaturas recomendadas. Depois terá que pesar porções de 0,5 g cada e envasar conforme o que está especificado na ordem de manipulação, lembrando que pode ser em papel manteiga, flaconetes, sachês ou cápsulas de gelatina dura nº 0, devidamente rotulados. O prazo de validade praticado pelas farmácias é de 2 anos. Exemplo de prescrição:

Uso oral

Pulsatilla nigricans 200 CH – 15 papéis

Tomar todo o conteúdo de 1 papel dissolvido em água 1 vez ao dia.

Observação: para preparar o pó com insumo(s) ativo(s) sólido(s), o manipulador deve fazer a trituração de cada insumo ativo, separadamente, nas potências solicitadas; depois, deve proceder à mistura dos triturados em partes iguais e homogeneizá-los, para, só então, misturá-los ao insumo inerte (lactose), na proporção de, no mínimo, 10% (p/p).

Comprimidos e tabletes

Como os *comprimidos* exigem compressão, com ou sem granulação prévia, por meio de máquina compressora, e os *tabletes* requerem preparo por moldagem em tableteiro, essas formas farmacêuticas são pouco manipuladas nas farmácias. No entanto, há empresas especializadas em produzir comprimidos e tabletes inertes mais porosos, que podem ser impregnados, nas farmácias, na proporção de, no mínimo, 10% (v/p), com insumos ativos líquidos e, no caso dos tabletes, também com insumos sólidos. Quando a quantidade não é especificada na prescrição, as farmácias manipulam 15 g ou 20 g. Quanto à secagem, a FHB3 estabelece que deve ser realizada em estufa, em temperatura não superior a 50 °C, medicamento a medicamento, ou seja, se o manipulador preparou mais de uma formulação de comprimido ou tablete, cada um deve ser preparado e seco de forma separada, para que não haja contaminação cruzada durante a secagem. Após a manipulação, deve ser realizada uma inspeção visual e, se aprovada, o medicamento deve ser envasado, preferencialmente, em frasco de boca larga e rotulado. Exemplos de prescrição:

Uso interno
Natrium muriaticum 30 CH – comprimidos – 1 frasco
Chupar 1 comprimido de 3 a 4 vezes ao dia.

Uso interno
Calcarea ostrearum 4 DH trit.
Calcarea suplhurica 4 DH trit. } ãã -- qsp – 50 tabletes de 100 mg
Barium carbonicum 5 DH trit.
Chupar 1 tablete em jejum e outro ao deitar.

Preparo de dose única sólida

Dose única sólida é uma forma farmacêutica obtida pela impregnação de duas gotas do insumo ativo – na potência solicitada, nas escalas decimal ou centesimal, preparado em solução hidroalcoólica igual ou superior a 77% (v/v) ou 70% (p/p) – sobre quantidades específicas de insumos inertes, conforme a tabela 11.2. A dose única sólida é aplicável aos métodos Hahnemanniano, Korsakoviano e de Fluxo Contínuo. Embora o padrão seja impregnar duas gotas do IA no II, há prescritores que solicitam quantidades diferentes de IA. Nesse caso, o manipulador deve seguir a quantidade solicitada para proceder à impregnação. Para facilitar a secagem, pode usar a matriz na potência solicitada, preparada em solução hidroalcoólica superior a 90% (v/v), ou secar em temperatura igual ou inferior a 50 °C. Também pode ser prescrita uma dose única com dois ou mais insumos ativos líquidos. Nesse caso, respeita-se o que já foi explanado anteriormente em relação ao preparo inicial da mistura das matrizes seguida da impregnação. A dose única é envasada normalmente em flaconete (frasco de vidro âmbar de 5 mL ou 10 mL) com batoque, tampa e rótulo. O prazo de validade praticado pelas farmácias é de dois anos.

TABELA 11.1. Dose única (DU) da forma farmacêutica sólida.

Forma farmacêutica sólida	Quantidade da DU
Comprimido ou tablete	1 unidade
Pós	300 mg a 500 mg de lactose
Papel, flaconete, sache ou cápsula	1 unidade
Glóbulos	5 unidades

Para **uso externo** a forma farmacêutica mais prescrita é o *pó* ou *talco medicinal*, que é uma preparação proveniente da incorporação de insumos ativos líquidos, sólidos ou líquidos e sólidos, na potência solicitada, em insumos inertes, como amido, talco, carbonato de cálcio, estearato de magnésio, óxidos ou silicatos, na proporção de 10% (p/p), podendo conter um ou mais insumos ativos em sua prescrição. Essa forma farmacêutica deve atender aos requisitos de fluidez, aderência e suavidade ao toque, e sua aparência fica melhor quando preparada por diluição geométrica. Quando o insumo ativo for líquido, é necessário misturá-lo previamente com carbonato de cálcio, proceder à secagem para que fique na forma pó e possa ser misturado ao insumo inerte. Quando o insumo ativo já estiver na forma sólida, deve-se proceder à trituração, seguida de mistura com o insumo inerte e homogeneização. Após o preparo, deve ser inspecionado visualmente e, se aprovado, deve ser envasado em recipientes de plástico, mantidos bem fechados, ao abrigo de umidade, calor e luminosidade. A validade praticada pelas farmácias é de 6 meses. Exemplo de prescrição:

Uso externo

Sulphur 3 DH trit.
Estearato de magnésio.................. 3 g
Carbonato de cálcio....................... 5 g
Óxido de zinco.............................. 5 g
Trissilicato de magnésio........qsp... 100 g

Aplicar no local afetado 3 vezes ao dia.

Outra forma sólida de uso externo é o *apósito medicinal*, constituído dos insumos inertes algodão ou gaze, preparados pela embebição por imersão na matriz na potência solicitada, ou na tintura-mãe diluída em vinte partes de água purificada. Após serem embebidos, procede-se à secagem em temperatura inferior a 50 °C. São dispensados em potes de boca larga ou sacos plásticos, com rótulo e validade de cerca de 3 meses.

Manipulando bioterápicos

Os bioterápicos são preparações medicamentosas obtidas a partir de produtos biológicos, quimicamente indefinidos, como secreções, excreções, tecidos, órgãos, produtos de origem microbiana e alérgenos. Podem ser de origem patológica (nosódios) ou não patológica (sarcódios).

São divididos em duas categorias: os *bioterápicos de estoque*, que são os produtos cujo insumo ativo é constituído por amostras preparadas e fornecidas por laboratórios industriais, especializados em potências superiores a 5 CH, como o medicamento *Bacillinum*, que é obtido da trituração de uma fração de pulmão tuberculoso, e os *isoterápicos*, que são manipulados a partir de insumos obtidos do próprio paciente – como cálculos renais, sangue, urina (chamados de autoisoterápicos) – ou de substâncias que sensibilizam o paciente e estão relacionadas com sua doença, como pólen, fumaça de cigarro, solventes (chamados de heteroisoterápicos).

De forma geral, os insumos ativos são manipulados em solução hidroalcoólica a 77% (v/v) ou 70% (p/p), ou superior. Os insumos inertes são a lactose, soluções hidroalcoólicas em diversas graduações, água purificada e, em alguns casos, solução glicerinada e solução de cloreto de sódio 0,9% (p/v). São prescritos nas formas líquidas e sólidas em doses repetidas ou dose única nas escalas decimal, centesimal e cinquenta-milesimal. Exemplo de prescrição:

Uso interno
Chocolate 6 CH, mofo 12 CH, pelo de cão 18 CH,
pó caseiro 12 CH – ãã – glóbulos – 1 frasco

Chupar 5 glóbulos 3 vezes ao dia.

Na manipulação de materiais insolúveis, como cálculos, escamas, fragmentos de órgãos e tecidos, pelos e pós, o manipulador deve realizar a trituração até 3 CH ou 6 DH, seguida de passagem para líquido e dinamização até a potência solicitada. Os materiais solúveis, como alérgenos, excreções e secreções, devem ser macerados, inicialmente, por 3 a 6 horas e depois dinamizados até a potência solicitada.

A farmácia precisa manter documento arquivado, contendo os dados do cliente, do prescritor, o nome do isoterápico, potência, escala, método, forma farmacêutica, data da manipulação e data de exclusão do estoque.

Alguns bioterápicos envolvem a manipulação de materiais biológicos, fazendo com que poucas farmácias homeopáticas manipulem os pertencentes a essa classe, uma vez que o preparo requer técnicas homeopáticas específicas, em local que garanta a segurança biológica, monitoramentos especiais, materiais exclusivos para essas preparações e descarte adequado dos tipos de resíduos gerados.

O preparo dos *heteroisoterápicos* é realizado por muitas farmácias, especialmente nas potências iguais ou superiores a 6 CH ou 12 DH, pois não requer Autorização Especial (AE), da Anvisa, para substâncias e medicamentos sujeitos a controle especial. As matrizes utilizadas e a técnica de preparo desses medicamentos são iguais às de qualquer outra matriz, podendo os heteroisoterápicos ser armazenados no gaveteiro com as outras matrizes que a farmácia possui, para serem posteriormente manipulados para vários clientes de acordo com a prescrição.

Já os *autoisoterápicos* requerem uma sala específica, tanto para a coleta da amostra (se a farmácia quiser), como para a manipulação das preparações até a 12 CH ou 24 DH, sendo permitida a manipulação no próprio laboratório homeopático, desde que a amostra passe por tratamento prévio para inativação microbiana, haja procedimentos escritos de biossegurança, treinamento da equipe e monitoramento periódico da eficácia da inativação. Somente são armazenados com a finalidade de repetição da fórmula ou para subir novas matrizes para o mesmo cliente, por um prazo de 6 meses a 1 ano.

Os materiais utilizados no preparo também devem seguir procedimentos estabelecidos de lavagem ou descarte de acordo com o quadro 11.2.

QUADRO 11.2. Informações sobre condições de lavagem ou de descarte de vidrarias e utensílios usados na manipulação de bioterápicos.

Materiais		**Potências manipuladas**	
Tipos	**Exemplos**	**Até 12 CH ou 24 DH**	**Acima de 12 CH ou 24 DH**
Descartáveis	Bulbos, tampas e batoques	Descartar como grupo A1 – constar no PGRSS.	Descartar como grupo D ou separados para coleta seletiva – constar no PGRSS.
Reutilizáveis	Frascos de vidro, cânulas, gral e pistilo, espátula	Imergir em hipoclorito de sódio 1% por 2 horas; proceder à lavagem com água corrente e purificada; e esterilizar com calor seco a 180 °C, por 30 minutos, ou úmido, a 120 °C, 1 ATM, por 30 minutos.	Lavar com água corrente e purificada; esterilizar usando calor seco a 180 °C, por 30 minutos, ou úmido, a 120 °C, 1 ATM, por 30 minutos.

Controlando os medicamentos homeopáticos

A Anvisa, por meio da Resolução RDC nº 67/2007, estabelece que a farmácia homeopática, ou que manipula medicamentos homeopáticos, deve avaliar os insumos inertes e ativos, respeitando as peculiaridades das preparações homeopáticas. Para assegurar o **controle de qualidade** dos *insumos inertes* (álcool etílico, água purificada, glicerina, lactose, glóbulos, microglóbulos, comprimidos e tabletes – se a farmácia trabalhar com estes dois últimos) é necessário que se proceda a aplicação de determinados testes. Embora as informações sobre quais testes devem ser aplicados e as respectivas especificações que norteiam a aprovação ou reprovação desses insumos estejam disponíveis nas farmacopeias ou compêndios oficiais, a Anvisa estabeleceu a aplicação dos seguintes testes: características organolépticas (aspecto, cor e odor), solubilidade (sólidos), pH, ponto de fusão (sólidos), densidade, teor alcoólico, peso ou volume, de acordo com as características físicas do insumo testado.

As *matrizes do estoque* devem ser submetidas a controle microbiológico por amostragem representativa, ou seja, a farmácia pode estabelecer quantas matrizes testará, caso terceirize ou pratique no próprio estabelecimento, se tiver recursos para isso. Algumas empresas costumam fazer um *pull*, ou seja, misturam cerca de 10, 20 até 50 matrizes diferentes em partes iguais em um mesmo frasco e testam, obtendo assim resultados de várias matrizes simultaneamente, bastando que façam a relação do que foi misturado, considerando os dados de cada matriz. Outras condições importantes exigidas pela Anvisa é que a farmácia mantenha registro de todos os testes realizados, que estipule a periodicidade para a realização dos mesmos e que os certificados de análises emitidos pelos fornecedores sejam avaliados na farmácia. A FHB3 apresenta monografias de vários insumos ativos, norteando os testes que devem ser realizados.

Para as *tinturas-mães* são indicados os testes de características organolépticas, pH, teor alcoólico ou alcoometria, densidade relativa, reações de identificação, determinação do resíduo seco, índice de refração, determinação de teor por cromatografia em camada delgada (CCD) e análise capilar. Alguns desses testes são facilmente aplicados em farmácias; outros requerem a terceirização por empresas especializadas.

Os testes aplicados aos *medicamentos* dependem da forma farmacêutica analisada. Para exemplificar, podemos citar os testes de teor alcoólico e densidade relativa em formas líquidas; os testes de pH e densidade relativa em formas semissólidas; os testes de peso médio aplicados às formas sólidas; e, em especial, o teste de tempo de desagregação aplicado aos glóbulos.

Rotulando insumos e medicamentos

As informações que devem constar nos rótulos variam de acordo com o que foi manipulado: se o rótulo é de uma matriz, de uma tintura-mãe ou de um medicamento homeopático. Basicamente, os dados exigidos pela Anvisa para os rótulos são descritos a seguir.

Rótulos para matrizes

As matrizes devem ser identificadas pelo rótulo do fornecedor, quando forem adquiridas, ou por rótulo interno, quando forem manipuladas na farmácia, e devem seguir as normas de nomenclatura e solicitações de legislação específica, quando for o caso. As informações que devem constar são:

- Nome científico ou homeopático.
- Potência, escala e método, seguido da palavra "Matriz".
- Nº do lote (para rastreabilidade).
- Insumo inerte e grau alcoólico (quando for o caso).
- Data da manipulação, prazo de validade (mês e ano).
- Origem.
- Quantidade.

Exemplo:

***Arsenicum album* 30 CH – Matriz**
Lote: IA 2345 – Preparado em: Sol. Hidr. 77 % (v/v)
Manip.: 03/2018 Val.: 03/2023
Origem: vegetal Contém: 10 mL

FIGURA 11.5. Exemplo de rótulo para matriz de medicamento homeopático.

Rótulos para tinturas-mãe

As tinturas-mãe adquiridas de fornecedores qualificados já vêm rotuladas; no entanto, a farmácia pode fracionar em quantidades menores para uso, como também pode dispensar para uso interno ou externo, conforme prescrição ou solicitação do cliente. Desse modo, os rótulos devem conter as informações abaixo, somente incluindo a informação de classificação toxicológica, quando for o caso:

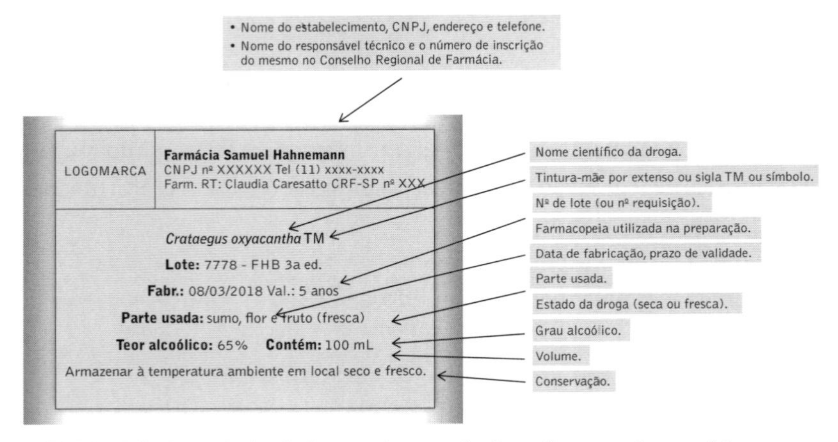

FIGURA 11.6. Exemplo de rótulo para tintura-mãe de medicamento homeopático e informações que devem constar.

Observação: As tinturas-mãe preparadas a partir de substâncias tóxicas devem ter no rótulo a seguinte advertência complementar: "Não exceder a dose prescrita".

Forma farmacêutica para dispensação

As preparações homeopáticas de uso interno e externo devem ser rotuladas com as seguintes informações:

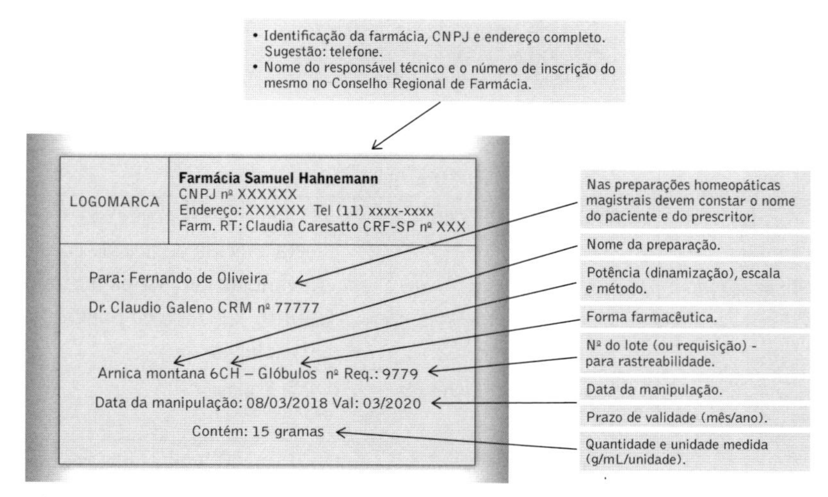

FIGURA 11.7. Exemplo de rótulo para dispensação de medicamento homeopático e informações que devem constar.

Se a graduação alcoólica do medicamento manipulado na forma líquida for superior a 30% (v/v), a FHB3 recomenda que seja colocada no rótulo a frase: "Deverá ser administrado diluído em água na hora do uso".

Outra informação importante é que, quando for necessário, no rótulo devem constar também as condições de conservação, por exemplo: "Validade de 24 horas à temperatura ambiente ou 7 dias em geladeira".

O *prazo de validade* é uma informação muito importante do rótulo, e a farmácia deve ter POP que estabelece quais são as regras aplicadas para sua determinação. Segundo a FHB3, a validade deve ser determinada caso a caso, ou seja, de acordo com a forma farmacêutica manipulada, insumo inerte utilizado, adição de conservante (em alguns casos), ou ainda de acordo com o teor alcoólico da solução hidroalcoólica empregada. Além dessas condições, outra situação importante que deve ser observada é a temperatura média da região onde a farmácia está instalada, pois, no Brasil, temos condições climáticas diferentes nos estados e municípios.

De forma geral, as farmácias com manipulação estabelecem os prazos de validade conforme o quadro 11.3.

QUADRO 11.3. Prazos de validade de matrizes e medicamentos homeopáticos.

Preparação	Insumo inerte	Prazo de validade
Matrizes	Solução hidroalcoólica = ou > 77% (v/v) ou 70% (p/p)	5 anos
Formas líquidas para dispensação	Solução hidroalcoólica 30% (v/v)	2 anos (= 24 meses) ou estabelecida de acordo com a validade do lote do álcool etílico utilizado no preparo da solução
	Solução hidroalcoólica 5% (v/v)	2 a 3 meses
	Água purificada	24 h – 48 h ou 7 dias em geladeira
Formas semissólidas para dispensação	Cremes, loções, géis e pomadas	6 a 12 meses
	Óvulos e supositórios	1 a 3 meses
Formas sólidas para dispensação	Glóbulos, comprimidos, pastilhas e pós	24 meses ou estabelecida de acordo com a validade do lote do insumo utilizado no preparo

No momento da dispensação, o cliente deve ser orientado para não encostar o conta-gotas ou o gotejador na boca, não colocar as formas farmacêuticas sólidas nas mãos, nem voltar um glóbulo, comprimido ou pastilha para dentro do frasco, caso tenha saído a mais no momento da administração. O mesmo vale para semissólidos que são dispensados em potes: o cliente não deve armazenar os medicamentos em locais quentes, úmidos e que tenham odores fortes, nem próximos de equipamentos que emitam ondas eletromagnéticas, como televisão, computador, celular e refrigerador, pois podem diminuir a validade ou o efeito terapêutico.

12 Manipulação de florais

A terapia floral, reconhecida e recomendada pela Organização Mundial de Saúde (OMS), foi proposta, por volta de 1930, pelo médico bacteriologista e patologista inglês Dr. Edward Bach, que durante sua vida pesquisou métodos naturais e integrais de tratamento que não fossem tão agressivos, inspirando-se na natureza, utilizando especificamente as flores em seus tratamentos, criando assim o primeiro sistema floral, denominado Florais de Bach.

Pesquisas indicam que as flores já eram utilizadas antes de Cristo, com o objetivo de auxiliar nos tratamentos de doenças. No folclore europeu há relatos das propriedades curativas das flores desde a Idade Média, contudo, os registros mais precisos são do século XVI, quando Paracelsus recolheu o orvalho das flores para tratar os desequilíbrios emocionais de seus pacientes.

As essências florais são suplementos à saúde elaboradas a partir de flores, de outras partes vegetais ou de radiações ambientais (como os florais de minas), que são obtidos por métodos de extração solar, ambiental ou decoctiva, seguidos de diluição em veículos apropriados. Há também algumas essências obtidas de minerais, como cristais e outras pedras, que são chamadas de *essências vibracionais*, como os cristais de Oz. Em ambos os casos, floral ou vibracional, esses sistemas representam um conjunto de essências concentradas, preparadas e/ou distribuídas por fornecedores qualificados pela farmácia, para que sejam manipuladas de acordo com uma prescrição ou solicitação do cliente.

Atualmente, o uso de remédios florais está amplamente difundido pelo mundo, e cada floral trata a pessoa de acordo com suas particularidades, sendo excelentes para o autocuidado por não apresentarem efeitos colaterais e não oferecerem riscos. No Brasil, o uso das essências florais surgiu nos anos 1980, intensificou-se em 1990 e, em 2018, foi incorporado à Política Nacional de Práticas Integrativas e Complementares (PNPIC) do Sistema Único de Saúde (SUS) brasileiro.

Segundo a Instrução Normativa nº 09/2009, da Anvisa, somente as farmácias com manipulação podem comercializar florais industrializados, como os da linha Bioflorais para uso humano e veterinário, podendo ser produtos de uso interno (floral pronto, pastilhas) ou externo (*rescue cream*, *sprays*). Apesar de não serem considerados medicamentos, podem ser manipulados para uso interno e externo, desde que o preparo siga as Boas Práticas de Manipulação, mediante uma prescrição médica ou farmacêutica, indicação de um terapeuta floral ou ainda por automedicação.

Os sistemas florais têm se aperfeiçoado muito nos últimos anos, e hoje encontramos vários tipos de produtos, tanto para uso humano quanto veterinário, que incluem as soluções de estoque (essências), *sprays* para ambiente, gomas, pastilhas e produtos para uso tópico.

Conhecendo a terapia floral e os florais manipulados

O Dr. Bach acreditava que quando os indivíduos estavam bem, realizados e felizes, eles também estavam em harmonia com tudo à sua volta, transmitindo energia e vibrações positivas a todos ao seu redor. Contrariamente, quando não conseguiam alcançar suas metas, e dependendo da intensidade das frustrações que isso lhes causava, surgiam sintomas negativos variados que perturbavam o desenvolvimento pessoal, os relacionamentos e a saúde. Esse médico sempre acreditou que a personalidade e as atitudes das pessoas tinham efeitos sobre seus estados de saúde, por isso tratava os pacientes de forma holística, ou seja, considerava que a saúde física também dependia do modo de pensar dos indivíduos, de seus sentimentos e emoções. Os remédios, portanto, deviam atuar sobre as causas e não apenas sobre os efeitos, corrigindo também o desequilíbrio emocional presente no campo energético de cada um.

Durante o exercício da medicina, Bach buscou métodos mais naturais de tratamento, que não fossem paliativos nem invasivos e que atuassem no indivíduo como um todo. Os remédios que ministrava eram à base de extratos líquidos de flores, altamente diluídos, uma vez que acreditava que o campo magnético da flor, dotado de virtudes, contagiava o campo magnético da pessoa que absorvia somente as vibrações de que necessitava, transformando pensamentos, emoções e sentimentos negativos em positivos, levando assim à harmonia física e mental. Dessa forma, o uso de flores auxiliava o ser humano na descoberta e compreensão de suas emoções e padrões de comportamento, proporcionando o equilíbrio pessoal e a cura das doenças.

A obtenção dos florais envolve basicamente três etapas: o *preparo da "tintura-mãe"* (ou solução-mãe) pelos métodos solar e de fervura, realizado por empresas especializadas; o *preparo da solução estoque* (também chamada de essência avulsa, ou concentrado), realizado por empresas registradas no Brasil, ou em outro país, pela diluição da tintura-mãe com um conservante, normalmente *brandy*, obtendo soluções consideradas simples, quando têm apenas uma flor, ou mineral ou composta, e quando apresentam mistura de duas ou mais flores ou minerais, com prazo de validade médio de cinco anos; e, para finalizar, o *preparo da solução de uso (diluído)* para o cliente, realizado na farmácia com manipulação a partir de insumo inerte apropriado (conhaque 30%, glicerina, vinagre de maçã, soro fisiológico ou água), em proporções especificadas de acordo com o sistema floral manipulado. O *brandy* utilizado é o conhaque de uva na concentração 30%. O conhaque de alcatrão não deve ser utilizado.

O sistema floral denominado Florais de Bach, criado e desenvolvido pelo próprio Dr. Bach, é composto de 38 essências, sendo 37 extraídas de flores e uma essência, a *Rock Water*, extraída de fonte de água pura. Dr. Bach criou também o *Rescue Remedy*, que é uma essência composta por cinco flores (*Clemantis*, *Cherry Plum*, *Impatiens*, *Rock Rose*, *Star of Bethlehem*) e utilizado para situações emergenciais. Nesse sistema, cada essência desenvolvida está associada a uma emoção humana. Por exemplo, o floral *Mimulus* representa um tipo de emoção que é sentida quando a pessoa está ansiosa ou com medo de alguma coisa específica.

Atualmente, existem muitos sistemas florais. Alguns são produzidos no Brasil, como os Florais de Minas, Florais de Saint Germain, Florais da Amazônia, Florais do Nordeste, entre outros, e há sistemas que são produzidos em outros países, como os Florais do Alasca, Florais Corpo e Alma (Portugal), Florais Australianos, Florais Californianos, entre muitos outros. Cada sistema é preparado à base de flores ou de minerais da própria região e é composto por um dado número de essências que pode variar de algumas a mais de duzentas. Há também uma linha denominada *Fitoflorais*, considerados como suplemento para a saúde, que foi elaborada a partir de extratos vegetais acrescidos de essências florais.

A posologia padrão dos florais é de 4 gotas 4 vezes ao dia, diretamente na língua, ou diluídas em água, caso necessário. No entanto, dependendo do quadro apresentado, pode ser tomado diluído e ingerido a cada 10 minutos.

Alguns médicos, farmacêuticos e terapeutas prescrevem apenas uma essência floral; outros preferem fórmulas compostas por mistura de várias essências de um mesmo sistema floral ou então a mistura entre os sistemas. Não é incomum a farmácia com manipulação receber os seguintes exemplos de prescrição:

a)

Dra. Sofia Antunes Bach CRM: xxxxx
Paciente: Claudia Caresatto
Impatiens (Bach) – 1 frasco
Tomar 4 gotas 4 vezes ao dia por 30 dias.

→ Observe que essa prescrição tem um floral com apenas uma essência da linha Florais de Bach. Como não está especificado o veículo, o padrão é manipular 30 mL em conhaque a 30%.

b)

Dr. Fernando Bach CRF-SP xxxxx
Paciente: Claudia Caresatto
Aspen, Gentian, Mimulus, Larch, Red Chestnut, Wild Rose – ãã – Conh. 20%
Tomar 4 gotas 4 vezes ao dia por 30 dias.

→ Observe que essa prescrição tem um floral composto com seis essências da linha Florais de Bach. Como está especificado o veículo, será manipulado 30 mL em conhaque a 20%.

c)

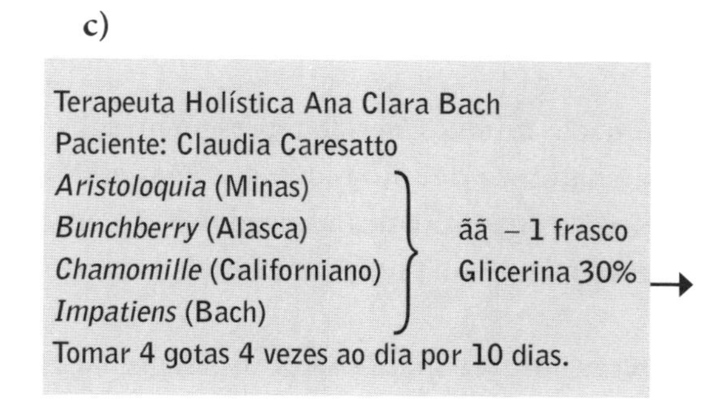
Terapeuta Holística Ana Clara Bach
Paciente: Claudia Caresatto
Aristoloquia (Minas)
Bunchberry (Alasca)
Chamomille (Californiano)
Impatiens (Bach)
āā – 1 frasco
Glicerina 30%
Tomar 4 gotas 4 vezes ao dia por 10 dias.

Observe que essa prescrição tem um floral composto com quatro essências de quatro linhas florais diferentes. Como está especificado o veículo, será manipulado 30 mL em glicerina a 30%.

FIGURA 12.1. Exemplos de prescrições de florais, com uma (a) ou mais essências (b) de um mesmo sistema floral, ou combinação de sistemas florais diferentes (c).

Outra condição praticada pelos prescritores é a solicitação de quantidades diferentes de gotas por essência. Para isso, após o nome da essência, escrevem o número de gotas que devem ser colocadas na fórmula, exemplo: *Clematis* – 6 gotas, *Red Chestnut* – 8 gotas. Devido a essas variações, é importante que o manipulador saiba quais são os sistemas florais com que a farmácia trabalha e quantas gotas deve utilizar de cada sistema para fazer a manipulação de forma correta.

Assim como para os medicamentos homeopáticos, recomenda-se na dispensação de florais que o cliente seja orientado a não encostar o conta-gotas na boca, nem em mesa, pia ou outra superfície externa de contato; não armazenar em locais quentes, úmidos e abafados; não deixar próximo a aparelhos eletroeletrônicos, para não afetar sua energia; usar apenas a quantidade prescrita, colocando o floral, preferencialmente, na língua.

Informação importante: os florais não têm contraindicação e não causam reações adversas. No entanto, como trabalham com as emoções, alguns sintomas podem ser observados e devem ser relatados aos prescritores.

Um outro cuidado que deve ser observado é em relação ao veículo utilizado, pois se a pessoa fizer uso de outros medicamentos o conhaque deve ser mais diluído ou substituído por outro veículo. Esse procedimento também deve ser levado em conta quando o floral for administrado para bebês, crianças ou idosos.

Manipulando as bases utilizadas

As bases, também denominadas *insumos inertes*, representam substâncias complementares, de natureza definida, que não têm efeito farmacológico ou terapêutico nas quantidades utilizadas e são empregadas como veículos ou excipientes no preparo de florais para uso interno e externo.

Como dito anteriormente, as tinturas-mãe dos florais são preparadas em *brandy* (conhaque), sendo o veículo escolhido para manipular as soluções simples ou compostas para a dispensação. Caso não haja nenhuma indicação contrária, a concentração usual é conhaque de uva a 30%, mas se o cliente tiver alguma restrição ao álcool o floral pode ser manipulado em outro veículo, como glicerina, vinagre de maçã ou de arroz, ou ainda em água, para uso interno.

O veículo mais utilizado no preparo de florais de uso interno é o *brandy* (conhaque), um destilado de vinho de uva que contém cerca de 36% a 54% de graduação alcoólica por volume, em uma concentração de 30%, sendo chamada de *solução hidro-brandy*. A farmácia pode usar a marca de conhaque que preferir, o importante é que padronize uma marca, pois o sabor do floral manipulado pode sofrer alteração pela mudança.

Para preparar a base conhaque 30%, o manipulador utilizará uma proveta graduada, com capacidade compatível com a quantidade a ser manipulada, ou um cálice ou béquer e mais duas provetas, um bastão de vidro, o conhaque e a água mineral ou purificada, conforme o que tiver sido estabelecido pela farmácia e constar no POP e na ordem de manipulação. A escolha do tipo de água a ser utilizada – mineral ou purificada – depende de decisão da própria farmácia. Há empresas que optam pela água mineral por se tratar de uma água que está "viva", pois contém minerais e não sofreu nenhum processo de mudança, sendo considerada mais "pura" e "natural".

Vamos supor que será manipulado 1 L (= 1.000 mL) de conhaque a 30%. O manipulador precisa separar o conhaque, a água e as vidrarias que vai utilizar. Para preparar a base, deve transferir 300 mL de conhaque para uma proveta de 1 L e completar com a água até a marca de 1.000 mL (qsp). Depois deve misturar com o bastão de vidro até homogeneizar. Se for utilizar um cálice ou béquer de 1 L, deve medir primeiramente 300 mL de conhaque em uma proveta e transferir para a vidraria utilizada. Em seguida deve medir em outra proveta 700 mL de água, adicionar sobre o conhaque e, então, misturar com o bastão de vidro até homogeneização. A solução, estando pronta, deve ser submetida ao controle em processo pela análise visual e, depois, deve ser armazenada no frasco de estoque (frasco de vidro âmbar de 1 L) ou repipetador, rotulada e mantida no local estabelecido para uso.

Para calcular as quantidades necessárias de conhaque e água, pode ser utilizada a fórmula da diluição que você já conhece: **Ci x Vi = Cf x Vf.**

Sabendo que é preciso preparar 1.000 mL na concentração 30%, substituindo os valores a serem preparados na fórmula, teremos:

100% x Vi = 30% x 1.000 mL → 100 x Vi = 30.000 → Vi = 30.000/100 = 300 mL

Isso significa que serão necessários 300 mL de conhaque concentrado para preparar 1 L (1.000 mL) de base. Para calcular a quantidade de água a ser utilizada, basta subtrair 1.000 mL de 300 mL para obtermos o volume de 700 mL de água, que deve ser adicionada na proveta ou completar diretamente pelo qsp até o volume total de 1.000 mL. Nesse caso, não precisamos utilizar o alcoômetro para verificar a graduação alcoólica, pois o conhaque é preparado em porcentagem e não em °GL (grau Gay Lussac).

Além do conhaque a 30%, o prescritor pode solicitar que o floral seja manipulado em outra concentração, como 20%, 10% ou 5%. Nesses casos, o manipulador precisa preparar a quantidade de conhaque na concentração solicitada. Suponha que na ordem de manipulação conste o preparo de um frasco de floral de 30 mL com conhaque a 10%. O manipulador não precisa preparar 1 L dessa base; basta fazer os 30 mL para atender a essa prescrição, com o auxílio de uma proveta de 10 mL e outra de 50 mL. Ele deve medir 3 mL de conhaque concentrado, na proveta de 10 mL, e transferi-lo para o frasco de vidro âmbar de 30 mL; depois, deve medir 27 mL de água, na proveta de 50 mL, colocá-la sobre o conhaque e transferir a mistura para o frasco de 30 mL. Então, deve tampar o frasco de vidro com um batoque e

LEMBRE-SE:
A manipulação das bases para florais requer todos os cuidados envolvidos nas Boas Práticas de Manipulação. O manipulador, portanto, deve estar atento à paramentação, higienização das mãos, sanitização dos materiais e bancada, medição dos volumes, aspecto final da base preparada, armazenamento e rotulagem, bem como manter os registros corretos na ordem de manipulação. Os frascos de vidro utilizados para armazenamento dos insumos inertes e para dispensação dos florais e as cânulas de vidro devem ser previamente lavados e inativados.

misturar até homogeneização, para depois adicionar as gotas das essências florais solicitadas.

O manipulador deve aplicar essa mesma técnica para preparar as outras concentrações de conhaque ou outro conservante, mudando apenas a quantidade de conhaque/conservante/água, de acordo com a concentração e quantidades solicitadas. É importante que observe as quantidades constantes na ordem de manipulação, bem como os números dos lotes das matérias primas a serem utilizadas e, em caso de não conformidade nas informações impressas, registrar as informações corretas de acordo com o padrão de registros estabelecido pela empresa.

Para bebês, crianças, grávidas, lactantes, idosos, pessoas que fazem uso de vários medicamentos, pessoas com intolerância a álcool ou que tenham gastrite e úlceras, recomenda-se manipular o floral em outro veículo, podendo ser a glicerina a 30%, ou em outra concentração (solução hidro-glicerinada), e o vinagre de maçã ou de arroz a 30%, ou em outra concentração (solução hidro-acética). O preparo dessas bases será o mesmo que o descrito para o conhaque, respeitando apenas as quantidades e as concentrações a serem manipuladas. Como essas soluções são menos prescritas e a validade é mais curta por não conterem álcool, normalmente a farmácia opta por manipulá-las apenas no momento do preparo do floral, sem manter em estoque, mas isso depende do fluxo operacional de cada empresa.

Outro veículo que é utilizado, geralmente para doses únicas, é a água mineral ou purificada. E há também o álcool etílico, em diversas concentrações (soluções hidroalcoólicas), usado na manipulação de florais em *spray* para ambientes.

Manipulando florais e suas especificidades

A manipulação dos florais para a dispensação requer que sejam observadas e praticadas todas as condições das Boas Práticas de Manipulação, além de outros cuidados especiais, descritos a seguir.

- **Essência floral:** o manipulador deve ter cuidado ao separar a essência floral a ser utilizada, especialmente quando diferentes sistemas florais têm uma dada essência com o mesmo nome ou nomes muito parecidos. Para exemplificar temos:
  - *essências de mesmo nome que pertencem a sistemas diferentes*: Baby Blue Eyes, essência presente nos Florais Californianos e Australian Bush; Fuchsia, presente nos florais de Minas e também no Californianos; e Impatiens, que é de Minas e de Bach. Nesses casos, a diferenciação deve vir na prescrição e ser transcrita para o rótulo;
  - *essências de nomes parecidos mas que são diferentes*: Red Chestnut e Chestnut Bud; Wild Rose e Wild Oat; ou ainda Buquê de 5 flores e Buquê de 9 flores, entre outros;
  - *flor de camomila*: nome científico *Matricaria chamomilla* L., apresenta nomes diferentes de acordo com o sistema a que pertence. No sistema de Minas chama Matricaria; no sistema Californiano, Chamomile; no sistema Aura Luz e no Florais das Gerais, Camomila.
- **Quantidade a ser manipulada:** quando não houver nenhuma indicação contrária na ordem de manipulação ou prescrição, a quantidade padrão é 30 mL, salvo exceções, independentemente do veículo utilizado. Mesmo um floral prescrito em água, que provavelmente será tomado em dose única (todo de uma só vez), deve ser preparado 30 mL. Para uso tópico, a quantidade pode variar, mas normalmente é de 30 g.
- **Quantidade de essências a serem misturadas:** não existe limite de número de essências que podem estar presentes em uma mesma fórmula. O Dr. Bach recomendava o uso de no máximo seis essências associadas, mas há algumas linhas que aconselham no máximo o uso de três essências. Normalmente, fórmulas que requerem a associação de várias essências provêm de prescrição médica ou indicação de terapeutas, ou seja, há o acompanhamento de um

profissional habilitado. É importante que o manipulador saiba que mesmo que uma essência seja composta, ela será contada como uma única essência. Assim, se uma fórmula tem seis essências e uma delas é composta, esta será apenas mais uma entre as outras cinco.

- **Quantidade de gotas a ser utilizada:** muitos sistemas florais seguem como padrão o uso de duas gotas de cada essência simples (avulsa) em 30 mL de conhaque 30%, ou outro veículo, e quatro gotas para essências compostas. No entanto, em alguns sistemas essa quantidade de gotas pode ser diferente. Uma informação importante é que a quantidade de gotas se mantém igual, independentemente do volume a ser preparado, salvo se estiver especificado de outra forma. Outro cuidado é em relação à quantidade de gotas solicitadas, pois, apesar da diferença da quantidade de gotas que há entre os sistemas florais manipulados, alguns prescritores solicitam maiores quantidades de uma dada essência floral. Na manipulação do creme de Bach, por exemplo, são utilizadas duas gotas de Crab Apple e quatro gotas do Rescue Remedy em 30 g de creme-base (Lanete ou Polawax), mas há casos em que alguns prescritores solicitam oito gotas. Acompanhe o padrão de gotas de alguns sistemas florais no quadro 12.1.

QUADRO 12.1. Padrão de quantidade de gotas segundo o sistema floral.

Sistema floral	Quantidade de gotas
Floral de Bach	Essência simples – 2 gotas Essência composta – 4 gotas – Rescue Remedy
Florais de Minas e Filhas de Gaia	Essência simples – 2 gotas Essência composta – 4 gotas
Alaska, Californiano e Saint Germain	Essência simples e composta – 2 gotas
Deserto	Essência simples e composta – 4 gotas
Australian Bush	Essência simples e composta – 7 gotas de cada, a cada 15 mL de veículo, ou 14 gotas em 30 mL

Técnica de preparo

A técnica de preparo empregada nos florais envolve a interpretação da ordem de manipulação, separação dos materiais e insumos a serem utilizados e sanitização da bancada e materiais, da mesma forma que a manipulação de outros produtos. Vamos acompanhar o passo a passo do preparo dos florais.

> **LEMBRE-SE:**
> O manipulador deve respeitar a quantidade de gotas utilizada de cada essência conforme o sistema floral, o tipo de essência (simples ou composta), informações da ordem de manipulação/prescrição ou solicitação do cliente, além do veículo a ser utilizado e quantidade total a ser manipulada.

Uso interno

- **Floral para uso interno (doses múltiplas)** – manipulação padrão: 30 mL.
  - Separar os materiais necessários: as essências florais, o veículo solicitado, as vidrarias (proveta de 50 mL ou mais), a embalagem de dispensação, contemplando frasco de vidro âmbar de 30 mL, previamente inativado, e conta-gotas (composto por tampa furada mais bulbo de borracha e cânula de vidro para frasco 30 mL, previamente inativada) ou gotejador - todos previamente lavados e secos.
  - Medir 30 mL da solução de conhaque 30%, ou outro veículo, com auxílio de uma proveta, ou utilizando o repipetador, e transferir para o frasco de vidro âmbar de 30 mL, ou conforme solicitado.
  - Adicionar as quantidades das essências e gotas conforme as informações constantes na ordem de manipulação sobre o conhaque contido no frasco, tampar e misturar.
  - Fazer uma análise visual e, se tudo estiver em conformidade, rotular.
  - *Observação*: caso o número de essências misturadas seja grande, ou a quantidade de gotas seja considerável, para que

possa caber no frasco de vidro de 30 mL, recomenda-se que o veículo seja medido em uma proveta, transferindo-se apenas uma parte dele para o frasco de vidro; adiciona-se então o total de essências e gotas para depois completar o volume com o veículo para 30 mL. Caso essa etapa não seja realizada, o manipulador corre o risco de a quantidade total de líquidos adicionada (conhaque + essências) ultrapassar a capacidade total do frasco de vidro de 30 mL, perdendo assim a fórmula manipulada e tendo que refazer o trabalho.

- **Floral para uso interno (dose única)** – a quantidade pode ser 30 mL ou outra.

  Também podem ser prescritos ou solicitados florais para uso em dose única, ou seja, o cliente tomará tudo de uma só vez. Nesses casos, o veículo normalmente utilizado é a água mineral ou purificada, e a quantidade de gotas a ser utilizada depende do sistema floral ou da solicitação. Em alguns casos, o prescritor ou o próprio cliente solicita que seja empregado um outro veículo. O preparo é basicamente o mesmo que para o floral de uso interno.
  - Adicionar 30 mL, ou menos, de água em um frasco de vidro de 30 mL e, depois, as essências.
  - Colocar batoque e tampa em vez do conta-gotas, seguindo-se a rotulagem.

Uso externo

O preparo de florais para uso externo depende da forma farmacêutica a ser manipulada, das essências e quantidades que foram solicitadas, podendo variar também a operação farmacotécnica a ser empregada, pois a manipulação de um creme difere da manipulação de um *spray*. De forma geral, as essências florais devem ser incorporadas à base utilizada, seja semissólida ou líquida. E normalmente essas preparações contemplam cremes, géis, géis-creme, pomadas, linimentos, pós e *sprays* (solução em borrifador). O preparo é descrito a seguir.

- **Manipulação de preparações semissólidas:** a técnica empregada envolve a pesagem da quantidade total de base (excipiente) em gral de porcelana ou de vidro, seguida da adição do número de gotas e mistura com o auxílio de um pistilo até homogeneização. A quantidade de gotas a ser incorporada varia de acordo com o sistema floral utilizado e quantidade solicitada, mas de forma geral a regra é incorporar 2 gotas das essências simples e 4 gotas das essências compostas em 30 g ou mais de base (insumo inerte). Para finalizar, o manipulador precisa fazer o controle em processo, verificando o aspecto do produto manipulado e, se estiver aprovado, deve ser envasado em potes ou bisnagas e rotulado.

- **Manipulação de sprays (solução em borrifador):** a técnica empregada envolve, primeiramente, a medição de 100 mL de solução hidroalcóolica a 10% (v/v), ou conforme foi prescrito, em uma proveta. Esse volume deve ser transferido, depois, para um frasco de vidro âmbar de capacidade de 100 mL, ou mais, no qual serão adicionadas as essências florais, conforme o sistema floral utilizado (ver quadro 12.1) ou solicitação. Finalmente o manipulador deve proceder à mistura, colocação da válvula e rotulagem.

Acondicionamento e rotulagem

Quando nos referimos ao acondicionamento e rotulagem dos florais, algumas condições devem ser consideradas, como o tipo de frasco que será utilizado para armazenamento de uma determinada base; o frasco que será usado para dispensação de florais de uso interno; os tipos de potes, bisnagas ou frascos para florais de uso externo; além das informações que devem constar nos rótulos.

Para *acondicionamento dos veículos* podem ser utilizados frascos de vidro âmbar ou incolor, com proteção contra a luz visível, de diversas capacidades, ou repipetador, sempre lembrando que devem ser lavados, secos e inativados previamente. O *acondicionamento das bases e excipientes* (cremes, géis, géis-creme, pomadas, linimentos e pós) é normalmente realizado em potes plásticos previamente lavados, secos e rotulados.

Os rótulos dos veículos devem conter, no mínimo, as seguintes informações:

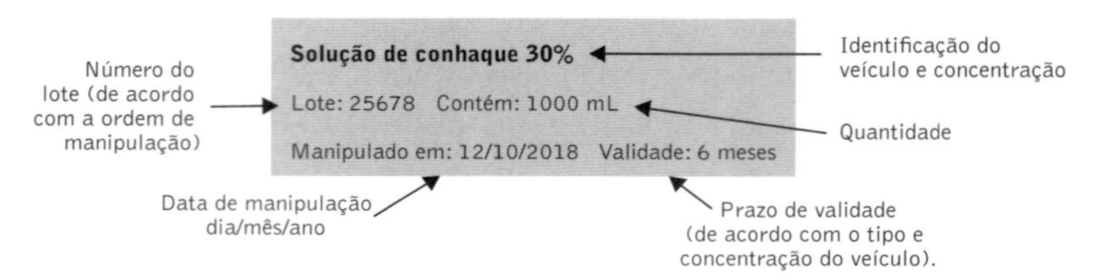

FIGURA 12.2. Exemplo de rótulo para acondicionamento de veículos para florais e informações que devem constar.

Para envase dos florais de uso interno e externo para dispensação, recomendam-se as embalagens descritas no quadro 12.2.

QUADRO 12.2. Embalagens recomendadas para acondicionamento de florais.

Tipo do floral	Material de embalagem	Cor da embalagem	Condição
Floral para uso interno	Frascos de vidro âmbar ou incolor com proteção contra a luz visível, de diversas capacidades mais conta-gotas (cânula de vidro, tampa furada e bulbo de borracha ou látex) Obs.: O conta-gotas pode ser substituído por gotejadores de plástico (polietileno de alta densidade ou polipropileno), mas esses materiais não são tão precisos e permitem a saída de um número maior de gotas por tomada	Incolor ou âmbar	Previamente lavados, secos e inativados

(cont.)

Tipo do floral	Material de embalagem	Cor da embalagem	Condição
Floral para uso externo	Semissólidos – potes ou bisnagas plásticas (polietileno de alta densidade ou polipropileno)	Branco leitosa ou colorida	Previamente lavados e secos
	Sprays – frasco de vidro ou de plástico com válvula	Vidro: incolor ou âmbar. Plástico: branco leitoso	Vidros: previamente lavados, secos e inativados Plásticos: previamente lavados e secos

A lavagem dos frascos e cânulas de vidro deve ser feita da seguinte forma: lavar, inicialmente, com água potável e, depois, com água purificada. Para secar e inativar, recomenda-se o uso de estufa de ar seco (estufa de secagem e esterilização) por 30 minutos, a 180 °C, ou 1 hora, a 140 °C. As embalagens plásticas (potes, bisnagas, tampas furadas, espátulas, gotejadores) e os bulbos devem ser lavados com água potável corrente, seguindo-se a lavagem com água purificada. Depois, deve-se deixá-los imersos em solução hidroalcoólica a 70% (p/p), ou 77% (v/v), por 2 horas. Para secar, colocá-los em secadora com temperatura controlada ou em temperatura ambiente, protegidos de poeiras e sujidades. Após essas etapas, as embalagens devem ser armazenadas em sacos ou caixas plásticas, devidamente identificados, de modo a preservar a higiene até a utilização.

Os **rótulos** dos florais para uso interno e externo para dispensação devem conter os dados ilustrados na figura 12.3, a seguir.

<table>
<tr><td>Logomarca</td><td colspan="2">Identificação da farmácia com CNPJ, endereço completo, nome do farmacêutico responsável com o respectivo nº de CRF.</td></tr>
<tr><td>Nome do cliente:</td><td colspan="2">Lote ou nº do pedido:</td></tr>
<tr><td colspan="3">Nome do prescritor e nº de inscrição no conselho de classe ou identificação do terapeuta.</td></tr>
<tr><td colspan="3">Nome da(s) essência(s) floral(is) + sistema a que pertencem + quantidade de gotas (se necessário.)
Veículo usado e sua devida graduação ou excipiente.</td></tr>
<tr><td colspan="3">Uso interno ou uso externo</td></tr>
<tr><td>Data da manipulação:</td><td>Prazo de validade:</td><td>Volume ou quantidade:</td></tr>
<tr><td colspan="3">Posologia (forma de uso): Ex.: tomar 4 gotas 4x/dia</td></tr>
<tr><td colspan="3">Conservação: Ex.: armazenar bem fechado, ao abrigo da luz, em temperatura ambiente.</td></tr>
</table>

FIGURA 12.3. Dados necessários para a confecção de rótulos de florais.

Em relação às *regras de rotulagem*, a identificação das essências florais deve ser feita de acordo com a designação original do sistema ao qual pertencem. Para diferenciar os diversos sistemas, recomenda-se acrescentar no final do nome da essência a abreviatura do sistema. Os mais usuais estão representados no quadro 12.3, podendo a farmácia estabelecer o seu padrão ou estar em consonância com o que foi cadastrado no sistema informatizado utilizado pela empresa.

QUADRO 12.3. Abreviaturas para identificação dos sistemas florais.

Sistema floral	**Abreviatura**
Bach	B ou Bach
Alaska	AL
Australian Bush	AUB
Australian Living	AUL
Californiano	CAL
Deserto	DES
Filhas de Gaia	FG
Minas	MG
Saint Germain	SG

Fonte: elaborada pelos autores com base em dados da ABFH.

Outra informação muito importante que deve constar no rótulo é o prazo de validade, devido às exigências do Código de Defesa do Consumidor. No entanto, no Brasil, não há nada oficializado a esse respeito. As soluções de estoque (concentradas) apresentam prazo de validade estabelecido pelas regras sanitárias do país de origem e variam de 2 a 5 anos, mas as soluções de uso que serão manipuladas e dispensadas pela farmácia têm prazos diferentes, de acordo com o veículo/excipiente utilizado e com a região do Brasil onde a empresa está instalada, devido às condições climáticas (temperatura e umidade).

O Instituto Bach Centre, após realizar pesquisas na Inglaterra, definiu o prazo de validade de 40 dias para o floral manipulado em conhaque a 30% e armazenado em temperatura ambiente, pois os estudos mostraram que, após esse período, houve a formação de fungos, devido à água presente na fórmula. Se for acondicionado em geladeira, esse prazo aumenta para 60 a 90 dias. A Associação Brasileira de Pesquisadores de Essências de Campo de Consciência preconiza uma validade entre 1 mês e 3 meses. A Associação Brasileira de Farmacêuticos Homeopatas (ABFH) estabelece que o prazo de validade deve ser determinado caso a caso, mas recomenda que os veículos devem ser armazenados em local protegido da luz, calor e umidade. Estudos de estabilidade, conduzidos em algumas farmácias brasileiras por exigência dos órgãos de vigilância sanitária de alguns municípios, identificaram como recomendável a validade de 60 dias, em frasco de vidro âmbar.

Como não há consenso, as farmácias com manipulação estabelecem os prazos de validade presentes nos rótulos tendo por base, especialmente, o veículo utilizado no preparo, com apenas uma consideração: em um frasco de 30 mL de floral há cerca de 600 gotas, se o floral for utilizado da forma padrão – 4 gotas, 4 vezes ao dia – dará para 37 dias e meio; portanto, se a empresa estabelecer a validade de 30 dias, o floral vencerá antes de terminar, o que deve ser informado ao cliente no momento da dispensação.

De forma geral, as validades normalmente encontradas nos florais manipulados no Brasil podem ser vistas no quadro 12.4.

QUADRO 12.4. Prazos de validade praticados para os florais no Brasil.

Veículo utilizado	Prazo de validade
Conhaque 30%	2, 3, 4 ou 6 meses Muitas empresas colocam no rótulo 60 dias, se fechado, e 30 dias após aberto
Conhaque 20%	45 a 60 dias (2 meses)
Conhaque 10%	1 mês (30 dias)
Vinagre de maçã ou cereais 30%	1 mês (30 dias)
Glicerina 30% (ou 50%)	1 mês (30 dias)
Soro fisiológico	10 dias
Água (purificada ou potável)	24 horas ou 7 dias sob refrigeração

O cliente deve ser orientado no momento da dispensação para armazenar o floral em local seco, fresco e ventilado, ao abrigo da luz, calor e umidade; evitar o contato da cânula com os dedos, boca e saliva; e manter o frasco bem fechado. Em dias muito quentes, recomenda-se armazenar na geladeira, especialmente os que têm baixo teor de álcool. O cliente também deve ser instruído a observar se não há formação de precipitações, resíduos, mofo ou bolor ou mesmo mudança de cor, odor ou sabor e, se alguma não conformidade for observada, deve suspender o uso e contatar a farmácia.

13 Manipulação de produtos veterinários

Uma preparação magistral veterinária é toda fórmula manipulada para animais e cujo rótulo apresente as informações de composição, forma farmacêutica, posologia, modo de usar e a expressão "Uso veterinário", com a finalidade de ser dispensada para atender a uma prescrição de médico veterinário. Também podem ser manipulados medicamentos homeopáticos para uso veterinário.

O mercado farmacêutico veterinário tem se expandido ao longo dos últimos anos, e a demanda por produtos veterinários manipulados tem crescido tanto em farmácias exclusivamente veterinárias como em farmácias com manipulação humana e veterinária, sendo que o valor do produto veterinário tende a ser maior que o valor do produto para uso humano.

Segundo dados da Associação Brasileira da Indústria de Produtos para Animais de Estimação (Abinpet), o Brasil é, atualmente, o terceiro maior mercado mundial em faturamento de produtos para pets – ficando atrás apenas dos Estados Unidos e do Reino Unido – e o quarto maior em animais de estimação, sendo o estado de São Paulo o líder no ranking nacional. Dados do Instituto Brasileiro de Geografia e Estatística (IBGE) mostram que há mais de 50 milhões de cães e 22 milhões de gatos no país, além de outros animais de estimação como aves, peixes e répteis. Em relação ao perfil de consumo, cerca de 80% dos proprietários se preocupam com a saúde de seus animais, o que reflete diretamente nos tipos de produtos adquiridos para esse cuidado. Pesquisas mostram que 57% dos proprietários de cães e gatos compram xampus e condicionadores e 50% adquirem medicamentos e vitaminas com frequência.

Normas aplicadas na manipulação de produtos veterinários

A manipulação de produtos veterinários no Brasil é autorizada pelo Ministério da Agricultura, Pecuária e Abastecimento (Mapa), devendo ser realizada em farmácias veterinárias ou farmácia com manipulação para uso humano que também trabalham com produtos para animais. Neste último caso, a manipulação pode se dar no mesmo laboratório, desde que os insumos utilizados sejam comuns para uso humano e veterinário. Caso a empresa opte por trabalhar somente com insumos de uso veterinário, terá que ter um laboratório exclusivo para realizar esse tipo de manipulação.

As normas que regulamentam a manipulação de produtos veterinários são regulamentadas pelo Mapa (e não pela Anvisa). Entre as condições estabelecidas por esse Ministério para as farmácias estão:

- devem ter licença do Mapa;
- devem praticar e manter condições de higiene, limpeza e sanitização, ter POPs para prevenir contaminação cruzada e usar sistema de exaustão para manipular pós;
- devem seguir as condições exigidas de controle de qualidade e rotulagem;
- devem ter sistema de garantia da qualidade;
- não podem manipular produtos para todas as espécies animais destinadas ao abate para alimentação humana (bovinos, bubalinos, suínos, caprinos, ovinos, aves, peixes, entre outras espécies), exceto quando se tratar de medicamentos homeopáticos manipulados em conformidade com a Farmacopeia Homeopática Brasileira e em potência igual ou superior a 6 CH ou 12 DH.

A manipulação de antimicrobianos, hormônios e citostáticos deve ser realizada em instalações separadas, dotadas de sistemas de ar independentes, sendo permitida a produção em campanha (elaboração sequencial de diversos lotes de um mesmo produto), nas mesmas instalações, para produtos da mesma classe terapêutica e mesma natureza, desde que sejam adotadas precauções específicas e sejam realizadas as validações de limpeza e de descontaminação necessárias. Não pode haver a manipulação de todas as classes de antimicrobianos na mesma cabine. Nesse caso, a empresa deve optar por preparar uma das classes, como antimicrobianos de uso geral, cefalosporínicos ou penicilínicos, ou ter cabines separadas para cada classe de antimicrobiano.

A comercialização de substâncias sujeitas a controle especial destinadas a uso veterinário é regulamentada pela Instrução Normativa nº 35/2017 do Mapa, que estabelece as exigências em relação às notificações de receitas e relatórios, e relaciona as substâncias em listas (A1, A2, B, C1, C2, C4, C5 e D1), assim como acontece com a Portaria nº 344/1998 e suas atualizações. A prescrição da preparação magistral deve ser realizada pelo médico veterinário em formulário específico, emitido em três vias, sendo a primeira destinada ao proprietário do animal, a segunda destinada à farmácia e a terceira para o prescritor. A quantidade prescrita deve ser para 30 dias de tratamento, excetuando-se o uso contínuo, que pode ser para 180 dias, devendo a farmácia registrar o aviamento na parte da frente da notificação de receita ou da prescrição.

Conhecendo as particularidades da manipulação veterinária

Apesar de apresentar algumas limitações, a manipulação de produtos veterinários é importante, pois proporciona produtos ajustados às necessidades dos animais, seja em relação a concentração e/ou dose, associação de ativos, adequação de quantidades (peso ou volume), adaptação de forma farmacêutica ou cosmética, ajustes no sabor (palatabilidade) e embalagens mais versáteis, seja em relação à manipulação de ativos que não estão disponíveis para animais na forma industrializada, sendo que essa personalização facilita a administração e a aceitação do animal.

A medicina veterinária lida com uma complexa variedade de animais, mesmo domésticos, com raças, tamanhos e pesos distintos. Essa variedade altera de forma significativa a absorção dos ativos, restringe o uso de certos insumos e influencia no efeito terapêutico, pois a farmacodinâmica está diretamente ligada às características anatômicas e fisiológicas de cada animal. Para exemplificar, a absorção dos fármacos é influenciada pela densidade dos pelos que revestem o animal; os gatos apresentam uma deficiência enzimática que não permite o uso dos ativos paracetamol e ibuprofeno, pois a administração pode levar o animal à morte; do mesmo modo, o uso do adjuvante propilenoglicol e do ativo ácido salicílico devem ser evitados. O dietilenoglicol e o etilenoglicol são tóxicos para o sistema nervoso central e rins de cães e gatos. E o adjuvante chocolate causa estímulo cardiovascular e do SNC em cães e pássaros.

Outra questão a ser considerada é que a maioria dos gatos e muitos cães apresentam resistência para engolir formas sólidas ou formas líquidas, tornando-se necessário manipular outras formas farmacêuticas para permitir a administração dos medicamentos ou suplementos. Nesse sentido, as farmácias veterinárias manipulam as seguintes formas farmacêuticas: líquidas (gotas orais e otológicas, xarope, elixir); semissólidas (pastas orais, pomadas, gel, supositórios) e sólidas (biscoitos medicamentosos, sachês, pós, pastilhas, cápsulas), para uso interno, e xampus e géis transdérmicos, para uso externo; além de *pour-on* ou *spot-on*, forma farmacêutica que permite que o medicamento seja aplicado sobre a pele do animal, difundindo-se por toda a superfície corporal, ou absorvido através da pele; entre outros. Como exemplos, podemos citar o uso de biscoitos de flunixina meglumina (antiinflamatório), pasta oral de espiramicina e metronidazol (antimicrobianos) e gel transdérmico de ondansetrona (antiemético).

De forma geral, as formas sólidas apresentam algumas vantagens em relação às outras formas farmacêuticas, como a estabilidade do ativo, a facilidade no transporte das embalagens, o mascaramento das características organolépticas (aspecto, cor, sabor e odor) e a administração de doses mais exatas. No entanto, a velocidade de desagregação e dissolução alteram a biodisponilidade do fármaco. Os pós são bem aceitos por cães, mas em menor frequência pelos gatos; já os biscoitos possuem a vantagem de serem desintegrados durante a mastigação e são manipulados nos sabores frango, carne, bacon e azeitona.

Entre os procedimentos recomendados para a farmácia está a identificação na ordem de manipulação e nas embalagens de que se trata de um produto para "uso veterinário".

Os rótulos das preparações veterinárias manipuladas devem conter a composição centesimal da fórmula; o código de registro da manipulação (= nº de requisição); a data da manipulação; o prazo de validade; o modo de usar, o nome do prescritor; nome do estabelecimento, com CNPJ, e do responsável técnico da farmácia. Os produtos que requerem condições específicas de conservação, como os termolábeis, devem ter essa informação explicitada no rótulo.

Outro aspecto a ser considerado é que se algum animal morrer devido à manipulação incorreta do fármaco, o farmacêutico responderá judicialmente por crime ambiental, que é inafiançável.

Manipulando produtos veterinários

A manipulação de muitos produtos de uso veterinário é semelhante à aplicada para preparo de produtos de uso humano, e as operações farmacotécnicas utilizadas são as mesmas, como trituração, solubilização, aquecimento, mistura, entre outras. Apenas algumas formas de apresentação dos produtos são diferenciadas, como os biscoitos medicamentosos. Os cálculos empregados são os mesmos das demais preparações, envolvendo, especialmente, a regra de três e a porcentagem; devem ser corretamente realizados, com a aplicação de fator de correção ou equivalência nos casos em que se fizerem necessários. A escolha das embalagens a serem utilizadas segue os mesmos princípios das formulações para humanos e depende da forma farmacêutica ou cosmética manipulada, podendo ser frascos plásticos ou de vidro, potes, bisnagas, blísteres, entre outros.

As Boas Práticas de Manipulação também devem ser mantidas e executadas durante o preparo de qualquer produto de uso interno ou externo para uso veterinário, e a farmácia deve assegurar a qualidade microbiológica, química e física de todos os produtos veterinários manipulados.

Foi preconizado pelo Mapa que a farmácia veterinária, ou que manipule produtos veterinários, deve ter uma área ou um laboratório de controle de qualidade para a realização do controle em processo e das análises da preparação magistral. O laboratório deve estar devidamente capacitado, documentado e realizar os testes que são aplicáveis a cada tipo de produto, entre os quais: teste de caracteres organolépticos, pH, grau ou teor alcoólico, densidade, viscosidade, volume, peso médio, friabilidade, dureza, desintegração, teor de princípio ativo e pureza microbiológica – sempre mantendo os registros dos resultados obtidos. Após a manipulação e aprovação, o medicamento deverá ser submetido a uma conferência final, tanto do produto quanto do rótulo.

Em relação aos insumos, dependendo do problema do animal e da forma farmacêutica a ser preparada, são utilizados os mesmos componentes presentes nas fórmulas para uso humano e aplicadas as mesmas operações farmacotécnicas, com algumas exceções. Por exemplo, o lauril éter sulfato de sódio (LESS), muito utilizado como tensoativo em xampus e sabonetes líquidos, não é recomendado para cães, pois sua pele é mais sensível, sendo necessário substituí-lo por plantaren ou cocoamidopropilbetaína. Além disso, o pH recomendado para o xampu veterinário situa-se entre 7,2 e 7,6, enquanto para humanos deve estar entre 5,5 e 6,0.

Em relação às operações farmacotécnicas, é importante que o manipulador esteja atento durante o emprego dessas operações, pois, em alguns casos, precisará ter um maior cuidado, como no preparo do imunomodulador Interferon alfa 30UI, que deve ser agitado de forma branda para não "quebrar".

Outra consideração importante é que os flavorizantes utilizados nas fórmulas devem ser adquiridos de fornecedores qualificados que forneçam certificado de análise.

Como dito anteriormente, a palatibilidade é muito importante em um produto de uso veterinário, e ela pode ser conseguida ou melhorada de três formas diferentes: pela adição de aromatizantes, saborizantes ou flavorizantes nas fórmulas em concentrações entre 1% e 10%; pelo uso de suplementos alimentares, como proteínas, aminoácidos, fibras, carboidratos, vitaminas e minerais, em concentrações entre 10 % e 60%; e pelo uso de hidrolizados de tecidos animais ou de peixes, como o SaluTest ou Peixe CP, em concentrações entre 5% e 40%.

Vejamos alguns exemplos de fórmulas líquidas, semissólidas e sólidas e suas respectivas técnicas de preparo.

Entre as *formas líquidas*, as mais prescritas são as soluções, suspensões e emulsões orais, preparadas em álcool etílico, glicerina ou água purificada. Como espessantes e edulcorantes, os mais utilizados são sacarose e glicose; como antioxidantes, BHT e BHA; e como conservantes, o metil e o propilparabeno. Na manipulação de formas líquidas sem açúcar, são utilizados frutose e derivados de celulose, como metilcelulose ou CMC, adoçados com sacarina ou sucralose. Segue um exemplo de fórmula para uso externo.

Xampu antifúngico

FÓRMULA LÍQUIDA:

Componentes	Concentração	Quantidade para 100 g	Finalidade
Cetoconazol	2%	2 g	ativo: antifúngico
Cocoil glutamato de sódio	25%	25 g	adjuvante: tensoativo/ agente de limpeza
Propilenoglicol	4%	4 g	adjuvante: umectante
Olivem 300® INCI Name - Olive Oil PEG-7 Esters	1%	1 g	adjuvante: emoliente
Ácido lático	qs (solubilizar o cetoconazol)	qs	cossolvente
Solução de ácido cítrico 25%	qs (pH= 5)	qs	adjuvante: acidificante
Água purificada	qsp 100%	68 mL	veículo

Observação: o propilenoglicol não pode ser empregado em produtos manipulados para gatos.

Técnica de preparo

O preparo desse xampu veterinário é similar ao de uso humano, envolvendo especialmente as operações farmacotécnicas de pesagem, mistura, solubilização e homogeneização, além de medição e ajuste de pH e envase.

- Pesar os componentes da fórmula separadamente.

- Transferir o cocoil glutamato de sódio e a água purificada para um cálice de vidro e misturar até homogeneização.
- Adicionar ao cálice o Olivem 300 e homogeneizar lentamente.
- Em outro cálice, colocar o cetoconazol, transferir aos poucos qs de ácido lático e misturar até solubilizar o ativo.
- Adicionar propilenoglicol e misturar até homogeneização.
- Transferir o ativo previamente solubilizado para o cálice contendo o tensoativo e misturar até homogeneização.
- Medir o pH e, caso necessário, ajustar para 5, com a solução de ácido cítrico.
- Fazer uma inspeção visual ou conforme procedimento de controle de qualidade estabelecido na farmácia e, se estiver aprovado, envasar em frasco plástico *flip-top* ou outro.
- Rotular e preencher os dados necessários na ordem de manipulação.

As *formas semissólidas* também são bem aceitas pelos animais, especialmente os géis e as pastas. O gel comestível é de fácil administração na ração dos animais mais estressados, ou que não aderem ao uso de comprimidos, cápsulas, pastilhas e gomas, sendo muito prescrito para tratamento de cães. Vejamos o preparo de um gel.

Gel com ácidos graxos (comestível)

FÓRMULA SEMISSÓLIDA:

Componentes	Concentração	Quantidade para 30 g	Finalidade
Óleo de groselha negra	0,5%	0,15 g	ativo: ácido graxo
Óleo de framboesa	0,5%	0,15 g	ativo: ácido graxo
Carboximetilcelulose (CMC)	4,5%	1,35 g	adjuvante: espessante
Benzoato de sódio	0,1%	0,03 g	adjuvante: conservante
Aroma de carne ou frango	3%	0,9 g	adjuvante: flavorizante
Água purificada	qsp 100%	27,5 mL	veículo

Técnica de preparo

Essa fórmula representa uma mistura de componentes líquidos e pós, envolvendo as operações farmacotécnicas de pesagem, medição de volume, agitação, mistura, solubilização, dispersão e homogeneização.

- Pesar os componentes da fórmula separadamente.
- Transferir o benzoato de sódio para um cálice, adicionar a água purificada e misturar até solubilização.
- Adicionar o CMC ao cálice aos poucos, e manter a agitação até completa homogeneização. *Observação*: pode ser agitado com o auxílio de um agitador mecânico na velocidade de 1.500 RPM.
- À parte, dispersar o aroma escolhido em qs de água purificada, adicionar ao espessante e misturar até homogeneização.
- Adicionar os óleos ao CMC e misturar até homogeneização.
- Fazer uma inspeção visual ou conforme procedimento de controle de qualidade estabelecido na farmácia e, se estiver aprovado, envasar em pote ou bisnaga plástica.
- Rotular e preencher os dados necessários na ordem de manipulação.

A base das *pastas orais* é a carboximetilcelulose, com concentração de 16% a 17%, em água purificada, ou em óleos vegetais gelificados com dióxido de silício coloidal. Outra vantagem é que essas pastas permitem ajuste de palatabilidade pela adição de flavorizantes, normalmente no sabor de frango, salmão ou azeitona, sendo de fácil administração, uma vez que é colocada sobre a pata do gato para que ele possa lamber. Para cães e gatos uma pasta simples e bem aceita é descrita na fórmula a seguir:

Componentes	**Concentração**	**Quantidade para 10 g**	**Finalidade**
Óleo de peixe	60,0%	6,0 g	ativo: ácido graxo
Extrato de malte xarope	20,0%	2,0 g	adjuvante: edulcorante
Lecitina de soja	10,0%	1,0 g	adjuvante: emulsificante
Dióxido de silício coloidal (Aerosil® ou Tixosil ®)	10,0%	1,0 g	adjuvante: acerto de consistência de acordo com o insumo ativo

Entre as *fórmulas sólidas* as que são mais bem aceitas pelos animais são os biscoitos; no entanto, é necessário que a farmácia tenha um tableteiro ou fôrmas específicas para que possam ser manipuladas. Se a farmácia usar moldes, é preciso adicionar aglutinantes na fórmula, como carboximetilcelulose (CMC), gelatina, hidroxipropilcelulose (HPC), entre outros. Uma das principais vantagens é que a farmácia pode manipular com a ração que o animal come, particularmente os que apresentam alguma doença, como os animais diabéticos, obesos ou com insuficiência renal que necessitam de alimentação especial.

Para a manipulação de biscoitos, recomenda-se que a quantidade de ativos não seja superior a 10%, para evitar incompatibilidades farmacotécnicas além de dificultar o mascaramento do sabor. Essa forma sólida não é indicada para fármacos muito amargos, como cefalexina, bem como para fármacos que são termolábeis, pois o preparo pode requerer aquecimento. Outro cuidado é com o tamanho do biscoito, pois, além da concentração de ativo prescrita, deve-se considerar também o tamanho do animal. Visando facilitar a manipulação de biscoitos e permitir maior rastreabilidade, no mercado já está disponível o insumo-base para biscoito veterinário, comercializado na forma pó, já registrado no Mapa. Vejamos alguns exemplos.

Biscoito antiqueda de pelos para cães

FÓRMULA SÓLIDA:

Componentes	Concentração	Quantidade para 100 g	Finalidade
Ômega 3	3%	3 g	ativo: antioxidante, antiqueda de pelos e promotor de brilho
Polidextrose	44%	44 g	excipiente
Carboximetilcelulose 3000	15%	15 g	adjuvante: agente de consistência
Benzoato de sódio	0,1%	0,1 g	adjuvante: conservante
Aroma de carne	3%	3 g	adjuvante: flavorizante
Manteiga de cacau	qsp 100%	34,9 g	excipiente

Técnica de preparo

Essa fórmula representa uma mistura de pós, líquido e manteiga, envolvendo as operações farmacotécnicas de pesagem, mistura, homogeneização, aquecimento, fusão e moldagem.

- Pesar os componentes da fórmula separadamente.
- Em um gral de porcelana adicionar a polidextrose, o CMC, o benzoato de sódio e o aroma de carne, e misturar até homogeneização. Reservar.
- Em outro béquer, adicionar a manteiga de cacau e aquecer entre 75 °C e 80 °C, até fundir.
- Adicionar o ômega 3 e a mistura de pós sobre a manteiga fundida e misturar lentamente até homogeneização.
- Deixar esfriar e transferir para a fôrma apropriada até solidificar.
- Fazer uma inspeção visual, ou conforme procedimento de controle de qualidade estabelecido na farmácia, e, se estiver aprovado, envasar os biscoitos em potes de boca larga.
- Rotular e preencher os dados necessários na ordem de manipulação.

Biscoito para dermatite canina

FÓRMULA SÓLIDA:

Componentes	**Concentração**	**Quantidade para 10 biscoitos (4 g cada = 40 g)**	**Finalidade**
Cefalexina	100 mg/dose (= 1 biscoito)	1 g	ativo: antimicrobiano
Biscovet®	75% do total do peso do biscoito	29 g	excipiente
Solução umectante (água purificada/ glicerina 80/20)	25% do total do peso do biscoito	10 g	adjuvante: umectante

Técnica de preparo

Essa fórmula representa uma mistura de pós que será umectada com uma solução específica, envolvendo as operações farmacotécnicas de pesagem, trituração, mistura, homogeneização e moldagem.

- Pesar os componentes sólidos da fórmula separadamente. Verificar a necessidade de aplicar fator de equivalência à cefalexina, conforme o fármaco utilizado.
- Preparar a solução umectante em um cálice de vidro, pesando 8 g de água purificada e 2 g de glicerina; misturar até solubilizar e reservar.
- Em um gral de porcelana, adicionar cerca de 1 g de biscovet e triturar para tampar os poros do gral.
- Em seguida, adicionar a cefalexina e misturar até homogeneização.
- Adicionar, aos poucos, a quantidade total de biscovet®, por diluição geométrica, e misturar até homogeneização.
- Depois de proceder à mistura dos pós, adicionar sobre ela a quantidade total da solução umectante, e misturar, aos poucos, até dar o ponto de massa (dar "liga").
- Moldar os biscoitos, transferindo a massa para o tableteiro e comprimir individualmente cada biscoito, aplicando moderada pressão com o socador.
- Soltar os biscoitos do tableteiro.
- Fazer uma inspeção visual e peso médio, ou conforme procedimento de controle de qualidade estabelecido na farmácia, e, se estiver aprovado, envasar os biscoitos em saco plástico ou potes de boca larga.
- Rotular e preencher os dados necessários na ordem de manipulação.
  - *Observação*: o percentual recomendado de umectante também pode ser usado para o ativo doxiciclina, um antibiótico de amplo espectro de ação, empregado no tratamento de várias infeções causadas por bactérias Gram positivas e negativas.

Outra forma bem aceita pelos animais são os *pós granulados*, que são pós com maior granulometria que podem ser misturados às rações dos animais e também permitem a correção do sabor.

Pó para suspensão extemporânea

FÓRMULA SÓLIDA:

Componentes	**Concentração**	**Quantidade para suspender 100 mL**	**Finalidade**
Ativo	X mg/mL	X g	ativo
Carboximetilcelulose (CMC)	1%	1%	adjuvante: espessante
Carragenina	0,5%	0,5%	adjuvante: espessante
Sacarina	0,01%	0,01%	adjuvante: edulcorante
Cloreto de sódio	2%	2%	adjuvante: agente de sabor
Aroma de pó de carne	2%	2%	adjuvante: flavorizante
Benzoato de sódio	0,15%	0,15 g	adjuvante: conservante

Técnica de preparo

Essa fórmula é composta por uma mistura de pós e envolve as operações farmacotécnicas de pesagem, trituração, mistura, tamisação e homogeneização.

- Pesar os componentes da fórmula separadamente.
- Transferir os componentes para um gral de porcelana e triturar até a homogeneização.
- Padronizar a granulometria dos pós com o auxílio de um tamis malha 60, ou outro.
- Fazer uma inspeção visual, ou conforme procedimento de controle de qualidade estabelecido na farmácia, e, se estiver aprovado, envasar em frasco de vidro com capacidade para 100 mL, contendo marcação do volume.

- Rotular com a informação para que seja adicionada água quente, em torno de 75 °C, até a marca e agitar, constantemente, até ficar encorpado.
- Preencher os dados necessários na ordem de manipulação.

Como vimos, a manipulação de produtos veterinários utiliza praticamente as mesmas operações farmacotécnicas das empregadas nas fórmulas de uso humano, requerendo os mesmos cuidados em relação às Boas Práticas de Manipulação.

Outra recomendação para uso veterinário é que, se as fórmulas forem dispensadas em cápsulas, devem ser utilizadas as de menor tamanho, sendo recomendadas as de nº 5.

Referências 14

Manipulação de produtos

ALLEN JR., L.V.; POPOVICH, N. G.; ANSEL, H. C. **Formas farmacêuticas e sistemas de liberação de fármacos**. 9. ed. Porto Alegre: Artmed, 2013.

ANSEL, H. C.; STOKLOSA, M. J. **Cálculos farmacêuticos**. 12. ed. Porto Alegre: Artmed, 2008.

ASSOCIAÇÃO BRASILEIRA DE NORMAS TÉCNICAS. **ABNT NBR 14725-3**. Produtos químicos – Informações sobre segurança, saúde e meio ambiente, Parte 3: Rotulagem. 2. ed. Rio de Janeiro: 2012. Disponível em: https://ww2.icb.usp.br/icb/wp-content/uploads/seguranca_quimica/Parte3_NBR_14725-3-2012.pdf. Acesso em: jan/2019.

ASSOCIAÇÃO NACIONAL DE FARMACÊUTICOS MAGISTRAIS (Anfarmag). **Comunicado**: como usar a diluição geométrica para homogeneizar pós? Disponível em: http://www.anfarmag.org.br/ler-comunicado/como-usar-a-diluicao-geometrica-para-homogeneizar-pos. Acesso em: fev. 2018.

________. **Manual de Orientação Técnica e Assistência Farmacêutica Magistral**. Santa Catarina, 2009.

________. **Panorama Setorial. Farmácias de manipulação brasileiras, 2015-2016.** Disponível em: https://issuu.com/revistaanfarmag/docs/anfarmag_parorama_setorial_2015_265. Acesso em: jan. 2018.

AULTON, M. E.; TAYLOR, K. M. G. **Delineamento de formas farmacêuticas**. 4. ed. São Paulo: Elsevier, 2016.

BERMAR, K. C. O. **Farmacotécnica: técnicas de manipulação de medicamentos**. São Paulo: Érica, 2014. (Série Eixos.)

BRASIL. Agência Nacional de Vigilância Sanitária. **Farmacopeia brasileira.** 5. ed., 2010, 2 v. Disponível em: http://portal.anvisa.gov.br/farmacopeias-virtuais. Acesso em: fev. 2018.

_______. Agência Nacional de Vigilância Sanitária. **Formulário nacional da farmacopeia brasileira**, 2. ed. Revisão 2, 2012. Disponível em: http://portal.anvisa.gov.br/documents/33832/259372/FNFB+2_Revisao_2_COFAR_setembro_2012_atual.pdf/20eb2969-57a9-46e2-8c3b-6d79dccf0741. Acesso em: fev. 2018.

_______. Agência Nacional de Vigilância Sanitária. **Lista atualizada de DCB.** Disponível em: http://portal.anvisa.gov.br/documents/33832/2733907/Lista+DCB+Insumos+Farmac%C3%AAuticos+em+dezembro+2017.pdf/6c36acc7-f45d-405d-8cfb-eb432d028c0e. Acesso em: jan. 2018.

_______. Agência Nacional de Vigilância Sanitária. Resolução RDC nº 21, de 20 de maio de 2009. Altera o item 2.7 do Anexo III da Resolução RDC nº 67/2007. **Diário Oficial da União**: seção 1, Brasília, DF, p. 53, 21 maio 2009. Disponível em: http://portal.anvisa.gov.br/documents/33880/2568070/res0021_20_05_2009.pdf/99b39a14-5bd9-49ae-b461-305220bbd00e. Acesso em: jan. 2018.

_______. Agência Nacional de Vigilância Sanitária. Resolução RDC nº 50, de 25 de setembro de 2014. Dispõe sobre as medidas de controle de comercialização, prescrição e dispensação de medicamentos que contenham as substâncias anfepramona, femproporex, mazindol e sibutramina, seus sais e isômeros, bem como intermediários e dá outras providências. **Diário Oficial da União**: seção 1, Brasília, p. 66, 26 set. 2014. Disponível em: http://portal.anvisa.gov.br/documents/33880/2568070/reprdc0050_25_09_2014.pdf/d04dec76-4dbb-4d04-a721-50bd191a1a9b?version=1.0. Acesso em: jan. 2018.

_______. Agência Nacional de Vigilância Sanitária. Resolução RDC nº 58, de 5 de setembro de 2007. Dispõe sobe o aperfeiçoamento do controle e fiscalização de substâncias psicotrópicas anorexígenas e dá outras providências. **Diário Oficial da União**: seção 1, Brasília, DF, p. 156, 6 set. 2007. Disponível em: http://portal.anvisa.gov.br/documents/10181/2718376/RDC_58_2007_COMP.pdf/fa410bf8-9a52-425a-a1e5-1b8ac27d27ef?version=1.0. Acesso em: jan. 2018.

_______. Agência Nacional de Vigilância Sanitária. Resolução RDC nº 67, de 8 de outubro de 2007. Dispõe sobre Boas Práticas de Manipulação de Preparações Magistrais e Oficinais para Uso Humano em Farmácias.

Diário Oficial da União: seção 1, Brasília, DF, p. 29-58, 8 out. 2007. Disponível em: http://portal.anvisa.gov.br/documents/33880/2568070/RDC_67_2007.pdf/b2405915-a2b5-40fe-bf03-b106acbdcf32. Acesso em: jan. 2018.

_______. Agência Nacional de Vigilância Sanitária. Resolução RDC nº 87, de 21 de novembro de 2008. Altera o Regulamento Técnico sobre Boas Práticas de Manipulação em Farmácia. **Diário Oficial da União**: seção 1, Brasília, DF, p. 58-59, 24 nov. 2008. Disponível em: http://bvsms.saude.gov.br/bvs/saudelegis/anvisa/2008/res0087_21_11_2008.html. Acesso em: jan. 2018.

_______. Agencia Nacional de Vigilância Sanitária. Resolução RDC nº 222, de 28 de março de 2018. Regulamenta as Boas Práticas de Gerenciamento dos Resíduos de Serviços de Saúde e dá outras providências. **Diário Oficial da União**: seção 1, Brasília, DF, p. 228, 29 mar. 2018. Disponível em: http://portal.anvisa.gov.br/documents/10181/3427425/%282%29RDC_222_2018_.pdf/679fc9a2-21ca-450f-a6cd-6a6c1cb7bd0b. Acesso em: jan 2019.

_______. Lei nº 5.991, de 17 de dezembro de 1973. Dispõe sobre o controle sanitário do comércio de drogas, medicamentos, insumos farmacêuticos e correlatos, e dá outras providências. **Diário Oficial da União**: seção 1, Brasília, DF, p. 13049-13050, 19 dez. 1973. Disponível em: http://www.anvisa.gov.br/hotsite/sngpc_visa/legis/lei_5991.pdf?id=16614. Acesso em: jan. 2018.

_______. Lei nº 13.021, de 8 de agosto de 2014. Dispõe sobre o exercício e a fiscalização das atividades farmacêuticas. **Diário Oficial da União**: seção 1, Brasília, DF, p. 1, 11 ago. 2014. Disponível em: http://www.planalto.gov.br/ccivil_03/_Ato2011-2014/2014/Lei/L13021.htm. Acesso em: jan. 2018.

_______. Ministério da Saúde. Secretaria de Vigilância Sanitária. Portaria nº 6, de 29 de janeiro de 1999. Aprova a Instrução Normativa da Portaria SVS/MS nº 344 de 12 de maio de 1998, que instituiu o Regulamento Técnico das substâncias e medicamentos sujeitos a controle especial. **Diário Oficial [da] República Federativa do Brasil**: seção 1, Brasília, DF, p. 42, 1º fev. 1999. Disponível em: http://www.anvisa.gov.br/hotsite/sngpc_visa/legis/portaria6.pdf?id=839&word. Acesso em: jan. 2018.

_______. Ministério da Saúde. Secretaria de Vigilância Sanitária. Portaria nº 344, de 12 de maio de 1998. Aprova o Regulamento Técnico sobre substâncias e medicamentos sujeitos a controle especial. **Diário**

Oficial da União, Brasília, DF, p. 37, 19 maio 1998. Disponível em: http://portal.anvisa.gov.br/documents/10181/2718376/%289%29PRT_SVS_344_1998_COMP.pdf/7d1e5c81-ee60-45d4-a08f-074cf75bef31. Acesso em: jan. 2018.

_______. Ministério do Trabalho e Emprego. **Classificação Brasileira de Ocupações (CBO)**. CBO 3251-10, Técnico em Laboratório de Farmácia. Disponível em: http://www.mtecbo.gov.br/cbosite/pages/home.jsf. Acesso em: jan. 2018.

_______. Ministério do Trabalho e Emprego. **Norma Regulamentadora 6. Equipamento de Proteção Individual (EPI)**. Disponível em: http://www.trabalho.gov.br/images/Documentos/SST/NR/NR6.pdf. Acesso em: jan. 2018.

_______. Ministério do Trabalho e Emprego. **Norma Regulamentadora 7. Programa de Controle Médico de Saúde Ocupacional.** Disponível em: http://trabalho.gov.br/images/Documentos/SST/NR/NR7.pdf. Acesso em: jan. 2018.

CAVALCANTI, L. C. **Incompatibilidades farmacotécnicas na farmácia magistral**: causa, recomendação e uso terapêutico. 2. ed. São Paulo: Pharmabooks, 2008.

CHORILLI, M.; LEONARDI, G. R. **Guia prático para manipulação de cápsulas**. São Paulo: Santa Isabel, 2008.

CONSELHO FEDERAL DE FARMÁCIA – CFF. Resolução nº 467, de 28 de novembro de 2007. Define, regulamenta e estabelece as atribuições do farmacêutico na manipulação de medicamentos e de outros produtos farmacêuticos. **Diário Oficial da União**: seção1, Brasília, DF, p. 76, 9 dez. 2007. Disponível em: http://pesquisa.in.gov.br/imprensa/jsp/visualiza/index.jsp?jornal=1&pagina=76&data=19/12/2007. Acesso em: jan. 2018.

_______. Resolução nº 586, de 29 de agosto de 2013. Regulamenta a prescrição farmacêutica e dá outras providências. **Diário Oficial da União**: seção 1, Brasília, DF, p. 136, 26 set. 2013. Disponível em: http://pesquisa.in.gov.br/imprensa/jsp/visualiza/index.jsp?jornal=1&pagina=136&data=26/09/2013. Acesso em: jan. 2018.

CONSELHO FEDERAL DE NUTRIÇÃO. Resolução nº 556, de 11 de abril de 2015. Altera as Resoluções nº 416, de 2008, e nº 525, de 2013, e acrescenta disposições à regulamentação da prática da Fitoterapia para o nutricionista como complemento da prescrição dietética. **Diário Oficial da União**: seção 1, Brasília, DF, p. 97, 14 maio 2015. Disponível em:

http://www.cfn.org.br/wp-content/uploads/resolucoes/Res_556_2015.htm. Acesso em: jan. 2018.

CONSELHO REGIONAL DE FARMÁCIA DO ESTADO DE SÃO PAULO. **Manual de orientação ao farmacêutico: manual de equivalência sal/base**. São Paulo: CRF-SP, 2016. Disponível em: https://portal.crfsp.org.br/documentos/crf/ManualdeEquivalenciaCRFSP_11.pdf. Acesso em: mar. 2018.

CORDEIRO, M. S. F. *et al.* Desenvolvimento tecnológico e avaliação da estabilidade de gel dermatológico a partir do óleo essencial de gengibre (Zingiber oficinalle Roscoe). **Revista Brasileira de Farmácia**, 2013. v. 94, n. 1. Disponível em: http://rbfarma.org.br/files/rbf-94-2-10-2013.pdf. Acesso em: mar. 2018.

CORRÊA, N. M. *et al.* Avaliação do comportamento reológico de diferentes géis hidrofílicos. **Rev. Bras. Cienc. Farm.**, São Paulo, v. 41, n. 1, jan./mar., 2005.

FERREIRA, A. O.; BRANDÃO, M. **Guia prático da farmácia magistral**. 4. ed. São Paulo: Pharmabooks, 2011. 2 v.

________. SOUZA, G. F. **Preparações orais líquidas**. 3. ed. São Paulo: Pharmabooks, 2011.

GARÓFALO, D. A.; CARVALHO, C. H. M. **Operações básicas de laboratório de manipulação**: boas práticas. São Paulo: Érica, 2015. (Série Eixos.)

GIL, E.; BRANDÃO, A. L. **Excipientes**: sua aplicação e controle físico-químico. 2. ed. São Paulo: Pharmabooks, 2007.

INMETRO/DIMEP. Nota Técnica Conjunta, junho 2010. **A importância da utilização de pipetas normalizadas**. Disponível em: http://www.inmetro.gov.br/metcientifica/fluidos/pdf/ImportanciaPipeta.pdf. Acesso em: fev. 2018.

LUCIO, C. C. **Embalagens de medicamentos**: diretrizes para o desenvolvimento. 2013. Dissertação (Tese de Doutorado) – Universidade Estadual Paulista Júlio de Mesquita Filho, Araraquara, 2013, p. 295.

MARTEZI, M. C. *et al.* **Avaliação de processo de diluição geométrica de fármaco de baixa dosagem e validação de metodologia para determinação de prednisona**. Disponível em: https://uspdigital.usp.br/siicusp/cdOnlineTrabalhoVisualizarResumo?numeroInscricaoTrabalho=2658&numeroEdicao=18. Acesso em: fev. 2018.

MENEZES, R. F. (org.). **Da história da farmácia e dos medicamentos**. Disponível em: http://www.farmacia.ufrj.br/consumo/leituras/lm_historiafarmaciamed.pdf. Acesso em: jan. 2018.

MIRCO, J.; ROCHA, M. S. **Estudo de estabilidade de medicamentos**. Disponível em: http://revista.oswaldocruz.br/Content/pdf/Edicao_07_Jessica_mirco.pdf. Acesso em: fev. 2018.

NALDINHO, A. C.; CARESATTO, C. T. **Balconista de farmácia**. São Paulo/Rio de Janeiro: Editora Senac São Paulo/Senac Nacional, 2013.

PANIZZA, S. T. **Como prescrever ou recomendar plantas medicinais e fitoterápicos**. Maranhão: Conbrafito, 2010.

PEREIRA, A. G. Determinação da contaminação cruzada na manipulação de cápsulas em farmácias magistrais. *In:* SALÃO DE INICIAÇÃO CIENTÍFICA, 20, 2008, Porto Alegre. **Livro de resumos**. Porto Alegre: UFRGS, 2008. Disponível em: http://www.lume.ufrgs.br/handle/10183/50867. Acesso em: jan. 2018.

ROGGIA, I. R. *et.al.* Validação de metodologia analítica para a determinação de benzofenona-3 nanoencapsulada incorporada em creme gel e estudo da estabilidade físico-química. **Rev. Ciênc. Farm. Básica Apl.**, Araraquara, v. 35, n. 2, 2014. Disponível em: http://serv-bib.fcfar.unesp.br/seer/index.php/Cien_Farm/article/viewFile/2898/2898. Acesso em: fev. 2018.

ROWE, R. C.; SHESKEY, P. J.; QUINN, M.E. **Handbook of Pharmaceutical Excipients**. 6. ed. London: RPS, 2009.

STAUB, I. *et. al.* Determinação da segurança biológica do xampu de cetoconazol: teste de irritação ocular e avaliação do potencial de citotoxicidade in vitro. **Rev. Bras. Cienc. Farm.**, São Paulo, v. 43, n. 2, abr./jun., 2007. Disponível em: http://www.scielo.br/pdf/rbcf/v43n2/16.pdf. Acesso em: mar. 2018.

TEIXEIRA, W. S.; TORRES, H.C.V.F. **Bases farmacêuticas alternativas dietéticas para uso pediátrico e diabético**. 2014. F37. Trabalho de Conclusão de Curso (Graduação em Farmácia), Universidade Católica de Brasília, DF, 2014. Disponível em: https://repositorio.ucb.br/jspui/bitstream/123456789/6804/5/Wolmer%20Silvestre%20Teixeira.pdf. Acesso em: mar. 2018.

THOMPSON, J. E. **A prática farmacêutica na manipulação de medicamentos**. 3. ed. Porto Alegre: Artmed, 2013.

TRANSCUTOL CG. **Informações técnicas**. Disponível em: http://docplayer.com.br/8908280-Transcutol-cg-informacoes-tecnicas-inci-name-ethoxydiglycol-cas-number-111-90-0-similar-trivalin-sf.html. Acesso em: mar. 2018.

UEDA C. T. *et al.* **Topical and Transdermal Drug Products.** Disponível em: http://www.uspnf.com/sites/default/files/usp_pdf/EN/USPNF/transdermalStimArticle.pdf. Acesso em: mar. 2018.

VILLANOVA, J. C. O.; SÁ, V. R. **Excipientes**: guia prático para padronização – formas farmacêuticas orais sólidas e líquidas. 2. ed. São Paulo: Pharmabooks, 2009.

WHALEY, P. A.; VOUDRIE, M. A.; SORENSON, B. **Stability of Omeprazole in SyrSpend SF Alka (Reconstituted).** Disponível em: https://fagron.com/sites/default/files/page/attachment/stability_study_omeprazole_sssfalka_reconstituted.pdf. Acesso em: mar. 2018.

ZANATTA, G. *et al.* **Avaliação da integridade do fio do cabelo com a utilização de xampu espessado com cloreto de sódio ou com hidroxietilcelulose.** Disponível em: http://siaibib01.univali.br/pdf/Giulia%20Zanatta%20e%20Thamires%20Onofre.pdf. Acesso em: mar. 2018.

Manipulação de medicamentos homeopáticos

ARAÚJO, T. L. *et al.* Validação de técnicas e métodos de impregnação de glóbulos homeopáticos. **Rev. Cultura Homeopática**, São Paulo, v. 3, n. 9, out./dez., 2004. Disponível em: highdilution.org/index.php/ijhdr/article/view/122/116. Acesso em: mar. 2018.

ASSOCIAÇÃO BRASILEIRA DE FARMACÊUTICOS HOMEOPATAS (ABFH). **Manual de normas técnicas para farmácia homeopática:** ampliação dos aspectos técnicos e práticos das preparações homeopáticas. 4. ed. São Paulo: ABFH, 2007.

BACKES, S.; *et al.* Estudo dos fatores impregnação e secagem nas características de glóbulos utilizados em homeopatia. **Rev. Bras. Cienc. Farm.**, São Paulo, v. 44, n. 1, jan./mar., 2008. Disponível em: http://www.scielo.br/pdf/rbcf/v44n1/a16v44n1.pdf. Acesso em: mar. 2018.

BRASIL. Agência Nacional de Vigilância Sanitária. Resolução RDC n. 67, de 8 de outubro de 2007. Dispõe sobre Boas Práticas de Manipulação de Preparações Magistrais e Oficinais para Uso Humano em farmácias. **Diário Oficial da União**: seção 1, Brasília, DF, p. 29-58, 8 out. 2007. Disponível em: http://portal.anvisa.gov.br/documents/33880/2568070/

RDC_67_2007.pdf/b2405915-a2b5-40fe-bf03-b106acbdcf32. Acesso em: jan. 2018.

_______. Agência Nacional de Vigilância Sanitária. Resolução RDC n. 87, de 21 de novembro de 2008. Altera o Regulamento Técnico sobre Boas Práticas de Manipulação em Farmácia. **Diário Oficial da União**: seção 1, Brasília, DF, p. 58-59, 24 nov 2008. Disponível em: http://bvsms.saude.gov.br/bvs/saudelegis/anvisa/2008/res0087_21_11_2008.html. Acesso em: jan. 2018.

_______. **Farmacopeia homeopática brasileira**, 3. ed., 2011. Disponível em: http://portal.anvisa.gov.br/documents/33832/259147/3a_edicao.pdf/cb9d5888-6b7c-447b-be3c-af51aaae7ea8 Acesso em: mar. 2018.

_______. Ministério da saúde. Portaria nº 971, de 3 de maio de 2006. Aprova a Política Nacional de Práticas Integrativas e Complementares (PNPIC) no Sistema Único de Saúde. **Diário Oficial da União**: seção 1, Brasília, DF, p. 20-25, 4 maio 2006. Disponível em: http://bvsms.saude.gov.br/bvs/saudelegis/gm/2006/prt0971_03_05_2006.html. Acesso em: jan. 2018.

DREUX, A. T. D. **Guia de orientação homeopática. Matéria médica e terapêutica**. Rio de Janeiro: Mauad X, 2015.

FONTES, O. L. *et. al.* **Farmácia homeopática: teoria e prática**. 4. ed. rev. e atual. Barueri: Manole, 2013.

HAHNEMANN, S. **Organon da arte de curar**. 6. ed. São Paulo: Robe, 1996.

MANUAL DE NORMAS TÉCNICAS PARA FARMÁCIA HOMEOPÁTICA (MNT). 4. ed. São Paulo: Associação Brasileira de Farmacêuticos Homeopatas, 2007.

TEIXEIRA, M. Z. **Semelhante cura semelhante**: o princípio de cura homeopático fundamentado pela racionalidade médica e científica. São Paulo: Petrus, 1998.

Manipulação de florais

ABFH. **Manual de normas técnicas para o preparo de essências florais**. São Paulo: ABFH, 2009.

BRASIL. Agência Nacional de Vigilância Sanitária. RDC nº 44, de 17 de agosto de 2009. Dispõe sobre Boas Práticas Farmacêuticas para o controle sanitário do funcionamento, da dispensação e da comercialização de produtos e da prestação de serviços farmacêuticos em farmácias e drogarias e dá outras providências. **Diário Oficial da União**: seção 1, Brasília, DF, p. 78-81, 8 ago. 2009. Disponível em: http://e-legis.bvs.br/leisref/public/show Act.php?id=16614. Acesso em: mar. 2018.

________. Agência Nacional de Vigilância Sanitária. Instrução Normativa nº 9, de 17 de agosto de 2009.Dispõe sobre a relação de produtos permitidos para dispensação e comercialização em farmácias e drogarias. **Diário Oficial da União**: seção 1, Brasília, DF, p. 82, ago. 2009. Disponível em: http://portal.anvisa.gov.br/documents/33880/2568070/IN_09_2009.pdf/e0ff4940-041b-4482-ab8e-ca3417ee783e. Acesso em: mar. 2018.

________. Ministério da saúde. Portaria nº 702, de 21 de março de 2018. Altera a Portaria de Consolidação nº 2/GM/ MS de 28 de setembro de 2017 para incluir novas práticas na Política Nacional de Práticas Integrativas e Complementares (PNPIC). **Diário Oficial da União**: seção 1, Brasília, DF, p. 65, 22. mar. 2018. Disponível em: http://bvsms.saude.gov.br/bvs/saudelegis/gm/2018/prt0702_22_03_2018.html. Acesso em: jan. 2018.

CONSERVANTES E PRAZO DE VALIDADE DOS FLORAIS. Disponível em: http://www.floraisbach.com.br/florais/os-florais-perdem-a-validade/. Acesso em: mar. 2018.

INSTITUTO EDWARD BACH. **Florais – Rescue Remedy**. Disponível em: http://www.institutobach.com.br/site/conteudo/pagina/1;18+Rescue.html. Acesso em: mar. 2018.

KAMINSKI, P.; KATZ, R. **Repertório das essências florais**. ed. rev. e ampl. São Paulo: Triom, 2008.

SILVA, B. M.; MARQUES, E. B. V. **As essências Florais de Minas: síntese e amplificações para uma medicina de almas**. 2. ed. Minas Gerais: Edições Florais de Minas, 1997.

Manipulação de produtos veterinários

BARBOSA, C. I. O. D. N. **Novas formas farmacêuticas para uso veterinário**. Monografia apresentada para obtenção do título de licenciatura em Ciências Farmacêuticas da Universidade Fernando Pessoa, Porto, 2010. Disponível em: https://bdigital.ufp.pt/bitstream/10284/1611/2/MONO_13322.pdf. Acesso em: mar. 2018.

BRASIL. Ministério da Agricultura, Pecuária e Abastecimento. Instrução Normativa nº 11 de 8 de junho de 2005. Aprova o Regulamento Técnico para Registro e Fiscalização de Estabelecimentos que Manipulam Produtos de Uso Veterinário e o Regulamento de Boas Práticas de Manipulação de Produtos Veterinários (Farmácia de Manipulação). **Diário Oficial da União**, Brasília, DF, 10 jun. 2005. Disponível em: http://sistemasweb.agricultura.gov.br/sislegis/action/detalhaAto.do?method=visualizarAtoPortalMapa&chave=989875967. Acesso em: mar. 2018.

_______. Ministério da Agricultura, Pecuária e Abastecimento. Instrução Normativa nº 41 de 4 de dezembro de 2014. Altera a Instrução Normativa nº 11/2005. **Diário Oficial da União**, Brasília, DF, 5 dez. 2014. Disponível em: http://pesquisa.in.gov.br/imprensa/jsp/visualiza/index.jsp?data=05/12/2014&jornal=1&pagina=3&totalArquivos=256. Acesso em: mar. 2018.

_______. Ministério da Agricultura, Pecuária e Abastecimento. Instrução Normativa nº 35 de 11 de setembro de 2017. Estabelece os procedimentos para a comercialização das substâncias sujeitas a controle especial, quando destinadas ao uso veterinário e dos produtos de uso veterinário que as contenham. **Diário Oficial da União**: seção 1, Brasília, DF p. 16, 21 set. 2017. Disponível em: http://www.agricultura.gov.br/assuntos/insumos-agropecuarios/insumos-pecuarios/produtos-veterinarios/in-35-1.pdf. Acesso em: mar. 2018.

PANONTIN, J. F.; OLIVEIRA, J. R. S. Formulações magistrais veterinárias tópicas e de via oral para o tratamento de alergias em cães. **Revista Científica de Medicina Veterinária**, ano XIV, n. 28, jan. 2017. Disponível em: http://revistas.bvs-vet.org.br/rcemv/article/view/37442. Acesso em: mar. 2018.

PINHEIRO, V. A.; VIEIRA, F. C. **Formulário veterinário farmacêutico**. São Paulo: Pharmabooks, 2004.

THOMPSON, J. E.; DAVIDOW, L. W. **A prática farmacêutica na manipulação de medicamentos**. Tradução: Beatriz Araújo do Rosário, Betina Giehl Zanetti Ramos, Maiza Ritomy Ide. 3. ed. Porto Alegre: Artmed, 2013.

VIANA, F. A. B. **Guia terapêutico veterinário**. 3. ed. Lagoa Santa: CEM, 2014.

Site

http://abinpet.org.br/site/